国際看護学入門

編集 日本国際看護学会

第2版

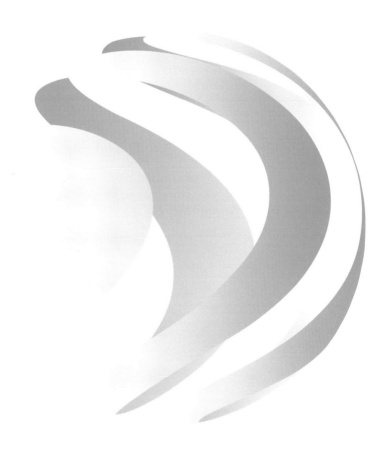

医学書院

国際看護学入門

発　行	1999 年 9 月 1 日　第 1 版第 1 刷
	2018 年 11 月 15 日　第 1 版第 14 刷
	2020 年 8 月 15 日　第 2 版第 1 刷ⓒ
編　集	日本国際看護学会
発行者	株式会社　医学書院
	代表取締役　金原　俊
	〒113-8719　東京都文京区本郷 1-28-23
	電話　03-3817-5600（社内案内）
印刷・製本	横山印刷

本書の複製権・翻訳権・上映権・譲渡権・貸与権・公衆送信権（送信可能化権
を含む）は株式会社医学書院が保有します.

ISBN978-4-260-04078-5

■執筆者一覧（50音順）

編集　日本国際看護学会

伊藤尚子	山陽学園大学看護学部看護学科准教授
宇根川杏子	東京工科大学医療保健学部看護学科助手
河原宣子	京都橘大学看護学部教授
田中博子	創価大学看護学部准教授
鶴岡章子	佐久大学看護学部教授
戸塚規子	京都橘大学看護学部非常勤講師
長嶺めぐみ	群馬パース大学保健科学部看護学科助教
成瀬和子	東京医科大学医学部看護学科教授
兵藤悦子	独立行政法人国立病院機構横浜医療センター
松永早苗	東北大学大学院医学系研究科非常勤講師／宮城大学看護学群特任講師（感染症対策）
マルティネス真喜子	京都橘大学看護学部准教授
森淑江	群馬大学大学院保健学研究科教授
柳澤理子	愛知県立大学看護学部教授
山田智惠里	福島県立医科大学大学院医学研究科教授
吉原未佳	医療法人社団ゆみの　ゆみのハートクリニック
リトン佳織	前群馬大学大学院保健学研究科助教

第2版のまえがき

　初版の発行から21年が過ぎ，このたび念願の改訂版発行の運びとなりました。1999年以来14刷までの増刷の際には，できるだけ新しい内容を掲載したいと少しずつ修正を重ねてきましたが，その間の国際看護と関連分野の発展に十分対応しきれていませんでした。

　国際協力活動に参加する看護職は増え続け，世界の共通目標（持続可能な開発目標：SDGs）の達成を意識しながら技術協力や緊急援助に従事してきました。在日外国人および訪日外国人数は急増し，医療機関での外国人対応の必要性が高まってきました。経済連携協定（EPA）などにより，日本で看護師として働くことを目指してアジア諸国から看護師候補者が入国し，日本の看護師が外国人看護師と協働する機会が増えました。もはや国際看護学は途上国で看護活動をするためだけに必要な分野ではなくなりました。このような変化を反映し，看護学校や看護系大学では保健師助産師看護師養成所指定規則の改定を踏まえて国際看護に関するさまざまな内容を教授するようになりました。

　初版の編集を担った国際看護研究会も国際看護学の発展のためには学会化が必要であると考え，設立から21年経過した2017年4月に日本国際看護学会として再出発しました。日本国際看護学会が第2版の編集を担当し，引き続き国際看護学発展のけん引役を務めることができたのは望外の喜びです。

　本書の初版は，将来は国際協力活動に携わりたいと願う看護職者を念頭に作成されましたが，国際看護学の体系的な理解のために教科書としても使えるようにと総論，対象論，方法論に分けた構成となっており，第2版もそれを踏襲しています。また，本書は看護職者のみによって書かれたため，一貫して看護の視点が貫かれていることが大きな特徴です。

　改訂の機会を与えてくださった医学書院の皆様，なかでも初版の企画段階から一貫して見守ってくださった北原拓也氏，初版からかかわり改訂への道を切り開いてくださった藤居尚子氏，改訂版編集・制作をじっくり担当してくださった木下和治氏，内田純氏，そしてすべての執筆者の皆様に厚くお礼申し上げます。

2020年6月

日本国際看護学会を代表して
理事長　森　淑江

初版のまえがき

　国際看護研究会の推計によると，第2次世界大戦以後に途上国で国際医療協力活動を行った日本の看護職は約3,000人という多数にのぼる。国際協力に携わる医療職の中で，最も人数が多く，活動期間の平均も長いと考えられる。しかしこれら看護職の大半は途上国での看護活動に関する体系的な教育・研修を受けていないため，現地では試行錯誤で活動しており，質について考えてみるとはなはだ心もとない。

　本書はこのような現状をふまえ，作成されたものである。本文中にあるように，国際協力は途上国のみを対象にしたものではない。しかし先進国との協力の場合には，自分のもつ看護の枠を守りながら協力相手のもつ看護と比較・協力することが中心となるのに対して，途上国との国際協力では自分の看護の枠から踏み出て，なおかつ独特の知識・技術・手法を使う必要がある。本書はこのような途上国での活動に必要な基礎知識の学習を目的として，実際に国際協力活動を行ってきた国際看護研究会会員の手によって書かれたものである。また日本の中での国際協力として，在日外国人の医療と看護を取り上げた。看護の基礎教育課程での教科書として，あるいは国際協力活動に関心をもつ看護職の方々にお読みいただきたい。

　本書は3部によって構成され，学校で1単位15時間の講義として使用する場合には，「Ⅰ．総論」と「Ⅱ．対象論」を，2単位30時間の場合にはそれらに加えて「Ⅲ．方法論」を学ばれることをお薦めしたい。

　最後に，本書の主旨に賛同して寄稿してくださった顧問の先生，本書の企画段階から助言や時に率直なご指摘をいただいた医学書院の北原拓也氏，編集・制作の労をとってくださった井上弘子氏，藤居尚子氏，平賀哲郎氏に感謝申し上げたい。

　1999年7月

国際看護研究会代表

森　淑江

目 次

I 総論

1 国際看護の概念

a. 国際協力と国際看護

1)国際看護とは何か

　国際看護とは，成人看護や小児看護がそれぞれ成人や小児を対象として，その対象の特徴，課題などを考慮して実践される看護であるのと同様，国という視点に立って，その国の特性を踏まえて実践される看護のことである。同じ日本に住み，日本の自然環境だけでなく社会，経済，医療，言語，教育，文化などについて，看護の対象となる人々と看護を行う立場の人々との間に共通理解がある場合には，看護を実践するにあたって，それらについて考えることはあまりないかもしれない。しかし，日本国外では看護教育制度や保健医療サービスシステムが違うだけではなく，異なる文化のもとにあるため，そこで行われている看護も異なる。外国からの援助を受けなければならないような経済状態にある国では，限られた資源のなかで，使われる看護用具にも違いがあるだろう。さらに医師が非常に少ない，あるいは自国で医師が養成されていない国（たとえばミクロネシア）においては，看護師は数少ない保健医療従事者として，ときには医行為を行うことになる。つまり日本国外で看護の知識・技術を適用しようとする場合に，このような特徴を理解しなければその国において適切な看護はできないことになる。すなわち国際看護とは自国とは異なる国（独立国として認定されていない地域も含む）で育ち生活する人々に対して，その国の社会，政治，経済，教育，文化，保健医療システム，疾病構造など看護に影響を与えるあらゆるものを考慮して実践する看護である（DeSantis L 1988，森 1997）。国際看護の考え方は，看護分野における国際協力活動を支える理論となることはもちろん，在日外国人への看護にも求められる。

　現在，日本に観光や仕事などで短期に滞在する外国人は 2018 年に 3,119 万 1,856 人となり（日本政府観光局 2019），長期に滞在する外国人は約 280 万人（登録者 273 万 1,093 人，不法残留者 74,167 人）いるといわれている（法務省 2019a, b）。これらの外国人も日本人と同じように，あるいは日本人以上に多くの健康上の問題を抱えたり，妊娠・出産という機会をもったりする。これらの人々の多くは，医療機関で診察を受けたり入院をする場合に，単に十分に日本語を理解できない

ために戸惑うというだけでなく，自国の医療や看護との違いに困惑したり，何を目的として行われていることなのかわからずに不安に思う場面が少なくない。その際かかわる看護師が，その外国人患者は日本人の場合とどの点が共通で，どの点に違いがあるかを考慮することができるかどうかで，治療成果の度合いや，健康問題がどの程度解決されるかが大きく異なってくる。これは日本国内における国際協力の例であり，ここにも国際看護の視点が必要である。

2）国際交流と国際協力

　国際協力は大きく2種類に分けられる。1つは国際交流であり，もう1つは狭い意味での国際協力である。国際交流はお互いの国の実情に対する理解を深めようとする動きであり，国際協力は何らかの問題を解決しようとする動きである。後者ではさらに共通の課題を解決するため多国間で協力する動きと，ある国の問題を解決するため別の国や国際機関が協力するという二国間（二者間）の動きとがある。共通課題解決には，国際連合（United Nations：UN；以下，国連）の専門機関である世界保健機関（World Health Organization：WHO）や看護職の団体である国際看護師協会（International Council of Nurses：ICN）のような国際的な機関を通じて協力することや，異なる国の大学が，たとえば看護師の職業上しばしば起こる腰痛をどのように予防していくかとか，看護の質をどのように改善していくかなどについて共同で研究協力することなどがあげられる。

3）国際協力の当事者

　世界の看護職はさまざまな場面で交流をもち，協力し合っている。これは先進国といわれる国の間だけにみられるのではなく，先進国と途上国の間や，途上国同士でも行われている。

　国際看護という概念がより必要とされる国際協力の場面は，実際にその地域に出かけて活動する場合であろう。それは途上国であることが多い。従来日本の看護職（保健師，助産師，看護師）は米国，イギリスなどの欧米先進国に行く場合，日本で得た看護師の資格を利用していきなり看護師として働き始めるのではなく，留学というかたちで看護を学んだ後に日本に戻るか，あるいはその国に残って看護師として活動することが多かった。すなわち，その国の看護を学んでから働くことになる。ところが途上国に出かける場合には，日本で看護師資格を得て日本で経験を積んだ者が，国際保健医療協力を目的として行くことになる。そのため途上国ではいきなり看護師としての活動を開始する。

　この国際保健医療協力は，年々増加している。経済力をつけた日本が途上国の発展に力を貸すことは義務ともいえるものであり，今後もその需要はあり続けるであろう。しかし，その際にその地域の状況を考えずに日本の看護をそのまま持ち込み，押しつけて日本に帰ってくるだけでは，むしろ行かないほうがましである。ともに看護の質の向上に効果のある，相手の国に根づく看護を目指すためには，相手が看護と考えているもの，看護職の役割と考えていることを理解したう

えで活動しなければならない。

　ところでこれまで国という言葉を用いてきたが，これを地域の違いと考えれば，日本国内でも適用できる概念である。同じ日本国内であっても，地域によっては自然環境，言語（方言），生活文化，人々の特徴にさまざまな違いがある。つまり国際看護の考え方は，これらの対象により適切な看護を行うためにまさに必要とされる概念といえる。

b. 国際協力の目指すもの

1）国際協力の意義

　国際協力には前述のようにさまざまな概念が含まれるが，本書では途上国を念頭に置いた問題解決のための狭義の国際協力に絞って考えていくことにする。

　日本は第2次世界大戦後，各国の政府機関，国際機関，民間団体などにさまざまな経済援助を仰ぎ〔Ⅰ-4-a（19頁）参照〕，戦前のレベルまで復興するばかりでなく，一時は世界第2位の経済大国といわれるほどにまで発展してきた。乳幼児死亡率，妊産婦死亡率などの保健指標にも劇的な改善がみられ，0歳児平均余命も世界一の長寿国となった。この発展はかつて受けた数々の援助を抜きにしては考えられず，今度は日本が逆に現在さまざまな問題を抱えて苦しんでいる国々に対してお返しをする番である。

　また日本は天然資源が少なく，食料自給率はわずか38％で（農林水産省2018），食料消費量すべてを自国だけでは賄えない。第2次世界大戦の開戦は資源の輸入が制限され，国際社会のなかで孤立した日本がその状況を打開するために仕掛けたことも理由の1つと考えられるが，その結果日本国民はかえって悲惨な状態に追い込まれてしまった。このようなことを二度と起こさないために，また各国がともに豊かな国となっていくためには，お互いの国が農業生産，工業生産などを補い合い，発展を助けるために友好的に交流する必要がある。

　国同士が対等な立場で話し合ったり，お互いの理解を深め，弱点を補えるように協力し，友情を深めることによって，平和な世界が築かれるのであり，国際協力はそのための重要な鍵である。このように日本が世界のなかで果たしていくべき責務として，国際協力は位置づけられる。

　ある国（途上国であることが多い）の問題を解決しようとする際に，その国だけでは解決できない場合にはほかの国の協力（国際協力）が必要になるが，これをかつては援助という言葉で表現することが多かった。しかし，援助という言葉には一方が優位に立ち，もう一方に対して「与える」という意味が暗に含まれている。前述のように，ともに発展を目指すということから考えると，援助という言葉の不適切さに気づくであろう。

　これを国際協力と言い換えても，片方の国がもう片方の国に一方的に与えるだけという印象を依然としてもたれるかもしれないが，実はそうではない。国外での看護の経験は，社会，文化など看護に影響を与えるさまざまな条件を考慮して看護することの大切さを私たちに気づかせてくれたり，自国の看護の改善に活か

せるような経験を与えてくれることも多い。

　ところで「国際交流・国際協力」というように，私たちは国という単位で考えがちである。しかし現在は，世界中のあらゆる国・地域に簡単に行き来できるようになり，また各国の多くの看護職が来日し，お互いに討論し，刺激し合う機会が増加している。このように相互に影響し合うことを考えると，これからは国という単位，あるいは国境という人為的につくられた概念にとらわれることなく，看護職共通の問題に取り組むという姿勢が大切である。

2）開発途上国とはどんな国か

　国際協力の対象となるのは主に開発途上国（developing countries）で，発展途上国，あるいは途上国と表現される場合もあるが，これらの用語の違いは利用する機関によって異なっていることに起因しており，ほぼ同じ意味と考えて差し支えない（坂元 1996）。なお，本書では途上国と表記する。

　国連，世界銀行（The World Bank），経済協力開発機構（Organization for Economic Cooperation and Development：OECD）[注1]などは先進国（developed countries）と途上国とを所得によってそれぞれ独自に分類し，国際協力実施の参考にしている。OECD の下部組織である開発援助委員会〔Development Assistance Committee：DAC：29 か国と欧州連合（EU）より構成〕は 1 人あたりの国民総所得（Gross National Income：GNI）によって各国を分類している（**表 Ⅰ-1**）。このリストは援助実施国からみた援助受取国であり，このリストにある国・地域が政府開発援助（Official Development Assistance：ODA）の対象国であり，いわゆる途上国と考えられる。また，低所得国のなかでも特に貧しい国を後発開発途上国（Least Developed Countries：LDCs）としている。後発開発途上国は国連によって認定され，3 年に一度見直しが行われる。2018 年 12 月に発表された国は 47 か国で，次の基準に基づいている（外務省 2020）。

①1 人あたり国民総所得（2014〜2016 年平均）：1,025 米ドル以下
②人的資源指数（Human Assets Index：HAI）：人的資源開発の程度を表すために国連開発計画委員会（United Nations Committee for Development Policy：CDP）が設定した指標で，栄養不足人口の割合，5 歳以下乳幼児死亡率，中等教育就学率，成人識字率を指標化したもの
③経済的脆弱性指数（Economic Vulnerability Index：EVI）：外的ショック（自然災害，輸出の不安定，農業製品の不安定など）からの経済的脆弱性を表すために CDP が設定した指標

注1）1961 年に設立された自由主義経済の発展のために協力を行う経済開発機構である。2019 年現在 36 か国が加盟：オーストリア，ベルギー，デンマーク，フランス，ドイツ，ギリシャ，アイスランド，アイルランド，イタリア，ルクセンブルク，オランダ，ノルウェー，ポルトガル，スペイン，スウェーデン，スイス，トルコ，イギリス，米国，カナダ，日本，フィンランド，オーストラリア，ニュージーランド，メキシコ，チェコ，ハンガリー，ポーランド，韓国，スロバキア，チリ，スロベニア，イスラエル，エストニア，ラトビア，リトアニア

表 I-1　途上国・地域の分類（DAC 統計上の ODA 対象国・地域）2017 年、2018 年、2019 年の 3 年間有効

後発開発途上国（LDCs）　47 か国	低所得国（LICs）2 か国 1 人当たり GNI US$1,005 以下（2016 年）	低中所得国・地域（LMICs）　37 か国・地域 1 人当たり GNI US$1,006～3,955（2016 年）	高中所得国・地域（UMICs）　57 か国 1 人当たり GNI US$3,956～12,235（2016 年）	
アフガニスタン	北朝鮮	アルメニア	アルバニア	リビア
アンゴラ	ジンバブエ	ボリビア	アルジェリア	マレーシア
バングラデシュ		カーボベルデ	アンティグア・バーブーダ	モルジブ
ベナン		カメルーン	アルゼンチン	マーシャル諸島
ブータン		コンゴ共和国	アゼルバイジャン	モーリシャス
ブルキナファソ		コートジボワール	ベラルーシ	メキシコ
ブルンジ		エジプト	ベリーズ	モンテネグロ
カンボジア		エルサルバドル	ボスニア・ヘルツェゴビナ	モントセラト*
中央アフリカ		ジョージア	ボツワナ	ナミビア
チャド		ガーナ	ブラジル	ナウル
コモロ		グアテマラ	中国	ニウエ
コンゴ民主共和国		ホンジュラス	コロンビア	パラオ
ジブチ		インド	クック諸島	パナマ
エリトリア		インドネシア	コスタリカ	パラグアイ
エチオピア		ヨルダン	キューバ	ペルー
ガンビア		ケニア	ドミニカ	セントヘレナ島*
ギニア		コンゴ	ドミニカ共和国	セントルシア
ギニア・ビサウ		キルギス	エクアドル	セントビンセント及びグレ
ハイチ		ミクロネシア	赤道ギニア	ナディーン諸島
キリバス		モルドバ	フィジー	サモア
ラオス		モンゴル	マケドニア旧ユーゴスラビア	セルビア
レソト		モロッコ	ガボン	南アフリカ
リベリア		ニカラグア	グレナダ	スリナム
マダガスカル		ナイジェリア	ガイアナ	タイ
マラウイ		パキスタン	イラン	トンガ
マリ		パプアニューギニア	イラク	トルコ
モーリタニア		フィリピン	ジャマイカ	トルクメニスタン
モザンビーク		スリランカ	カザフスタン	ベネズエラ
ミャンマー		エスワティニ	レバノン	ウォリス・フテュナ諸島*
ネパール		シリア		
ニジェール		タジキスタン		
ルワンダ		トケラウ諸島*		
サントメ・プリンシペ		チュニジア		
セネガル		ウクライナ		
シエラレオネ		ウズベキスタン		
ソロモン諸島		ベトナム		
ソマリア		西岸・ガザ地区		
南スーダン				
スーダン				
タンザニア				
東ティモール				
トーゴ				
ツバル				
ウガンダ				
バヌアツ				
イエメン				
ザンビア				

* 地域

※1) アンゴラは 2016 年 2 月 12 日の国連総会の決議の 5 年後の 2021 年 2 月 12 日には後発開発途上国を脱却予定である。バヌアツは 2013 年 12 月 4 日の国連総会の 4 年後の 2017 年 12 月 4 日に後発開発途上国脱却予定だったが、サイクロンパムによる経済的社会的混乱により 2020 年 12 月 4 日までの 3 年延期となった。

※2) アンティグア・バーブーダは 2015 年と 2016 年の、パラオは 2016 年の高所得国の閾値を超えたため、2019 年まで高所得国である場合には DAC の規定により 2020 年に DAC リストから卒業する。

※3) DAC は GNI が正確に評価されるまでクック諸島の卒業を延期することにした。2019 年度の第 1 四半期に見直しが行われる。

DAC List of ODA Recipients. Effective for reporting on 2018, 2019 and 2020 flows より）
［OECD（2020）. DAC List of ODA Recipients2018to2020_flows より］
http://www.oecd.org/dac/financing-sustainable-development/development-finance-standards/DAC_List_ODA_Recipients2018to2020_flows_En.pdf

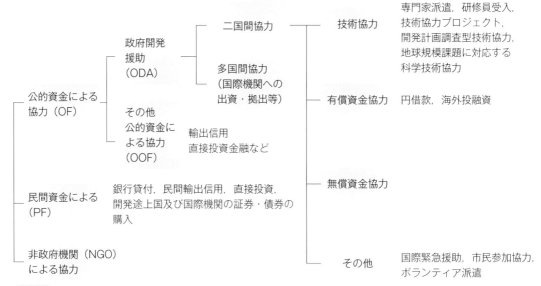

図I-1　日本の国際協力（経済協力）の分類

〔JICA（2018）．国際協力機構年報2018．12を改変し転載〕

3）国際協力の分類

　国際協力は経済的な協力と人的な協力とに分けられるが，すべて資金がかかわってくることから，その流れに基づいて，いわゆる経済協力のなかに技術協力と呼ばれる人的な協力を含めて考えられることが多い。これには現地への人材派遣だけではなく，相手国の人々を研修員として受け入れる場合も含まれる。

　経済協力は，公的機関による協力，民間資金による協力（銀行貸付，民間輸出信用など），非政府機関（Non-Governmental Organization：NGO）による協力に分けられる（**図I-1**）。公的機関による協力は，さらに政府開発援助（ODA）と呼ばれる政府機関または政府の実施機関（Governmental Organization：GO）によって行われる協力と，そのほか政府資金による協力（輸出信用，直接投資金融など）とに分けられるが，人的協力は主にODAによって行われる。このような相手国の開発のための国際協力について考えるとき，私たちが看護職としてかかわる可能性が大きいのは技術協力とODAのそのほかの部分にあたる。つまり政府機関あるいはNGO，また場合によっては国際機関から派遣されて活動するということになる。

4）日本の国際協力のあり方

　1992年6月に政府開発援助大綱（ODA大綱）が，2003年8月には新政府開発援助大綱（新ODA大綱）が閣議決定され，その後2013年に開発協力大綱（外務省2015）として改訂された。これが日本の政府開発援助の基本方針となっている。

　開発協力大綱では，国際社会の平和と安定および繁栄の確保により一層積極的に貢献することを開発協力推進の目的とし，「こうした協力を通じて，我が国の

平和と安全の維持，更なる繁栄の実現，安定性及び透明性が高く見通しがつきやすい国際環境の実現，普遍的価値に基づく国際秩序の維持・擁護といった国益の確保に貢献する」と謳っている(外務省2015)。基本方針として，「非軍事的協力による平和と繁栄への貢献」「人間の安全保障の推進」「自助努力支援と日本の経験と知見を踏まえた対話・協働による自立的発展に向けた協力」を定めている。「人間の安全保障」とは，従来の国家を中心とした考え方だけでなく，個々の人間に着目し，貧困，環境破壊，自然災害，感染症，テロなど人々の生存や生活などへの脅威から人々を守ろうとする考え方である(外務省2016)。

　NGOの場合にはそれぞれの組織の定める目的によって活動方針を決定している〔Ⅱ-3-d-3)(90頁)参照〕。

c. 世界のなかで看護職の果たす役割

　看護という行為自体は古くからあったと考えられるが，「教育・訓練を受けた職業看護師が生まれたのは19世紀になってからであった」(小玉1990)。ICNに132協会131か国(2019)という非常に多くの国の看護協会が加盟しているように，世界のあらゆる国に看護師という職業は存在していると考えられる。しかしICNの調査によれば，「看護はまったく，とほうにくれるほどの異種雑多な構成分をもつ職業」であり(スタイルズMM 1988)，その職務内容は国によってさまざまであり，教育背景も異なる。さらに看護師のほかに看護補助職の制度を設けている国も多数ある。これら看護補助職を含めた看護職は保健医療に携わる職業であり，国によってその役割に多少の違いはあっても，その役割の重要性は変わらない。

　WHOはアルマ・アタ宣言〔Ⅱ-3-a(68頁)参照〕において，プライマリ・ヘルスケア(Primary Health Care：PHC，詳細は同参照)に関して「地域および地域支援レベルにおいて，保健医療のチームとして働き，地域社会の保健医療ニーズにこたえるよう社会的・技術的に適切に訓練された保健医療従事者(医師，看護師，助産師，補助員，可能であればコミュニティ・ワーカー，また必要に応じ伝統的施術者を含む)に負っている」(厚生省大臣官房国際課1996)とし，ヘルス・フォー・オール(Health for All：HFA，詳細は同参照)を達成するための戦略であるプライマリ・ヘルスケアの推進に，看護職も重要な人材であるとして位置づけてきた。

　実際，看護職は訓練を受けた保健医療従事者のなかで多数を占める集団である。しかも日本において保健師が保健センターで予防衛生活動や地域住民の健康教育に関与しているように，世界各国で看護職は一番住民の身近にいる保健医療従事者である。途上国の多くで採用されている保健医療システムのなかで〔Ⅱ-3-c(79頁)参照〕，地域に密着した医療機関である保健ポストには，日本の准看護師に相当するような看護補助職者が勤務し，簡単な診療，予防衛生活動を行っている。彼ら/彼女らはその地域に住み，地域住民のなかの保健ボランティア，伝統的産婆，コミュニティリーダーなどと協力しながら，「住民が個人的に

も集団的にも，ヘルスケアの計画および実施に巻き込まれ」（マグラカス AM 1984）るように促進している。

　また，看護職は保健ポストより上位の医療機関である保健センター，その上の地域病院，国立病院などあらゆる医療機関で活動している。すなわち，看護職はあらゆる医療レベルで住民とかかわりをもつことになり，このような保健医療従事者はほかにはいない。看護職は世界の人々が健康に到達するための重大な鍵を握っているのである。

d. 国際看護に必要な視点

　国際保健医療協力にかかわる分野として国際保健（international health）がある。これは「一国のみでは解決できない疾病や保健の問題を，国際間の協力で取り扱う分野」（石川 1988）と定義されている。この国際保健にはさまざまな保健医療従事者や保健に関係のある人々が関与しており，国際協力に携わる看護職もここに分類されることが多い。しかし，国際看護と国際保健は全く同一のものではない。国際保健の考え方は医学モデルに基づいているが，国際看護は「看護」の視点すなわち生活に焦点をあてて展開される。フローレンス・ナイチンゲール（1860）は，健康の回復過程の妨げとなる原因を取り除いたり，回復過程を促進するために換気，暖かさ，陽光，食事，清潔さ，物音という生活環境を整えることの重要性を主張した。ヴァージニア・ヘンダーソン（1973）は看護師の独自の機能として，「健康あるいは健康の回復（あるいは平和な死）の一助となるような生活行動を行うのを援助する」ことをあげている。看護について ICN やさまざまな理論家が定義しているが，看護が対象の生活にかかわる仕事であることについては同意できるであろう。世界中の看護職のなかには，その国の看護師に定められた業務として医行為を行う場合もあるが，それはあくまでも付随的なものなのである。

　生活様式はその地域の気候や地形だけではなく，文化，経済，社会，宗教，風習，教育などあらゆるものの影響を受けて成り立っている。着衣は気候だけではなく，極力肌を見せないようにするのか，活動性や外見に重点を置くかによっても異なる。食べ物はその地域で何が生産されるかだけでなく，宗教上禁忌とされるものがあるか，どんな調味料が好んで使われるかによっても異なってくる。まどのように食べるかという行為についても，箸を使ったり（さらに同じ箸でも日本と韓国，中国で使われるものは違う），左手は使わずに右手だけを使ったり，ナイフとフォークを使うなどさまざまである。畳の部屋が伝統様式である日本の家屋と，床がコンクリートや木造である様式の地域の家屋で使われる寝具にはおのずと違いがある。農耕中心の地域の人と工業中心の地域の人とでは，起床・就寝といった生活時間も異なる。

　このように生活に大きな違いのある地域での看護活動（国際協力）や異なった生活をしてきた人に対する看護には，これまで日本で，日本人を対象とすることを前提として得てきた知識や経験だけでは，不十分なことが多い。ここに国際看護

という視点の必要性がある。

2 国際看護と異文化看護

a. 異文化看護の視点

1）看護の視点と文化の概念

　異文化看護とは，看護の視点に「文化」の概念を取り込んだ1つの看護の考え方であり，この場合の「文化」は文化人類学的な見方と同じ位置づけで考える。祖父江によれば，文化人類学でいう文化とは一言でいえば人間の生活様式（営みすべて）という意味であり，文化の定義づけは今日までいろいろと試みられているが，1945年に米国の人類学者クラックホーンと心理学者ケリーによって定められた「後天的・歴史的に形成された，外面的および内面的な生活様式の体系であり，集団の全員または特定のメンバーにより共有されるものである」という定義が比較的わかりやすいと述べている（祖父江 1997）。

　また，キーファーは文化を「ある社会集団の人々によって学習され共有される，パターン化された思考様式と行動様式の全体」と定義している（キーファー CW 2010a）。ここでは，以上の定義を踏まえて，文化とは「人間が生まれ育った集団のなかで学習し伝えられ，その集団の人々の行為を支配する価値観や信念，規範」という意味で用いる。

　波平は，人間はある特定の文化をもつ集団のなかに生まれ，言語の習得や基本的生活慣習などをその特定の文化のなかで身につけながら育つ。人は自分の文化を最善のものと考えがちであり，また，そうでなければ文化を十分に獲得し一人前の社会人に成長することはできないとしており，こうした「文化的アイデンティティ」は，人間が生きていくうえで何よりも優先されると述べている（波平 1994）。

　看護は常に人間の健康と生活に視点を置き，人々が自らの力でより快適な生活を維持していくことができるように，その自立を助けることを目的としている。したがって，看護師は人々の暮らし（生活）と向き合う姿勢が必要であり，その人の生活の規範や価値観に着目し1人ひとりの文化的背景を考慮した看護を行うことによって，初めて健康という枠組みのなかで生活の自立を支える援助者としての役割を果たすことができるのである。

2）国際看護と異文化看護の違い

　このように，あらゆる看護場面で人間の生活とは切り離せない文化を考慮して行う看護が異文化看護である。それでは，国際看護と異文化看護の違いはどこにあるのだろうか。

　米国の看護教育者デサンティスは「国際看護はマクロレベル，異文化看護はミクロレベル」という表現で両者の違いを明快に示している。すなわち，国際看護

も異文化看護も看護ケア，管理，教育，研究のあらゆる面に文化の概念を取り入れるという点においては同じである。しかし，異文化看護は，看護師が自分とは違った文化的背景をもつ個人や集団に対し，ある社会構造や医療施設内など一定の場で行う看護であって，視野と実践の場を絞ったミクロレベルのものであるというとらえ方である。看護職の文化的背景と，対象となる人あるいは集団の文化的背景が異なる場合に，そこで行われる看護が異文化看護であり，その看護ケアのアセスメント，計画，実施，評価は文化的な固有性がなければならない。したがって，異文化看護の実践には，自分の文化尺度の生活規範や価値観は一時脇に置き，相手の文化尺度で考えた看護が必要であり，そうすることで自分のものとは異なる文化をもつ人や集団のニーズを認識できるのである。

これに対し国際看護は，異文化看護よりも意味合いが広く，実践の場も広いマクロのレベルで行われるものである。すでに述べたように，国際看護は，自分のものとは異なる文化，異なる国や地域で，保健医療システムだけでなく政治，経済，社会，教育，文化などのあらゆる状況を考慮しながら看護の知識や方法を適用していく活動である。そして，世界的な広がりでの看護の役割や看護師の地位の向上，あるいは福祉も視野に入れて考えられている（DeSantis L 1988）。

3）国際看護と異文化看護の共通点

国際看護と異文化看護は，看護のあらゆる面に文化の概念を取り入れるという点においては共通の面をもっている。したがって国際協力は，国際看護実践の場であると同時に異文化看護実践の場でもある。また，日本で暮らす，あるいは滞在する外国人の看護もまた異文化看護であると同時に国際看護の視点が必要である〔I-1-a-1)（1頁）参照〕。

いずれの場合にも看護師は，看護にあたって自らの文化を唯一無二のものとするのではなく，文化の多様性を認識することが必要であり，さらに対象となる人々の文化を尊重するという姿勢が求められる。

b． 異文化看護における文化についてのアセスメント

1）文化についてのアセスメントの必要性

看護の国際協力は，対象となる人あるいは集団の文化と自らの文化とが異なるが，同時に，一緒に働く看護職などの同僚も異文化に属している場合が多い。

看護ケアや看護実践にあたっては，そのどちらに対しても自らの文化と異なる文化的に特異な現象をとらえるだけでなく，互いに共通する普遍的現象も併せて考慮し理解することが必要である。それには自らの文化を正しく理解することが基礎となり前提となる。このことは国内における異文化看護の場合も同様である〔III-3-a（68頁）参照〕。

個々の文化すなわち価値観や信念，生活習慣に合った適切な看護をするためには，異文化の理解だけでなく，さらに文化的に適切な看護アセスメントが必要となる。ガイガーらは，文化変数が健康や疾病行動に及ぼす影響を評価するために

実用的でわかりやすいツールが必要だとして，異文化看護アセスメントのための方法に文化現象の応用を行った。文化現象の応用とは，コミュニケーション，空間，社会組織，時間，環境の制御，生物学的変異（差異）の6つの要素の文化現象を，看護ケアや看護実践にあたって考慮に入れるというものである。ガイガーらは，この6つの要素はすべての文化集団で確認されている文化現象であるとし，異文化看護は文化的にみて適切な患者ケアへの多様なアプローチであり，この6つの要素はどれも文化の違いによって変化するものであるから，看護職が自分と文化の異なる患者を看護する場合には，それぞれに個別的なアセスメントアプローチが必要であるとしている（ガイガー JN，ほか 1991）。

　多民族の国である米国の「がん看護コアカリキュラム（Core Curriculum for Oncology Nursing）」は，腫瘍・がん看護師認定試験のブループリントをもとに作成されている。そのなかの「コーピング：文化的問題」で，レイニンガーの文化の定義を引用し，さらに「すべての文化集団に存在し，ヘルスケアに影響を及ぼし，所属する集団により異なる可能性がある6つの文化現象」として，ガイガーらのいう6つの要素をあげ，各文化現象の説明や文化集団による特徴，看護師の対応など異文化間の看護アセスメントについて解説している（小島，ほか2007）。

　次のエピソードは，インドネシアで日本の看護師が経験した異文化看護である。

2）文化が看護にもたらすもの―青年海外協力隊員の活動事例から―

事例　お母さんを叱らないで

　鼠径部腫瘍の青年が入院していたが，腫瘍にウジがたかってしまった。ウジ虫退治と傷の処置に青年は痛い痛いと言いながらも耐えた。「もう二度とウジをたからせてはいけない」と思い，蚊帳を吊りベッド整理をしていると，乾いてカチカチの焼きソバやツーンと尿臭のする丸めたタオルが出てきた。思わず腹が立って付き添っている母親に「あなたがついていてどうして！」と怒ってしまった。このとき，「シス（シスター：看護師の意）ごめんね，母を怒らないで」と処置には必死に耐えていた青年が，初めて涙を見せた。隊員は「しまった」と思ったがすでに遅く，大いに反省した。一番つらく悲しいことは痛みを伴う処置でも汚れたベッドでもなく，母親が叱責されたことにより最も重要な社会組織である家族を否定されたことだった。

事例　"大丈夫" とは

　インドネシアでは，会話のなかで "ティダアパアパ（大丈夫）" "キラキラ（だいたいね）" という言葉がよく使われる。現地の看護師と一緒に仕事をしながら，滅菌操作について一生懸命助言した。「学校でも習ったでしょ」"キラキラ"，「じゃ大丈夫ね」"ティダアパアパ" ということだった。しかし，結果は自分流のやり方を変えず滅菌ガーゼは1袋全部不潔になった。"ティダアパアパ" も "キラキラ"

も「あなたに気にしてもらう必要はない」という遠回しな拒否であった。

　異文化の人たちとの言語的コミュニケーションには言葉の意味づけが異なることが多いといわれるが(古田 1996)，この例のようにその言葉の真意をくみ取れずに戸惑うことは多い。言語的コミュニケーションは，語調によっても違ってくる。インドネシアの場合，ティモール地方では心に思っていることをズバッと言い，言い方も怒っているように聞こえることがあるが決してそうではない。同じ国内でも地域によって違いがみられることもある。

異文化看護における文化についてのアセスメント

- **コミュニケーション**：文化的背景の異なる患者と効果的なコミュニケーションをとるには，看護師はその人のコミュニケーションパターンや，コミュニケーションと行動，感情，態度などとの関係についても知る必要があり，言語様式，声量(沈黙も含む)，語調，身体的接触などのアセスメントが必要である。
- **空間**：他者と言語的，非言語的関係をもつときの距離(対人的な空間)をどのくらいとるかということである。親密な人間関係(通常 0〜50 cm)の距離に親密でない人間が入り込むのを拒否する文化集団もある。
- **社会組織**：家族という単位が，個人，職場あるいは国にまさる唯一の，最も重要な社会組織とする文化はイスラム系などに多い。
- **時間**：過去，現在，未来への志向は文化集団によって違いがある。今を重要と考える文化の患者の健康教育は，未来の目標達成のために現在の活動を計画的に進めようとする看護師との間においてずれが生じる。
- **環境コントロール**：環境コントロールは個人に影響を及ぼす環境中の諸要因を計画的に管理する能力を指す。自分たち自身で自然を制御できない，たとえば病気や死は定めと考える文化の場合には予防という意識をもつことが難しい。
- **生物学的変異(差異)**：容貌，肌色，体格，薬剤の代謝などにかかわる酵素などは多様性がある[注2]。文化，人種的に異なる集団の人たちを理解するには，生物・心理・社会的変数の理解が不可欠である。たとえば肌色のアセスメントはすべての肌に固有の基本的な血色を求めるようにすべきである。疾病の罹患度(糖尿病，高血圧症など)，心理的ニーズや食習慣にも違いがある。

〔ガイガー JN，ほか(1991)．異文化間の看護アセスメント．INR 日本語版，13：37-44 をもとに作成〕

注2)詳しくはⅡ-1-c(46頁)参照

c. 異文化看護の理論

1）異文化看護理論の必要性

　異文化看護とは何か，その本質を考える手がかりとして包括的な異文化看護の理論といわれているのがレイニンガーの看護論である。

　米国の看護理論家であるレイニンガーは，小児精神科看護師として多様な文化的背景をもつ精神障害児のケアに携わっていた。そうした日常のなかで彼女は，「文化的要素が心身の健康に影響し看護師がそのことを理解してケアするかどうかで違いがあるのではないか」と考えて文化人類学を研究し，それが文化を越えた（transcultural＝国境を問わず世界のあらゆる文化にまたがってという意味）看護の開発につながっている（レイニンガー MM 1995a）。

　レイニンガーは，看護の本質はケアであるという前提に立ち，看護を文化的な視点でとらえて，「文化ケアの多様性と普遍性」理論（文化ケア理論）という異文化看護の理論を構築している。そして理論の必要性について「看護理論とは，看護師が新しい視点を発見し，看護実践を推し進めるうえでその知見を活用できるように援助するための方法である。『文化ケア』理論は，とくに異なる価値観と生活様式をもつ人々にケアを行う意味と方法を発見するために開発した」と述べている（レイニンガー MM 1995b）。

　今後ますます国際協力をはじめ国内においても，多様な文化的背景をもった人々を看護する機会が増えてくることを考えると，日本の看護職にとってこの理論のもたらす意義は大きいと思われる。この文化ケアの価値・信念に注目した看護をしていこうという考え方を体系化したレイニンガーの理論と，その文化ケアを明らかにしていく方法論である民族看護学的研究法は，急速に多文化化していく世界のなかで，看護職が多様な文化背景の人々を理解しケアを行うための知識を深めるために役立つものである。

2）レイニンガーの「文化ケア」理論

　レイニンガーは，ケアは看護の本質であり，「人間が成長し，健康を保ち，病気を免れて生存し，あるいは死と直面するうえでもっとも必要とするのは，ヒューマンケアリングである。（中略）ケアリングは看護の"心と魂"であり，人々が専門看護婦と医療サービスからもっとも期待するものである」という考えに立っている（レイニンガー MM 1995c）。そのうえで文化ケアとは，「安寧や健康を維持したり，人間の条件や生活様式を高めたり病気や障害や死に対処しようとする個人または集団を援助し，支持し，能力を与えるような主観的および客観的に学習され伝承された価値観，信念，パターン化された生活様式を意味する」と定義づけている（レイニンガー MM 1995d）。

　文化ケアで重要なことは，人々を文化的・社会的構造とのつながりでとらえ，これらのなかで長い年月をかけて培ってきた生活様式や価値観，信念などを尊重することである。そして，それによって方法を考え出し，看護ケアの実践や改善をしていくという点である。なぜならば，人々から得られた文化ケアの知識（イー

ミックな文化の知識[注3]）はその文化に適したケアをするうえで最も正しい知識基盤であるので，それに基づいて考え実践される看護ケアは，人々にとって有効であり満足のいくものだからである。したがって，人々のイーミックな知識による「民間的ケア」と，看護師の外部からの知識（エティックな知識）による「専門的ケア」は必ずしも両立しないので，看護師はこの事実を認識し，どういうところに違いがあるか，あるいは同じ点があるかを明らかにしなければならない。レイニンガーは，看護師はその文化に合ったケアを提供するために適切な変化を遂げなければならないとし，「看護師は，この文化的なケアの価値と信念と実践に関する知識を深め，その知識を健康な人や病気の人のケアに活用するという課題を担っている」と述べ，「これは世界中の人々に有意義で適切なケアを提供しようとする看護師の新しい課題である」としている。「文化ケア」理論は，レイニンガーが広い一般的なケアの知識と個別的なケアの知識の両方を発見するのに役立つことを望んだ理論であり，理論的指標として「サンライズ・モデル」[注4]を使用した異文化看護の理論である（レイニンガー MM 1995e）。

3）日本における異文化看護

　これまで述べてきたように，異文化看護は国際協力の場だけでなく，国内においても必要とされる看護であり実践の機会は増えている。

　日本の各地で働き，生活している，あるいは滞在している多くの在日外国人の健康問題に対応するには，異文化看護の視点が不可欠である。病院で診療や看護を受ける人々は，言葉の問題だけでなく，受ける治療や看護が自分の国での経験と異なる場合には不安や戸惑いを感じることもある。したがって，妊娠・出産にあたっての習慣や，病気や健康に対する考え方，入院中の生活などが文化によって異なることを看護職は認識し，何が違い，何が同じかを一緒に考え明らかにしたうえで，その人の文化（生活様式）に合ったケアを行う必要がある。たとえば，日中入浴しない習慣や産後しばらくはシャワーをしない習慣をもつ患者の清潔ケアをどうするか，分娩後すぐに女児にはピアス，男児には割礼を施す習慣がありそれを実施したいと希望する場合など，そのニーズにどのように対応するかを一緒に考えて方法を決め，ケアを実践していくことが異文化看護なのである〔Ⅲ-3-d, e（122〜126頁）参照〕。

注3）イーミック（emic）とエティック（etic）という用語は，もともと言語学的研究で用いられたものである。音声を使う人がどのように意識し知覚するかを分析する学問を，音素分析（phonemic）といい，それに対して，音声の客観的な分析をする学問を，「音声学（phonetics）」という。それぞれの語尾をとって文化人類学では，イーミックはそこの地域の情報提供者や人々の見解を，エティックはその文化の外にいる人々の見解を指す。レイニンガーは民族看護学の研究方法にこれを取り入れ理論を開発した。民族看護学ではその人々から直接語られたり，行為として観察されたりしたイーミックなデータに，特に価値を置く（今井 1996）。

注4）文化ケアにどのような文化的・社会的要因が影響しているか，看護ケアとはどのような位置づけか，文化を考慮した看護ケアはどのようなプロセスで抽出されるかなどを図にしている。レイニンガーは，「サンライズ・モデル」を「理論は異なってはいるが極めて緊密な関係にあるいくつかの次元を全体的な視点から抽出できるようにデザインされている」と述べている（レイニンガー MM 1995f）。

　本来病院に入院するということは，長年住み慣れた土地や家庭を離れて病院という異文化のなかに身を置くことである。環境が変わり，家庭での自分の習慣とは異なった決められた日課に沿った食事や就寝時間など，入院生活は外国人に限らずすべての患者にとって異文化であると考えることができる。

　さらに，家庭で療養する人々に対する在宅看護も異文化看護の視点が必要になる。この場合は，看護する側が自分の文化を一時脇に置くことになる。看護師はその家庭での生活習慣や価値観に留意し，患者と家族の意思を尊重し支援しながら，その家にあるものを使って患者の満足のいくケアを行っていく。ここでは看護師の価値観や病院でのやり方をそのまま持ち込む看護は受け入れられない。この視点は在宅看護に不可欠である。

　異文化看護は決して特別なものではない。日々行われている看護のなかで，常に人々の生活の規範や価値観，信念など1人ひとりの文化的背景に着目するという視点をもつことによって，あらゆる看護場面で，国という枠を越えて実践可能な看護ということができる。さらに異文化看護は，人間の健康と生活に視点を置く看護の重要な概念の1つである。

3 なぜ国際看護が必要とされるのか

　日本にいる私たちは，欧米などの先進国の情報が入りやすいために，世界の保健医療上の問題や看護について，日本や先進国を基準にしてしまいがちである。しかも先端の情報について紹介されると，それが世界中の関心事であり，誰もが最優先で取り組まなければいけないことであるかのように考えてしまう。

　看護診断やクリティカル・パスを導入しようとしたり，臓器移植，遺伝子治療，在宅医療などにおける看護の機能について考えることは，看護の発展のために重要なことである。しかし，日本国内においてさえこれらはまだ検討段階であったり，対象となる患者はごくわずかにすぎない。

　この項では自国の狭い枠のなかからみるのではなく，世界的にみるとどのような状況があって，その状況と関連してどのような健康問題が生じているのか，またそれらを解決するために，人々の健康にかかわる看護職として，ほかの国と協力してどのような働きをする必要があるのかを考える糸口としたい。問題をはっきりさせるために先進国と途上国とを対比させてみる。ここでは経済協力開発機構(OECD)の開発援助委員会(DAC)が作成しているODA(政府開発援助)対象国・地域のリスト(**表I-1，5頁**)に掲載されている国・地域を途上国〔1人あたりGNI(国民総所得)が12,235米ドル以下〕とし，それ以外を先進国とする。

a. 世界のなかのさまざまな格差
1)途上国への人口の集中
　世界には日本が承認している国が195か国あり，日本を含めれば196か国とな

表I-2　先進国と途上国の格差

	総人口（百万人）	名目国内総生産（GDP）（米10億ドル）	1人あたりGNI（米ドル）	1日1.9米ドル未満で暮らす人の割合（%）	5歳未満児の年間死亡数（1,000人）	5歳未満児死亡率（出生1,000対）	医師数（人口1万対）	看護師数（人口1万対）
先進国	1,270.6（16.4%）	42,999（68.2%）	40,463	－	66（1.2%）	5.8	32.5	81.7
途上国	6,442.8（83.5%）	20,085（31.9%）	2,988	28	5,576（98.8%）	41.8	10.7	24.7
後発開発途上国*	1,033.4（13.4%）	6,111（9.7%）	638	40	2,101（87.2%）	63.1	1.4	2.6
世界	7,713.4（100.0%）	63,044（100.0%）	8,686	13	5,642（100.0%）	39	12.2	34.8

*途上国のなかから後発開発途上国について再掲，－データなし
（世界銀行，ユニセフ，国連資料より作成。%については四捨五入のため合計が合わない）

る（外務省 2019）。これに未承認の国や地域（北朝鮮，台湾，パレスチナ，西サハラなど）を含めれば200以上の国・地域がある。そのなかに約77億人（国連2019）の人々が生活しているが，**表I-2**に示すように，そのうち83.5%が途上国に集中している。

　先進国では15歳未満の子どもは2割程度にすぎないのに比べて，途上国では4割を占め，そのため先進国と途上国とでは健康にかかわる主要問題に違いが生じてくる。

2）経済格差（貧困問題）

　表I-2にみられるように，人口は途上国に集中しているのに比べて，これらの国の国民総生産（Gross Domestic Product：GDP）は世界のわずか31.9%にすぎない。GNI（国民総所得）を1人あたりに換算すると先進国では40,463米ドルに対し，途上国で2,988米ドル，そのうちの後発開発途上国だけをみると，わずか638米ドルにすぎない。同じ途上国と呼ばれる国であっても，下はブルンジの280米ドルから上はアルゼンチンの12,370米ドルまで，世界の国々の経済状態には大きな格差がある。

　絶対的貧困といわれる1日あたり1.9米ドル未満で暮らす人の占める割合は世界中で13%もあり，サハラ以南のアフリカにおいては45%になっている。これは最低限必要な食料さえ得られない状態にあるといえる（**表I-3**）。

　また，同じ国のなかでも貧富の差は激しく，この差を示す係数としてジニ係数（Gini index：1.0に近いほど貧富の差が激しいと考えられる）が知られているが，サハラ以南アフリカに顕著である（CIA 2020）。

　これらすべての途上国では先進国に比べて保健指標が悪く，経済力が明らかに保健衛生と大きく関係している。ただし同じような経済状態であっても，保健指標に大きな違いのある国もあり〔たとえば，1人あたりGNIが近いスリランカ（3,460米ドル）とグアテマラ（3,430米ドル）を比較すると，5歳未満児死亡率（出

表Ⅰ-3　途上国の地域による格差

地域	1日1.9米ドル未満で生活する人の割合(%)	栄養失調の5歳未満児(中・重度低体重)(%)	5歳未満児死亡率(出生1,000対)	出生時平均余命(年)
東アジアと太平洋諸国	3	9	16	75
東欧州と中央アジア	1	6	14	73
西欧州	—	—	4	81
ラテンアメリカとカリブ海諸国	3	11	18	76
中東と北アフリカ	—	15	24	74
北米	—	2	6	80
南アジア	19	36	48	69
サハラ以南アフリカ	45	34	78	60
後発開発途上国	40	—	68	64
世界	13	23	41	72

〔ユニセフ(2017). 世界子供白書2017―デジタル世界の子供たちより作成〕

生1,000対)は前者で9,後者で29と異なる(ユニセフ2017)〕,その違いは国土の違い,保健医療費の投入程度,どのような医療政策をとっているかなどさまざまな要因による。

3)保健指標の格差

5歳未満の子どもの死亡数は世界中で年間564.2万人にのぼっているが,そのうち途上国の子どもが実に559.5万人(99.2%)を占めている(ユニセフ2017)。

「(途上国の)子どもの死亡の直接原因の70%以上は感染症によるものであるが,その背景には子ども自身の栄養失調,親の教育不足,劣悪な衛生環境が大きな要因となっている。そして,これらの諸要因はまさに貧困と深く結び付いている」(中村1996)といわれるように,貧困問題は健康問題を左右している。

4)疾病構造の格差

途上国である低所得国では死亡の半数以上が感染症,妊娠・出産に関連する問題,低栄養に起因しているが,先進国である高所得国では7%以下である。先進国では,がん,脳血管系疾患,心臓病や慢性疾患などの非感染性疾患(Non-Communicable Diseases:NCDs,いわゆる生活習慣病)が88%を占めているが,途上国では37%である。世界全体でみると非感染性疾患が死亡原因の71%であるが,絶対数では非感染性疾患による死亡の78%は途上国が占めている(WHO2018)。

5)栄養不良

途上国では栄養不良の5歳未満児は30%に達しているが,なかでも南アジアとサハラ以南アフリカに極めて多い(**表Ⅰ-3**)。栄養不良の原因について国連児童基金(United Nations Children's Fund:UNICEF:以下ユニセフ)は**図Ⅰ-2**のような構造を提示し,原因を個人レベル(直接の原因),世帯・家族レベル(背後

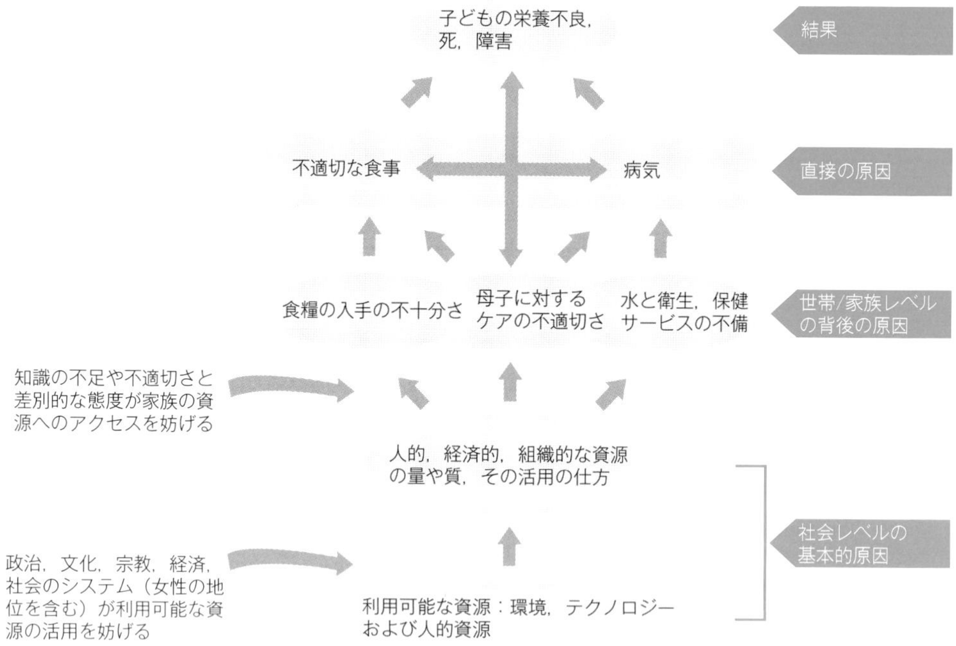

図 I-2　子どもの栄養不良の原因

〔ユニセフ(1997). 1998 年 世界子供白書. 20 より〕

の原因)，社会レベル(基本的原因)に分け，栄養不良の原因についての評価，分析に用い，それぞれのレベルで栄養改善のための行動計画立案にあたって，この枠組みを使うことを勧めている(ユニセフ 1997)。

世界の子どもの死の半分以上が栄養不良の影響を受けているというだけでなく，胎児期を含む幼児期の栄養不良が成人になったときの冠動脈疾患や糖尿病，高血圧にも関連し，女性の場合には次世代の健康にも大きな影響を与える。また多くの国の社会的，経済的成長に関係していると考えられている(ユニセフ 1997)。

6) 保健医療従事者数の格差

先進国で働く医師は(人口 1 万に対し)32.5 人，看護師は同 81.7 人であるのに対し，途上国ではそれぞれ同 10.7 人，24.7 人にすぎない(The World Bank 2019)。前述のように途上国はさまざまな健康問題を抱えながら，なおかつ先進国よりも少ない人数の保健医療従事者で対応していかなければならない状況にある。

b. 国際看護の必要性

このようにみてくると，世界のなかでの途上国の存在の大きさに気づくとともに，先進国と途上国の間には経済状態以外にもさまざまな格差があり，それが途上国の人々の健康に大きな影響を与えていることがわかる。これら格差が引き起こす問題には，一国だけではとうてい対処できない現実がある。世界の人々が平

和でより健康な生活を送るために，私たちは自国のことのみにとらわれたり，先進国にのみ目を奪われるのではなく，看護の国際協力によってお互いの問題解決をはかる必要がある。

　また，日本は先進国の1つだからといって必ずしも日本国中至るところで望ましい看護が行われているわけではない。高度医療とは縁の薄い環境では，途上国で必要とされるようなかたちのプライマリ・ヘルスケア活動が適切な土地もある。さらに途上国では，看護職は独立して仕事をすることが多いために高い判断力を求められる。また自分のものとは異なる看護のあり方を知ることで，それまで教育を受けたとおりに実践してきた日本の看護のあり方を見直すきっかけともなる。国際協力とは一方的に与えるものではなく，その経験は自分に大きく返ってくるものであり，その経験を充実したものとするために，国際看護という考え方が必要とされる。

4 国際協力と開発の思想

a. 日本が受けた援助

　日本は第2次世界大戦後，急速な経済成長を遂げた。それは日本だけの努力によるものではなく，大戦直後から受けた海外からのさまざまな援助が今日の日本をつくり上げる礎になっている。終戦1年後の1946〜1952年までに，米国のララ（LARA）[注5]から送られたララ物資のミルクや米粉，1949年に届いたユニセフからの最初の援助物資である脱脂粉乳などは，栄養失調と初期の結核の対処に重要な物資として役立った。東海道新幹線や東名高速道路など，経済インフラ整備のかなりの部分は，世界銀行から借款を受けて実現したものである[注6]（佐藤1998，外務省2004a）。

　このように日本の経済発展や人々の生活の向上は，海外からの多くの援助によって実現している。現在日本が行っている開発援助は，発展途上にある国々に経済的・人的に協力することによって，こうした過去に受けた恩恵をお返ししようとする考え方による。しかし，国際協力は決して恩返し論だけで行われているわけではない。根底にはその時代によって開発援助に対する考え方や概念があり，こうした開発の思想は世界の動きとともに変遷し歴史的な流れをもっており，現在の世界共通の開発目標に至っている。国際看護学の学習にあたっては，このような途上国援助の根底に流れる開発の思想やその変遷について理解することが必要である。

注5）Licensed Agency for Relief of Asia（公認アジア救済連盟）の略。米国労働組合や教会など13団体がアジアの救援を行うために組織した団体である。

注6）世界銀行の有償資金協力は1953〜1966年の14年間に総額約8億6,300万米ドルにのぼる。東海道新幹線は1959年の鉄道借款1億米ドルによって敷設された。借入金は1990年に最後の返済を完了している。

b. 開発とは何か

　開発という言葉は現在さまざまな使われ方をしている。英語の development は，開発と発展の2つの日本語訳があり，それぞれに意味も異なっている。たとえば「新しい技術の開発」は発展に，「事態が発展する」は開発には置き換えられない。開発は人間の行為の対象に関心が向かう・働きかけるときに使い，発展は行為の主体に関心が向かうときに主として使用する（レッドクリフト M 1992）。国際協力における「開発」の概念は南北問題，すなわち途上国にかかわる問題の観点から論じられることが多い。開発の問題が国際的に取り上げられるようになったのは第2次世界大戦後であり，米国のトルーマン大統領の就任演説（1949年）がきっかけになったといわれる。演説では，科学技術と工業化の進歩によって，過去の植民地を含む低開発地域の改善と成長をはかる必要性が強調され，開発こそが普遍的選択であるとみなされるようになった（勝俣 1992a）。

c. 国際協力と開発思想の変遷

　国際協力は，経済開発やインフラストラクチャー（経済社会基盤）の開発を主な目的とする開発援助から始まっている。開発援助はもてる国がもたざる国を援助する，すなわち資金や技術が先進国から途上国に流れるという構図である。しかし時代の流れとともに，国際協力は開発援助だけではなく，人道援助や地球環境の保全あるいは人口の抑制など，国という枠を越えて対応し，解決していかなければならない問題を抱えるようになった。現在では地球という大きな規模での多様な取り組みが必要になっている。

　開発をめぐる思想，すなわち開発に対する考え方は一般に，歴史的にみて第2次世界大戦後から1960年代までを経済発展重視の時代，1970年代を人間の基本的ニーズの充足を基本とした民衆の生活する地域からの自生的発展重視の時代，1980年以降を持続可能な開発の時代と，大きく3つの世代に分けて論じることができる（**表I-4**）。

表I-4　開発思想の変遷と国連などの主な動き

時代	開発思想	国連などの主な動き
経済発展重視の時代	外発的発展論	1947年　マーシャルプラン 1961年　経済協力開発機構（OECD）発足 1961年　第16回国連総会「国連開発の10年」
自生的発展重視の時代	内発的発展論	1971年　「第2次国連開発の10年」設定経済成長率GNP 6% 1975年　第7回国連経済特別総会 1975年　第1回世界女性会議開催「開発と女性」 1977年　ダグ・ハマーショルド財団「もう1つの発展」刊行
持続可能な開発の時代	持続可能な開発の概念	1987年　環境と開発に関する世界委員会『ブルントラント報告』 1991年　「第4次国連開発の10年」 1992年　環境と開発に関するリオ宣言 1997年　国連開発計画（UNDP）の『人間開発報告書1997』

　こうした開発理論の推移において重要なのは，新しい概念が誕生するとともに古い考え方が消えていくという過程をたどるわけではなく，初期の経済発展重視の開発理論は現在も影響を与え続けているということである。国際協力活動の根底にはさまざまな開発理論が錯綜しながら流れており，世界の動きとともに「開発とは何か」が模索され続けているということである。

1)経済的発展重視の時代―外発的発展論―

(a)開発援助の始まり

　第2次世界大戦終結後しばらくの間，欧州諸国は戦争による荒廃から経済危機に見舞われ，米国が絶対的な経済力を背景にマーシャルプラン(欧州諸国のための復興援助計画)を打ち出し欧州諸国の復興を援助した。その後，米国の援助は途上国に移行し，経済復興を遂げた欧州諸国も加わって途上国に対する援助は次第に拡大されていった。開発援助はこのようにして始まっている。

　1960年代は，アフリカを中心とする多くの途上国が政治的独立を達成して国連に加盟した時代である。1961年の第17回国連総会で，米国のケネディ大統領が途上国の援助に関して支持する演説を行い，これを契機として「国連開発の10年」計画(第1次)が採択された。この計画では，「開発」は社会的，文化的，経済的結合と定義されていたが，現実には途上国が先進国の開発援助に支えられて，経済発展を目指すというものであった。結果として国連の打ち出した目標の国民総生産(Gross National Product：GNP)成長率5%を達成できなかった国が続出したことから，この時代は途上国にとっての挫折の10年といわれている。

　このように，1960年代の「開発」とは，先進国を手本とした経済発展，すなわち途上国が外部の援助によって自国の発展を達成するという外発的な発展の考え方に立っている。

(b)外発的発展論

　1960年代から1970年代にかけての開発理論は，「発展段階論」と「世界システム論」の大きく2つに分けられる。

　米国の経済学者ロストウの「発展段階論」は，この時代の経済援助や開発の思想的背景となった理論である。ロストウは，近代科学と技術が未発達で農業や工業の生産に限界があるような社会を伝統的社会とし，外部のより進んだ社会による伝統的社会への侵入が，経済・政治・文化に影響を与え，その相互作用が伝統的社会を工業化へ進ませるとする。仮にその段階で貧富の差が生まれたとしても，技術が波及していけばいずれは途上国も低開発状態を脱して自立的成長を遂げるとして，この時代の開発援助を正当化した考え方である。

　このロストウの「発展段階論」とは対立する概念であるもう1つの外発的発展論は，ウォーラーステインの「世界システム論」である。「世界システム論」は従属理論(国際的な経済システムは，先進国に有利で途上国には不利に働いていると考える代表的理論)の概念を基本とした資本主義世界システム論であり，資

本主義世界が拡大すると「中核」（先進国）と「周辺」（途上国）の間には不平等な世界的分業体制が生じ，その結果「周辺」は「中核」に従属せざるを得ない構造となり，経済活動だけでなく政治や文化も影響を受けることになる。したがって，世界の経済構造がこのままでは，途上国は常に途上国の立場でいなければならないという考え方である（今田，ほか 1993）。

　これらの理論は，開発が自国ではなく外部の援助によって達成するという考え方に立った外発的発展論の代表とされる。

2）地域の自生的発展重視の時代

(a)もう 1 つの発展（内発的発展論）

　1970 年代は「第 2 次国連開発の 10 年」が打ち出されて，国連の開発戦略はGNP（国民総生産）を 6%に引き上げ，先進国がさらに積極的に途上国に介入する姿勢がはっきりすると同時に，国際機関との相互依存，協調関係が不可欠であるという認識が高まってきた。しかし，この時代は先進国を模倣し，その援助によって開発を実現しようとする開発の概念が見直され始めた時代でもある。

　1975 年，スウェーデンのダグ・ハマーショルド財団は，第 7 回国連経済特別総会に「もう 1 つの発展」と題された報告書を提出し，1977 年に刊行した。報告書は，これまでの経済成長優先型の開発（発展）により，途上国社会の貧困は軽減しなかったばかりでなく，経済的，社会的，文化的，生態学的に歪みをもたらしたとして，開発のあり方を反省すべきであると強調した。さらに，先進国の経済援助に依存した開発に対比する開発のあり方として，「もう 1 つの発展」の考え方を示し，開発の要件を以下のように提示した。

- ・食糧，健康，住居，教育など，人間が生きるのに必要な基本的ニーズ（Basic Human Needs：BHNs）が満たされていること
- ・地域の共同体の人々が助け合うことによって自立を実現すること
- ・地域の自然環境，生態系との調和を保つこと
- ・人々が自ら社会内部の構造変革のために行動を起こすこと

　これらの要件を満たすような発展の様式と生活の様式は，従来の国家による開発概念ではなく，それぞれの地域の集団，民衆自身が固有の自然環境や文化遺産，地理的多様性をもつ地域のなかから創り出していくことができるとしている（鶴見，ほか 1992a）。

　「もう 1 つの発展」は，民衆とその人々の生活する地域から自生的に発展するという意味で内発的発展（endogenous development）と同義語として使われる。内発的発展論は，1960 年代の発展を「外発的」（exogenous）と呼ぶのに対し，これとは違った筋道を示し，開発概念に新たな方向づけをもたらした（勝俣 1992b）。

　日本における内発的発展論の提唱者である鶴見は，内発的発展の目標は人類共通であり，その共通目標とは，「地球上のすべての人々および集団が，衣・食・住・医療の基本的必要を充足し，それぞれの個人の人間としての可能性を十分に

発現できる条件を創り出すことである」と述べ，「それは，現在の国内および国際間の格差を生み出す構造を，人々が協力して変革することを意味する」としている（鶴見，ほか1992b）。

　開発の目標は人間の基本的ニーズの充足である。目標を実現するための方法は，地域の人々や集団が固有の自然生態系に適合しながら独自の文化（伝統）を基盤にし，外部からの知識や技術・制度なども参考にしながら，それぞれの社会のあり方や人々のあり方を創り出していくことである。こうした方法が地球規模で展開されればさまざまな発展が期待でき，先進国も途上国も対等に，相互理解のもとに影響し合うことができるのである。

(b)「開発と女性」（Women in Development：WID）

　1970年代以降になると，途上国における女性の開発への参加や地位向上が重要であることが認識されるようになった。今までの経済成長を重視した政策のなかでは，女性は経済参加しておらず一方的な受益者であるとされており，女性が担っている役割に対する配慮が十分でなかった。しかし，女性は家族の健康や生活の守り手として，また一家の稼ぎ手としても重要な役割をもち，経済参加しており，途上国の発展には不可欠であることから，労働条件や労働環境，健康に配慮したかたちで女性の経済参加を支援することが重要であると考えられるようになった。この考え方が「開発と女性（WID）」である。また，WIDは，女性の経済参加を支援する協力のあり方それ自体が課題であると同時に，すべての開発分野・課題にかかわる横断的な課題でもあるとした。

　国連は1975年を国際婦人年（目標：平等，発展，平和）と定め，国際婦人年世界会議（メキシコシティ）を開催し，目標達成のために，その後10年にわたり行動の指針となる世界行動計画を採択した。この行動計画に基づき多くの加盟国では，女性の地位向上にかかわる行政組織が設立された。しかし，WIDの考え方では，「開発を進めるために女性を教育し，職業訓練をするといった女性のみの状況を改善しようとする開発事業が多く」実施され，「女性を取り巻く家族，親族関係や社会構造，制度」などに着目しなかった。そのため，「固定的な性別役割分業を変化させることは難しく，新たな分野や役割に女性が挑戦するということも稀であり，結果として，期待されたほどには世帯内や地域での女性の経済的・社会的な地位は向上しなかった」（JICA 2009a）。1980年代になると，WIDは「ジェンダーと開発」の考え方に変わっていく〔次頁参照〕。

3）持続可能な開発の時代
(a)「持続可能な開発」の考え方

　持続可能な開発が本格的に論じられるようになったのは，1987年の環境と開発に関する世界委員会のブルントラント報告によってである。この報告による持続可能な開発の概念は，従来の開発概念とはかなり異なっており，「将来の世代の欲求を満たしつつ，現在の世代の欲求も満足させるような開発」のことをいう。

この概念は，環境と開発を互いに反するものではなく共存できるものとしてとらえ，環境の保全を考慮した開発が重要であるという考えに立っている(外務省2016)。すなわち，世界の貧困層だけを対象に限定した開発概念ではないこと，環境と資源の物理的な持続性のためには，既存の経済・社会・政治システムも場合によっては変えなければならないこと，多様な生活を営む人々の価値観を重視することが大切であること，必ずしも開発を急ぐ必要はないこと，という4つの特徴がある。

(b)ジェンダーと開発(Gender and Development：GAD)

　1980年以降の女性の経済参加のあり方に関しては，「開発と女性(WID)」のように女性の状況だけが問題であるととらえるのではなく，「男性が果たす(あるいは果たしていない)役割や責任を問い直し，"男性と女性の相対的な関係" や "女性に差別的な制度や社会システム" を変えていくことが必要であるとする考え方」である，「ジェンダーと開発(GAD)」が重視されるようになった。このGADの施策により，開発におけるジェンダー不平等の要因を，女性と男性の関係と社会構造のなかで把握し，両性の固定的役割分担や，ジェンダー格差を生み出す制度や仕組みを変革しようと考えるようになった。GADを定着させる政策論的方法として，1995年の第4回世界女性会議(北京)以降，「ジェンダー主流化」が国際社会で重視されるようになった。ジェンダー主流化とは，あらゆる分野でのジェンダー平等を達成するための概念であり，「男女それぞれに異なる影響を及ぼすという前提に立ち，すべての開発政策，施策，事業の計画，実施，モニタリング，評価のあらゆる段階で，男女それぞれの開発課題やニーズ，インパクトを明確にしていくプロセスである」(JICA 2009b)。

　国連開発計画(UNDP)発行の『人間開発報告書』では，1995年より人間開発指数(Human Development Index：HDI；平均余命，教育および所得指数の複合統計)だけでなく，ジェンダー不平等の状況に注目し，HDI値を調整して算出する国別の「ジェンダー開発指数(Gender-related Development Index：GDI)で国際的な比較を行い報告するようになった。HDI値とGDI値の比較からわかることは，経済開発が進めばジェンダー不平等が解消されるわけでなく，先進国にもジェンダー不平等の状況には差があり，途上国でジェンダー平等が比較的進んでいる場合もあることなどである。

　また，1995年『人間開発報告書』では女性が経済活動や政治活動に積極的に参加できているかどうかを表すものとして「ジェンダー・エンパワメント測定(Gender Empowerment Measure：GEM)」も導入された。GEMは女性の潜在能力ではなく機会に焦点をあて，国会議席における女性占有率，管理職と専門職・技術職における女性の割合，男女の推定勤労所得，の3つの変数から算出され，このGEM値が1.0に近づくほど経済や政治における機会のジェンダー平等が進んでいる国であるとされる。

　さらに，世界経済フォーラムは，2006年にジェンダーに関する新たな指標と

してジェンダーギャップ指数（Gender Gap Index：GGI）を発表し，毎年 GGI に基づいた各国ランキングを報告している。GGI の指標は，4 つの側面（経済的参加と機会，教育達成，健康と生存，政治的エンパワメント）からジェンダー格差だけに着目し数値化している。

日本を含めいわゆる先進国が，すべてのジェンダー指標において途上国より優位であるというわけではなく，先進国であってもジェンダー格差を開発課題として抱え，試行錯誤している現状にあり，GAD は新しい開発課題の特徴ともいわれる（JICA 2009b）。

4）国際社会の共通目標

(a)国際協力のニーズの変化

1980 年代以降は，環境破壊，人口増加，貧困などの地球的規模の問題に対処するため，国という枠を越えて人類すべてという視野に立って「持続可能な開発」を指向するようになった。また，この時代は冷戦の終焉という国際環境の変化によって，東欧，旧ソ連，インドシナなどが援助を必要とする国として新たに加わると同時に，国際協力は地球環境の保全，人口爆発の抑制，エイズ（Acquired Immunodeficiency Syndrome：AIDS）蔓延の防止，内戦や災害による難民や被災民の支援など，多くのしかも多様な問題を抱えるようになった。

これらに取り組むためには，従来の開発援助のように「援助する」「援助される」といった立場の違いを越えて，すべての国が協働する姿勢で臨み，それによってもたらされる成果も共有するという考え方に変わっていった。

こうしたなかで国連は，1991 年からの「第 4 次国連開発の 10 年」のための国際開発戦略に，それまでの「開発の 10 年」の戦略で掲げていた数量的な開発の目標設定よりも，各国や国際機関の優先課題を明示した，経済の加速的成長，人口政策と人的資源の開発，貧困の解決と飢えの除去，地球環境への配慮の 4 つを課題としてあげるようになった。

(b)ミレニアム開発目標（Millennium Development Goals：MDGs）

プライマリ・ヘルスケアは 1978 年にアルマ・アタ宣言が出されて以降段階を経て発展し，国際社会ではその推進に力を入れた開発戦略を立て取り組んできた〔Ⅱ-3-a（68 頁）参照〕。

21 世紀になり国連によって設定された国際社会共通の目標が，「ミレニアム開発目標（MDGs）」である。2000 年 9 月に国連本部で開催された国連ミレニアム・サミットでは，147 の国家元首を含む 189 の国連加盟国代表が，より安全で豊かな世界づくりへの協力を約束する 21 世紀の国際社会の目標として，「国連ミレニアム宣言」[注7]を採択した。この宣言と 1990 年代に開催された主要な国際会議や

注7）以下の 8 章（32 項目）を課題として掲げ，21 世紀の国連の役割に関する明確な方向性を提示している。1 章：価値と原則，2 章：平和・安全および軍縮，3 章：開発および貧困撲滅，4 章：共有の環境の保護，5 章：人権とグッドガバナンス（良い統治），6 章：弱者の保護，7 章：アフリカの特別なニーズへの対応，8 章：国際連合の強化

表 I -5   ミレニアム開発目標(MDGs)の 8 つの目標と最終評価

目標	達成への進展に対する最終評価(基準値は 1990 年値)
Goal 1 極度の貧困と飢餓の撲滅	・貧困率が半分以下に減少 ・開発途上地域の栄養不良の人々の割合はほぼ半分に減少
Goal 2 普遍的な初等教育の達成	・2000 年から小学校の児童の就学率が著しく向上 　(最大の増加はサハラ以南アフリカ)
Goal 3 ジェンダー平等の推進と 女性の地位向上	・開発途上地域は初等，中等，および高等教育で男女格差を解消した
Goal 4 乳幼児死亡率の削減	・5 歳未満の幼児死亡率改善のペースは世界規模で 3 倍に加速 　(1990〜2015 年に生まれた 1,000 人に対し 90 人から 43 人へ減少)
Goal 5 妊産婦の健康状態の改善	・妊産婦の健康状態に一定の改善が見られた ・1990 年以降，妊産婦の死亡率は 45%減少した
Goal 6 HIV/エイズ，マラリア， その他の疾病のまん延防止	・HIV 感染者が世界の多くの地域で減少 ・マラリアと結核のまん延が止まり，減少
Goal 7 環境の持続可能性を確保	・安全な飲み水とオゾン層保護に関する目標を達成 ・安全な飲み水を得た 26 億人のうち 19 億人が水道水のアクセスを得た
Goal 8 開発のためのグローバルな パートナーシップの推進	・ODA が実質 66%(2000〜2014 年の間)増加し 1,352 億米ドルに到達 ・15 年間で携帯電話契約数ほぼ 10 倍，インターネット普及率 43%に増加

〔国連広報センター(2015a)．国連ミレニアム開発目標(MDGs)報告 2015，MDGs 達成に対する最終評価より引用〕

サミットで採択されてきた国際開発目標を統合し，1 つの共通の枠組みとしてまとめられたのが MDGs である。

　MDGs は，人間としての基本的ニーズを基盤とした人間開発という理念に基づき，国際社会の支援を必要とする課題を 2015 年までに達成するという期限付きの 8 つの目標，21 の達成基準(ターゲット)，60 の指標(1990 年値に基づく目標値)を掲げている。国連では達成のための取り組みや 21 世紀のグローバル課題への対応が協議され，国際社会は達成に向けて努力を続けてきた。

　2015 年の達成期限を迎え，国連は 7 月に MDGs に関する最終報告を行い，「これまでの歴史で最も成功した貧困撲滅のための取り組みであった。成功は世界規模での取り組みが機能していることを証明しており，2015 年以降に採択される開発目標の基盤となっている」と発表した(国連広報センター 2015a)。MDGs 達成への進展に対する最終評価は**表 I -5** に示すように，目標のうち低所得による貧困，改良された水源へのアクセス，小学校就学率，子どもの死亡率などの進捗がみられ，5 歳未満児や妊産婦の死亡率は改善したものの目標水準には遠く，男女の地位や就職率，政治参加の格差が大きく，また，気候変動が開発の大きな脅威となっていることなどが指摘され，多くの地球規模の課題が残った(JICA 2019a)。

(c)持続可能な開発目標(Sustainable Development Goals：SDGs)

　持続可能な開発目標(SDGs)は，ミレニアム開発目標(MDGs)の後継として 2015 年 9 月の国連サミット(参加 193 か国)で「我々の世界を変革する：持続可能な開発のための 2030 アジェンダ(2030 アジェンダ)」に記載された，環境の持

表Ⅰ-6　持続可能な目標（SDGs）の詳細

目標 1 [貧困]	あらゆる場所あらゆる形態の貧困を終わらせる
目標 2 [飢餓]	飢餓を終わらせ，食料安全保障及び栄養の改善を実現し，持続可能な農業を促進する
目標 3 [保健]	あらゆる年齢のすべての人々の健康的な生活を確保し，福祉を促進する
目標 4 [教育]	すべての人に包摂的かつ公正な質の高い教育を確保し，生涯学習の機会を促進する
目標 5 [ジェンダー]	ジェンダー平等を達成し，すべての女性及び女児の能力強化を行う
目標 6 [水・衛生]	すべての人々の水と衛生の利用可能性と持続可能な管理を確保する
目標 7 [エネルギー]	すべての人々の，安価かつ信頼できる持続可能な近代的なエネルギーへのアクセスを確保する
目標 8 [経済成長と雇用]	包摂的かつ持続可能な経済成長及びすべての人々の完全かつ生産的な雇用と働きがいのある人間らしい雇用（ディーセント・ワーク）を促進する
目標 9 [インフラ，産業化，イノベーション]	強靱（レジリエント）なインフラ構築，包摂的かつ持続可能な産業化の促進及びイノベーションの推進を図る
目標 10 [不平等]	国内及び各国家間の不平等を是正する
目標 11 [持続可能な都市]	包摂的で安全かつ強靱（レジリエント）で持続可能な都市及び人間居住を実現する
目標 12 [持続可能な消費と生産]	持続可能な消費生産形態を確保する
目標 13 [気候変動]	気候変動及びその影響を軽減するための緊急対策を講じる
目標 14 [海洋資源]	持続可能な開発のために，海洋・海洋資源を保全し，持続可能な形で利用する
目標 15 [陸上資源]	陸域生態系の保護，回復，持続可能な利用の推進，持続可能な森林の経営，砂漠化への対処ならびに土地の劣化の阻止・回復及び生物多様性の損失を阻止する
目標 16 [平和]	持続可能な開発のための平和で包摂的な社会を促進し，すべての人々に司法へのアクセスを提供し，あらゆるレベルにおいて効果的で説明責任のある包摂的な制度を構築する
目標 17 [実施手段]	持続可能な開発のための実施手段を強化し，グローバル・パートナーシップを活性化する

〔外務省（2019）．日本の取組（https://www.mofa.go.jp/mofaj/gaiko/oda/sdgs/about/index.html）より〕

続可能性確保に重点を置いた国際目標である。2030 アジェンダでは，「誰一人取り残さない― No one will be left behind」を理念としており，SDGs は 2030 年までに貧困を撲滅し，持続可能な社会を実現するための重要な指針として，17 の目標（ゴール）・169 の達成基準（ターゲット）が設定された（**表Ⅰ-6**）（外務省 2018a）。そしてミレニアム開発目標（MDGs）の残された課題である保健，教育，男女不平等，貧困層と富裕層あるいは都市部と農村部の格差などに加え，この 15 年間に顕在化した気候変動と環境悪化などの課題の解決を目指している（国連広報センター 2015b）。すべての国連加盟国は 2016〜2030 年までの 15 年間に，ゴールとターゲットを視野に入れ，230 あまりの指標のもとに，広い視野で持続可能な開発戦略を立て，実践していくことが課題となっている。

　日本の取り組みにおいて，SDGs は国際協力に限らず国内の課題でもあり，その実施を総合的，効果的に推進するために，2016 年 5 月に SDGs 推進本部が設置され実施のための指針を策定した。指針では，「国際協力への取組を一層加速していくことに加え，国内における経済，社会，環境の分野での課題にも，またこれらの分野を横断する課題にも，国内問題として取組を強化するのみならず，

国際社会全体の課題としても取り組む必要がある」とし，8つの優先課題[注8]とその具体的な施策を定めた（外務省 2019）。SDGs を国内問題として共有することで，地方自治体の町づくりや企業・団体などでは，さまざまな取り組みが行われている（外務省 2018b）。また，国際協力の実施機関である国際協力機構（Japan International Cooperation Agency：JICA）では，SDGs 達成に向けた取り組み方針として，①人間の安全保障と質の高い成長を実現するという理念を加速・推進する，②開発協力経験を活かし，SDGs の 10 のゴール[注9]について中心的役割を果たす，③SDGs 達成を加速するために国内の知見の活用，国内外のパートナーとの連携，イノベーションをはかる，という 3 本の柱によって具体的な取り組みの方針を立て実施している（JICA 2019b）。

　SDGs は持続可能な社会を実現するための重要な指針であり，途上国だけでなく，先進国も取り組む普遍的で国際的な目標であり，国際看護に携わる私たち自身の指針でもある。

5）日本の国際協力の基本理念

　日本政府は，途上国に対する ODA（政府開発援助）実績やその量的拡充に伴って援助の理念を国内外に示すことが求められるようになり，1992 年 6 月に援助の基本を明示する「政府開発援助大綱（ODA 大綱）」を閣議決定した。以後 10 年の間はこの ODA 大綱により政策的な対応強化や援助の充実をはかってきたが，ミレニアム開発目標（MDGs）の推進など国内外の状況を踏まえて 2003 年 8 月に改定した。改定 ODA 大綱では，ODA のあり方を示す「基本方針」を設けて個々の人間に着目する「人間の安全保障」〔I-1-b-4）**（6 頁）参照**〕の視点を追加し，重点課題に「平和の構築」を日本が力を入れる分野として新たに掲げた（外務省 2004b）。

　さらに，改定後 10 年を経て，新たな進化が必要であるとして 2014 年に見直しが行われ，2015 年 2 月「開発協力大綱」が決定されている。開発協力大綱決定の背景と名称変更については，ODA が抱える開発課題が多様化・複雑化・広範化したこと，ODA 以外に NGO などの資金や活動の役割が増大し連携の必要性が増したこと，途上国とともに国際社会の平和や安定，繁栄をはかっていく必要性が増したことなどがある。すなわち，政府が主体的に行う ODA を中心的に取り上げるとしたうえで，ODA 以外の協力にも視野を拡大しつつ，NGO や企業などさまざまな主体が途上国の開発を共通の目的として官民が連携し，それぞれの強みを活かして協働していくという新時代の協力のあり方を明確化したのである。

　開発協力大綱の核となる部分は，開発協力における理念（**表 I -7**），開発協力

注8）①あらゆる人々の活躍の推進，②健康・長寿の達成，③成長市場の創出，地域活性化，科学技術イノベーション，④持続可能で強靱な国土と質の高いインフラの整備，⑤再生可能エネルギー，気候変動対策，循環型社会，⑥生物多様性，森林，海洋等の環境の保全，⑦平和と安全・安心社会の実現，⑧SDGs 実施推進の体制と手段
注9）①飢餓・栄養，②健康，③教育，④水・衛生，⑤エネルギー，⑥経済成長・雇用，⑦インフラ・産業，⑧都市，⑨気候変動，⑩森林・生物多様性

表 I-7　開発協力大綱の理念
1. 開発協力の目的
・国際社会の平和と安定及び繁栄の確保により一層積極的に貢献することを目的とした開発協力の推進
・我が国の平和と安全の維持，更なる繁栄の実現，安定性と透明性が高い国際環境の実現，国際秩序の維持・擁護などの国益確保への貢献
・開発に資する活動の中核として多様な資金・主体と連携し，力を動員するための触媒となり，国際社会の平和と安定及び繁栄に資する取組を推進するための原動力となる
2. 基本方針
・非軍事的協力による平和と繁栄への貢献
・人間の安全保障の推進
・自助努力支援と日本の経験と知見を踏まえた対話・協働による自立的発展に向けた協力

〔外務省(2015)．政府開発援助 開発協力大綱より引用して作成〕

における重点政策，ODA 実施に関連する事項で構成され，「開発協力」を狭義の開発ではなく，平和構築やガバナンス，人道支援なども含む広い概念とし，その定義も明確化された(外務省 2015)。

5 日本の看護職による国際協力

a. 第2次世界大戦以前の歴史

　技術協力・緊急援助を目的とした看護師の本格的な派遣は第2次世界大戦後であり，大戦前には主に在外邦人を対象に看護サービスの提供を目的とした看護師の派遣が行われていた。日本赤十字社(以下，日赤)の看護師には日本赤十字社令(勅令第635号。1947年に廃止)，および陸海軍の通達などにより従軍に関する規定がなされていた(日本赤十字社救護課1979)ため，その多数が，日本軍人に対する看護を目的として海外に派遣された。すでに1894〜1895年の日清戦争や1900年の北清事変に日赤看護師が派遣されているが，その際には日本人だけでなく，軍病院に収容された外国人の看護にもあたっている(「日本の赤十字」刊行委員会1955，日本看護協会出版会1995)。戦争時には一般看護師も篤志看護師として従軍し，赤十字看護師とともに多数が犠牲となった(小玉1990)。このような戦争に伴う派遣というかたちであったが，すでに終戦前に日本の看護師が海外で活動していたのである。

　また，1938年にYMCA所属の学生が中心となって医療班を組み，中国大陸での難民を対象とした活動が行われたが，このなかに2人の看護師が含まれていた。この医療班を中心に，のちに日本キリスト者医科連盟(Japanese Christian Medical Association：JCMA)が発足したが，この団体は日本キリスト教海外医療協力会(The Japan Overseas Christian Medical Cooperative Service：JOCS)の母体となっている(奈良1986)。

b. 第2次世界大戦以後

　日本の国際協力（経済協力）は戦後の賠償の一環として行われてきたといわれている。日本はサンフランシスコ平和条約（1951年調印，1952年発効）に基づいて関係各国に賠償を行ってきた。しかし，ほかの請求国とのバランスから賠償の増額を求めてきたビルマ（現在のミャンマー）や，賠償請求権を放棄したラオスとカンボジアに対しては，代替策として無償資金協力で対応してきた。また韓国，タイ，マレーシアなど，そのほかのアジア諸国に対しても第2次世界大戦によってもたらされた問題を解決するために，賠償がかたちを変えて経済協力として行われてきたのである（桜井1985）。

　南・東南アジアおよび太平洋地域諸国の経済・社会開発の促進を目的として1951年に発足した国際機関であるコロンボ計画に，日本は1954年10月6日に加盟し，これ以来日本は援助国の一員となった。

　コロンボ計画加盟に先立ち，1953年12月にアジア諸国に対する経済協力方針が閣議決定され，それを受けて設立された社団法人アジア協会により，初のコロンボ計画による研修員が受け入れられた。1955年には専門家28人が初めて派遣され，その後，技術協力の対象地域は中近東，アフリカ，中南米，北東アジアへと拡大されていった（国際協力事業団1984）。

　1955年に結核対策の指導に保健医療分野の専門家が派遣されたが（古田1998），国際協力を目的とした看護職の派遣は1960年代に始まっている。初の派遣は政府機関よりも非政府機関（NGO）のほうが早く，政府機関からの看護職の派遣は青年海外協力隊設立以降のことである。看護職の派遣を行っている機関は**図I-3**のとおりである。政府機関からの派遣としては点線で示したように開発調査に携わる者も考えられるが，看護職は少ないと思われる。これらを派遣機関別に説明していく。

1）政府機関

　ODA（政府開発援助）事業を主に行う実施機関はJICAであり，看護職は海外協力隊，専門家，国際緊急援助隊隊員などとして派遣されている。

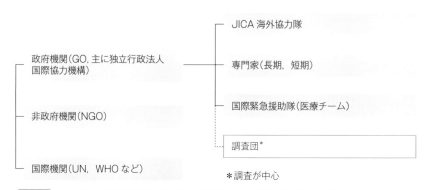

図I-3　日本の国際保健医療協力に関連して看護職を派遣する機関

(a)JICA 海外協力隊

　2019年度より青年海外協力隊，シニア海外ボランティア，日系社会ボランティア（青年・シニア）などのボランティア事業が見直され，JICA海外協力隊として総称される。JICA海外協力隊は，20〜45歳の青年海外協力隊および45〜69歳の海外協力隊と，一定以上の経験・技術を必要とされるシニア海外協力隊とで構成される（JICA 2020）。

　1965年に創設された青年海外協力隊（Japan Overseas Cooperation Volunteers：JOCV）は1961年に発足した米国の平和部隊（Peace Corps）よりも前の1957年頃にすでに構想があったといわれている。これまでに91か国へ46,107人（日系社会青年海外協力隊を含む。うち女性21,984人），120職種以上（2019年12月末）が派遣されている（青年海外協力隊事務局）。「派遣された国の人々と共に生活し，働き，彼らの言葉を話し，相互理解を図りながら，彼らの自助努力を促進させる形で協力活動を展開していく」（青年海外協力隊事務局 2006）ことを基本としており，いわゆる草の根（grass-roots）レベルの協力といわれている。隊員は2年間の任期で派遣されてきたが，現在では1〜2年の派遣や数か月間の短期間の派遣も行われている。

　青年海外協力隊員としては1966年にインドへ5人の看護師が派遣されたが，これが初の政府機関からの看護職派遣である。その後，青年海外協力隊員派遣総数とともに看護職の派遣数も年々増加傾向にある。保健・医療部門の隊員はこれまでに6,373人（うち女性5,339人），そのうち看護職（看護師，助産師，保健師）は3,048人（うち女性2,983人）と多数を占めている（2019年12月末までの累計で，中南米の日系社会青年ボランティアを含む）。これに比べて，青年海外協力隊員として派遣された医師は54年間（1965〜2019年）の累計でわずか16人にすぎない。国際保健医療協力における住民に密着した活動については看護職が圧倒的に多く，医師の活動形態とは大きく異なっている（**写真Ⅰ-1**）。

　筆者ら（Mori Y, et al 2000，柳澤，ほか1997）の調査結果，および現在把握さ

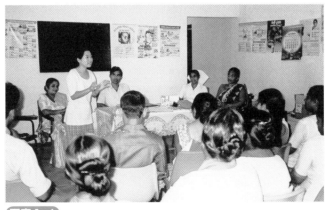

写真Ⅰ-1
住民に密着して活動する公衆衛生助産師を対象に，貧血検査について説明する青年海外協力隊保健師隊員

れているそのほかの資料から類推すると，第2次世界大戦以後からこれまでの間に技術協力としての国際協力に携わってきた日本の看護職は4,000人ほどいるのではないかと考えられるが，そのなかで最も多数を占め，現在も続々と派遣されている集団が青年海外協力隊員である。青年海外協力隊看護職隊員は，アジア，アフリカ，中南米に多く派遣されてきた。初めて看護職が派遣された1966年から30年間に派遣された899人の隊員のうち，保健師154人（17.1％），助産師176人（19.6％），看護師569人（63.3％）であり（Mori Y, et al 2000），保健師，助産師の派遣が日本の看護職の内訳に比較して高い割合を占めていた。アフリカ地域では助産師の占める割合が高い状態が続いてきた。

　青年海外協力隊員には年齢制限があり，2018年度までは応募は39歳までとなっており，40歳以上を対象としたシニア海外ボランティア制度（80か国に7,063人，2018年8月末までの累計で，日系社会シニアボランティアを含む）があった。2019年度より海外協力隊として20〜69歳の日本国民が応募できるが，青年海外協力隊としては45歳までの人が応募できる。

　中南米諸国の日系団体に派遣されるボランティアとして看護職も派遣されてきたが，これらのボランティアも海外協力隊に含まれている。

(b)専門家（プロジェクト専門家，個別専門家）

　政府機関からの派遣としては，技術協力を目的とした保健医療関係専門家が1950年代から派遣されているが，看護職専門家の派遣は遅れて1960年代末から始まっている。専門家は技術協力プロジェクト〔IV-1-d-1)-(a)（165頁）参照〕に関連して派遣される場合と，途上国や国際機関の個々の要請によって派遣される場合とがあるが，看護職の場合には看護教育，地域保健（プライマリ・ヘルスケア），母子保健，病院関係のプロジェクト専門家が大半である。

　専門家は海外協力隊員よりも高いレベルの技術協力が要求されるが，比較的マンパワーとしての役割が期待されがちなアフリカへの派遣が少なく，これまでアジア，中南米，中近東が主な派遣先であった。

　専門家は，1年以上の任期で派遣される長期専門家と1年未満の短期で派遣される短期専門家とに分けられる。

　1年以上の長期にわたって政府機関から派遣された看護職に関する調査（Mori Y 2000）によると，初の看護職派遣の1966年から30年間で1,019人が途上国で活動してきた。899人（88.2％）は青年海外協力隊員で，120人が専門家（11.8％）だった。派遣地域はアジア，アフリカ，中南米の順に多かった（図I-4）。これらの看護職が活動する領域としては圧倒的に病院が多いが（図I-5），調査対象年の最後の10年間は地域領域で活動する看護職が倍増している（図I-6）。政府機関からの派遣は相手国の要請に基づいて行われる仕組みになっているが，これをみるとプライマリ・ヘルスケアを基盤とした協力が各国から求められていることがわかる。地域での活動とはいえ，必ずしも保健師中心ではなく，看護師，助産師の派遣も多い。これは各国で求められている知識・技術が日本の保健師教育だけ

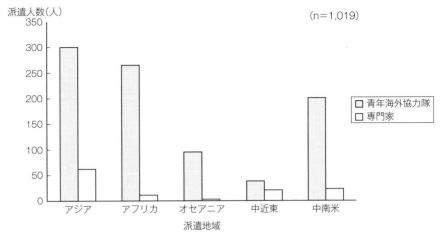

図Ⅰ-4 政府機関から派遣された看護職の派遣地域（1966.4〜1996.3）

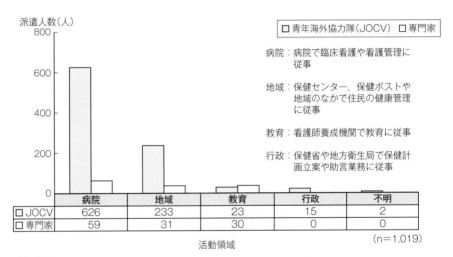

	病院	地域	教育	行政	不明
□ JOCV	626	233	23	15	2
□ 専門家	59	31	30	0	0

活動領域　　　　　　　　　　　　（n＝1,019）

図Ⅰ-5 派遣された看護職の活動領域（1966.4〜1996.3）

では対応できないところからきている。今後もこの動向に大きな変化はなく，地域活動型の看護職の増加が見込まれる。

(c)国際緊急援助隊医療チーム（Japan Disaster Relief Medical Team）

　1979年10月に多数のカンボジア住民がポル・ポト派政府軍の攻撃を逃れようとタイに押し寄せ，難民が発生した。これらの難民に対して，すぐさま国際機関，各国の国際協力機関，NGOが救援に入ったが，当初日本政府には対応する組織がなく，金銭・物資援助を行うだけだと日本国内で非難を浴びた。日本は諸外国に3か月遅れて急遽医療チームを結成し，カンボジア難民救援医療チームとして1979年末〜1982年までに13次にわたって407人の保健医療従事者を派遣したが，これには看護師として256人が参加していた。

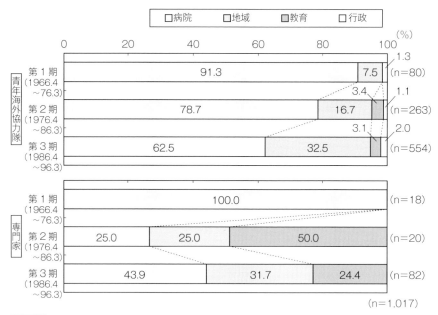

図I-6   派遣された看護職の年代別活動領域

　日本政府はその際の経験から，対応の遅れが派遣を長引かせる原因にもなった
ことを踏まえ，緊急の災害に対応できるための医療チームとして国際救急医療
チーム（Japan Medical Team for Disaster Relief：JMTDR，後の国際緊急援助隊
医療チーム）を1982年に創設した。このチームの初の派遣は創設から2年後の
1984年であり，エチオピアへ干ばつ被災救援のために4次に分けて派遣隊が出
動した（本多1988，和田1998）。これ以後2019年4月までに，医療チームは各国
で地震，火山噴火，洪水，竜巻などの自然災害の救援のため59回出動している。
1回26人程度の派遣者中看護職は6人を占めている。この医療チーム員は事前
に登録し，研修を受けた者のなかから選ばれる仕組みとなっており，2017年6
月現在の登録者は医師，看護師，薬剤師，医療調整員合わせて1,125人である。
これら登録者の多くは通常，病院そのほかに勤務しており，2週間を限度に派遣
されている。

　しかし，メキシコ地震およびコロンビア火山噴火の際に，医療チームだけでは
なく，がれきや土砂の下に埋まっている人々の救助や災害復旧の専門家なども必
要との反省をもとに，1985年に救助チーム・専門家チームをもつ国際緊急援助
隊（Japan Disaster Relief Team：JDR）が発足し，日本の緊急援助体制が整えら
れた。1987年には「国際緊急援助隊の派遣に関する法律」が成立し，1992年の
法改正により自衛隊の派遣も可能となった（1998年に初の派遣）。さらに，2015
年には感染症対策チームが新たに設立された。これら5チームにより国際緊急援
助隊は構成されている。

2) 非政府機関(Non-Governmental Organization：NGO)

　保健医療分野において NGO による保健医療従事者の派遣は，1961 年 1 月に日本キリスト教海外医療協力会(JOCS)が医師 1 人をインドネシアに派遣したことに始まっている(隅谷 1990)。JOCS からは 1961 年 6 月，ネパールに 2 人の看護師が派遣され，2 年 2 か月にわたる活動が行われた。また 1962 年に設立されたアジア救ライ協会(現在は解散している)からは 1964 年にインドへ 4 人の看護職が派遣されて以来，1974 年までに途上国へ計 11 人の看護職が派遣された(アジア救ライ協会 1981)。

　日本赤十字社からは 1961 年 6 月から 4 か月間，インドネシアに 2 人の看護師が派遣され，1997 年 2 月末までに 194 人(日本赤十字社 1997)の看護職が緊急援助，開発協力のために活動している。

　NGO から派遣された看護職に関する調査(柳澤，ほか 1997)によると，1976～1985 年に日本国内の保健医療関係 NGO が急激に増加しているが，これは 1980 年前後にカンボジア難民の問題が注目されるようになった頃と一致している。同じ調査によると，調査対象となった NGO のこれまでの活動地域はアジアが圧倒的に多く(看護職派遣団体の 80.5％，人材を派遣しているが看護職を派遣していない団体も含めると 91.7％)，次いでアフリカ(それぞれ 29.3％，38.9％)，中南米(それぞれ 17.1％，20.8％)であった。長期，短期の派遣を合わせて，調査対象となった 41 団体で合計 924 人の看護職が派遣されており，地域は**図Ⅰ-7**のとおりであった。そのうち難民や紛争・自然災害による避難民を対象とした事由発生直後からの緊急援助を行っている NGO は 7 団体(17.1％)と少なく，半年以上の派遣を行っている団体は 19 団体(46.3％)だった。5 年以上にわたっての同一国への派遣は 6 団体もあり(最長 15 年)，政府機関からの派遣よりも長期にわたって活動する看護職が多いのが NGO の 1 つの特徴である。

　NGO ダイレクトリー(JANIC 2019)によると，日本の国際協力 NGO は 433 あり，2019 年 5 月現在，保健・医療・家族計画などの NGO は 108 団体となってい

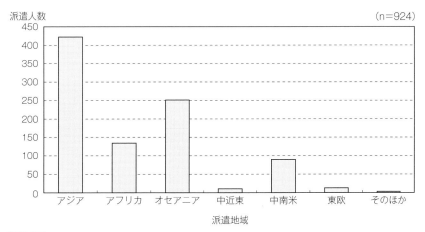

図Ⅰ-7　NGO 看護職の派遣地域

るが，これら NGO 派遣者に看護職が多く含まれていると考えられる。

3）国際機関からの派遣

　WHO からの要請で，年間延べ約 50 人の日本人専門家が 1〜2 か月の短期顧問として WHO プロジェクトに派遣されており，このなかにごくわずかの看護職が含まれている。しかし，これまでは派遣できるだけの能力を備えた看護職が少なく，人選に困る状況がみられた（荒井 1994）。

　国連ボランティア（United Nations Volunteers：UNV）は，先進国・途上国の 21 歳以上の男女を対象に，国内の開発計画の実施や国際協力に参加する機会の創出などを目的として，国連総会が 1971 年に創設した。この制度を利用して，看護職も途上国で活動している。

引用・参考文献

Ⅰ-1　国際看護の概念

・DeSantis L(1988). The Relevance of Transcultural Nursing to International Nursing. INR, 35：110-112, 116.
・Henderson V 著/湯槇ます，小玉香津子訳(1973). 看護の基本となるもの改訂版. 日本看護協会出版会.
・JICA(2018). 国際協力機構年報 2018.
・https://www.jica.go.jp/about/report/2018/ku57pq00002cq9mx-att/2018_J_all.pdf(2019 年 5 月 2 日閲覧)
・Nightingale F(1860). Notes on Nursing；What it is, and what it is not. Macmillan.
・OECD(2020). DAC List of ODA Recipients. Effective for reporting on 2018, 2019 and 2020 flows.
　http://www.oecd.org/dac/financing-sustainable-development/development-finance-standards/DAC_List_ODA_Recipients2018to2020_flows_En.pdf(2020 年 7 月 1 日閲覧)
・石川信克(1988). 国際保健. 公衆衛生, 52：182-183.
・外務省(2015). 開発協力大綱について.
　https://www.mofa.go.jp/mofaj/gaiko/oda/files/000072774.pdf(2019 年 5 月 2 日閲覧)
・外務省(2016). 人間の安全保障分野をめぐる国際潮流.
　https://www.mofa.go.jp/mofaj/gaiko/oda/bunya/security/index.html(2019 年 5 月 1 日閲覧)
・外務省(2020). 後発開発途上国(LDC：Least Developed Countries).
　https://www.mofa.go.jp/mofaj/gaiko/ohrlls/ldc_teigi.html(2020 年 4 月 9 日閲覧)
・厚生省大臣官房国際課監修(1996). WHO と地球 '96. メヂカルフレンド, 35.
・厚生統計協会(2005). 国民衛生の動向. 厚生の指標, 52：25.
・小玉香津子(1990). 看護の歴史. 井上幸子，平山朝子，金子道子編(1990). 看護学体系 1—看護とは[1] 看護の概念と看護の歴史. 日本看護協会出版会, 52.
・坂元浩一(1996). 途上国の定義　国際協力マニュアル—発展途上国への実践的接近法—. 勁草書房, 4-7.
・スタイルズ MM 著/小玉香津子訳(1998). 看護とは何か，看護婦とはだれか—看護制度についての ICN リポート. 日本看護協会出版会.
・日本政府観光局(2019). 2018 年訪日外客数(総数).
　https://www.jnto.go.jp/jpn/statistics/since2003_visitor_arrivals.pdf(2019 年 5 月 1 日閲覧)
・農林水産省(2018). 平成 29 年度食料自給率について.
　http://www.maff.go.jp/j/zyukyu/zikyu_ritu/012.html(2019 年 5 月 1 日閲覧)
・法務省(2019a). 平成 30 年末現在における在留外国人数について.
　http://www.moj.go.jp/nyuukokukanri/kouhou/nyuukokukanri04_00081.html(2019 年 5 月 1 日閲覧)
・法務省(2019b). 本邦における不法残留者数について(平成 31 年 1 月 1 日現在).
　http://www.moj.go.jp/nyuukokukanri/kouhou/nyuukokukanri04_00079.htm(2019 年 5 月 1

日閲覧）
・法務大臣官房司法法制調査部編（1998）．出入国管理統計年報．大蔵省印刷局．
・マグラカス AM（1984）．プライマリヘルスケアにおける看護―その体制づくり．看護展望，9：
　30-41．
・森淑江（1997）．国際看護学の概念と看護の国際協力に関する日本の現状．看護教育，38：
　1027-1031．

I-2　国際看護と異文化看護
・DeSantis L（1988）. The Relevance of Transcultural Nursing to International Nursing. INR,
　35：110.
・今井恵（1996）．レイニンガー，マドレイン M．黒田裕子編（1996）．やさしく学ぶ看護理論．
　日総研，140．
・ガイガー JN，デビットハイザー RE（1991）．異文化間の看護アセスメント．INR 日本版，
　13：37-44．
・キーファー CW 著/木下康仁訳（2010）．文化と看護のアクションリサーチ．医学書院，2．
・小島操子，佐藤禮子監訳（2007）．がん看護コアカリキュラム，医学書院，48-64．
・祖父江孝男（1997）．文化人類学入門．中公新書 560，中央公論社，38-40．
・波平恵美子（1994）．医療人類学入門．朝日選書 491，朝日新聞社，12-13．
・古田暁監修（1996）．異文化コミュニケーション〈改訂版〉．有斐閣，84-85．
・レイニンガー MM 著/稲岡文昭監訳（1995a）．レイニンガー看護論―文化ケアの多様性と普遍
　性．医学書院，14．
・レイニンガー MM 著/稲岡文昭監訳（1995b）．上記書籍．5-6，39．
・レイニンガー MM 著/稲岡文昭監訳（1995c）．上記書籍．4．
・レイニンガー MM 著/稲岡文昭監訳（1995d）．上記書籍．51．
・レイニンガー MM 著/稲岡文昭監訳（1995e）．上記書籍．4，36，47，129．
・レイニンガー MM 著/稲岡文昭監訳（1995f）．上記書籍．54．

I-3　なぜ国際看護が必要とされるのか
・Central Intelligence Agency（2020）. The World Factbook.
　https://www.cia.gov/library/publications/the-world-factbook/rankorder/2172rank.html
　（2020 年 1 月 25 日閲覧）.
・JICA（2020）. JICA ボランティア事業の概要.
　https://www.jica.go.jp/volunteer/outline/（2020 年 1 月 25 日閲覧）
・The World Bank（2019）. Data Catalog.
　https://datacatalog.worldbank.org/（2019 年 10 月 29 日閲覧）
・United Nations（2019）. 2019 Revision of World Population Prospects.
　https://population.un.org/wpp/Download/Standard/Population/（2019 年 10 月 29 日閲覧）
・WHO（2018a）. WHO ファクトシート―死亡原因トップ 10（2018 年 5 月 24 日）.
　https://www.japan-who.or.jp/act/factsheet/310.pdf（2019 年 5 月 13 日閲覧）
・WHO（2018b）. Global Health Estimates 2016 : Death by Cause, Age, Sex, by Country and
　region, 2000-2016.
　https://www.who.int/healthinfo/global_burden_disease/estimates/en/（2019 年 10 月 29 日
　閲覧）
・WHO（2019）. World Health Statistics 2019 ― Monitoring Health for the SDGs.
・外務省（2019）．世界と日本のデータを見る（世界の国の数，国連加盟国数，日本の大使館数など）.
　https://www.mofa.go.jp/mofaj/area/world.html（2019 年 10 月 29 日閲覧）
・中村安秀（1996）．開発途上国の母親と子どもたち，開発途上国の母子保健．厚生省開発途上
　国における母子保健に関する最終報告書，1-10．
・ユニセフ（1995）．1996 年 世界子供白書．ユニセフ駐日事務所．
・ユニセフ（1997）．1998 年 世界子供白書．ユニセフ駐日事務所，20．
・ユニセフ（2011）．世界子供白書 2011．公益財団法人日本ユニセフ協会．
・ユニセフ（2017）．世界子供白書 2017―デジタル世界の子供たち．
　https://www.unicef.or.jp/sowc/sowc.html（2019 年 10 月 29 日閲覧）.

Ⅰ-4　国際協力と開発の思想

・JICA(2009a)．国際協力機構公共政策部/ジェンダーと開発タスクフォース．課題別指針「ジェンダーと開発」．5．
・JICA(2009b)．上記報告．6-7．
・JICA(2019a)．MDGs の達成状況．
　https://www.jica.go.jp/aboutoda/sdgs/achievement_MDGs.html(2019 年 5 月 13 日閲覧)
・JICA(2019b)．SDGs と JICA．
・今田高俊，友枝敏雄(1993)．社会学の基礎．有斐閣．280-283, 294-295．
・外務省(2004a)．ODA 白書 2004 年版 columnⅠ-9 日本の戦後復興．2．
・外務省(2004b)．ODA 政府開発援助白書 2004 年版．
・外務省(2015)．政府開発援助 開発協力大綱．1-11．
・外務省(2016)．ODA と地球規模の課題(2019.5.28)．3-(1)持続可能な開発 2016.2.4．
・外務省(2017)．ODA 人間の安全保障分野をめぐる国際潮流．
・外務省(2018a)．Japan SDGs Action Platform．
　https://www.mofa.go.jp/mofaj/gaiko/oda/sdgs/index.html(2019 年 5 月 13 日閲覧)
・外務省(2018b)．持続可能な開発目標(SDGs)実施指針 2016 SDGs 推進本部．2．
・外務省(2019)．日本の取組．
　https://www.mofa.go.jp/mofaj/gaiko/oda/sdgs/about/index.htm. (2019 年 5 月 13 日閲覧)
・勝俣誠(1992a)．「開発」の思想．世界を読むキーワードⅢ．「世界」臨時増刊．岩波書店．12．
・勝俣誠(1992b)．上記書籍．78-81．
・国連広報センター(2015a)．ミレニアム開発目標(MDGs)報告 2015．MDGs 達成に対する最終評価．
　https://www.unic.or.jp/news_press/features_backgrounders/15009/(2019 年 5 月 13 日閲覧)
・国連広報センター(2015b)．ミレニアム開発目標(MDGs)報告 2015．残された課題．
　https://www.unic.or.jp/news_press/features_backgrounders/15009/
・佐藤葉(1998)．日本が受けた援助の足跡．国際協力事業団．27-30．
・鶴見和子，川田侃編(1992a)．内発的発展論．東京大学出版会．46．
・鶴見和子，川田侃編(1992b)．上記書籍．49．
・レッドクリフト M 著/中村尚司，沢広祐監訳(1992)．永続的発展．学陽書房．12．

Ⅰ-5　日本の看護職による国際協力

・JANIC(2019)．NGO ダイレクトリー．
　http://directory.janic.org/directory/(2019 年 5 月 13 日閲覧)
・Mori Y, Totsuka N, Yanagisawa S, et al(2000). International Health and Medical Cooperation by Japanese Nurses — Analysis on Nurses Dispatched for Overseas Activities by the Japanese Government in the Past 30 Years. Kitakanto Med J, 50：255-258.
・アジア救ライ協会(1981)．インド救ライの 20 年—JALMA 終結報告書．アジア救ライ協会．32．
・荒井蝶子(1994)．聖路加看護大学 WHO 看護開発協力センターが行った活動報告—連載を終えるにあたって—．保健婦雑誌．50：250-251．
・外務省(2016)．NGO データブック 2016 —数字で見る日本の NGO．
　https://www.mofa.go.jp/mofaj/files/000150460.pdf(2019 年 5 月 13 日閲覧)
・国際協力機構青年海外協力隊事務局(2006)．青年海外協力隊事業概要．
・国際協力事業団編(1984)．国際協力事業団 10 年の歩み．国際協力サービス・センター．9-11．
・小玉香津子(1990)．Ⅱ看護の歴史．井上幸子，平山朝子，金子道子編(1990)．看護学大系 1 —看護とは[1] 看護の概念と看護の歴史．日本看護協会出版会．145-146．
・桜井雅夫(1985)．国際開発協力の仕組みと法．三省堂．27-44．
・隅谷三喜男(1990)．アジアの呼び声に応えて．新教出版．81-93．
・奈良常五郎(1986)．Ⅰ源流をさぐる，JOCS 25 年史　草稿(Ⅰ)．日本キリスト教海外医療協力会．1-12．
・日本看護協会出版会(1995)．近代日本看護総合年表．第 4 版．日本看護協会出版会．10．
・日本赤十字社救護課(1979)．戦地勤務に服した元日赤救護看護婦の処遇措置に関する解説・資料集—慰労給付金支給業務の手びき—．日本赤十字社救護課．27-34．
・日本赤十字社国際部編(1997)．国際救援・開発協力派遣者による最終報告書集．日本赤十字

　社国際部．127-142.
・「日本の赤十字」刊行委員会(1955)．日本の赤十字．日本赤十字社，232.
・古田直樹(1998)．国際保健医療協力の基本的考え方．国際協力事業団監修(1998)．国際保健
　医療協力入門．国際協力出版会，19-25.
・本多憲児(1988)．空翔ぶ救急医療―国境を超える人間愛―上下．毎日新聞社．
・柳澤理子，東海林朱実，森淑江，ほか(1997)．NGO における看護職の国際協力活動―政府開
　発援助との比較から．三重県立看護大学紀要，1：105-110.
・和田章(1998)．国際緊急援助最前線．国際協力出版会．

Ⅱ 対象論

1 世界の人々の健康にかかわる諸要因

a．国際看護における対象のとらえ方

　看護は，人間をホリスティック（全体的，包括的）にとらえる。たとえば心疾患をもっている人について，心臓だけでなく全身をアセスメントして看護計画を立て，その人の精神状態や家族の状態，退院後の家庭や社会環境も考慮しながらケアしていく。

　国際看護も同様に対象を全体的にとらえるが，日本における看護との違いは，その「全体」の範囲の大きさである。日本においては，同じ社会システム，類似の文化や価値観を共有する人々を対象としているため，暗黙の了解として意識されていない部分が，異なる社会システムや文化のなかでは重要な要因として浮かび上がってくる。

　たとえば，日本で「もっと野菜を食べましょう」と保健指導をするとき，看護師は「この人は一体どのように野菜を手に入れるだろうか」と心配したりはしない。きれいな水を得ることは当然のことであり，病気になれば医師に診てもらうのも当たり前のことである。しかし，社会システムや文化の違う社会では，その暗黙の了解が成り立たないこともある。

　国際看護では，「何が問題か」だけでなく，「その問題を抱えている人々はどんな人々か」「その人々が暮らす社会はどんな社会か」「人々と社会の特徴が健康問題にどのように影響しているのか」という問いにも答えなければならない。

　国際看護において対象となる人々と健康に影響を及ぼす要因についてアセスメントしようとするときには，個人や地域社会を考えるだけでなく，国のシステム，政治や経済の影響，自然環境，民族固有の文化や価値観などを広く考慮しなければならない。

　本書では，健康に影響を及ぼす因子を，人口学的側面，生物学的側面，文化的側面，社会的側面，環境的側面の5つの視点から概観する（**表Ⅱ-1**）。

b．人口学的要因

　国際活動でかかわる国や地域を知ろうとするとき，基本的資料として最初に手にするのが人口学的データであろう。人口，世帯数，年齢別人口構成，民族構成

表Ⅱ-1　国際看護活動における対象把握の枠組み

1. 人口学的要因	・人口静態：人口，世帯規模，年齢別人口構成，民族構成など ・人口動態：出生率，死亡率，乳児死亡率，5歳未満児死亡率，妊産婦死亡率など ・人口増加 ・人口の社会的移動：地方から都市への人口移動，国外への移住，季節労働など
2. 生物学的要因	・遺伝：発症率・易罹患性の違い，薬物動態の民族差など ・環境適応：体型の違い，生理学的性質の違いなど
3. 文化的要因	・概念枠組み：価値観，世界観，健康観，疾病観，死生観など ・生活行動：生活圏の広さ，習慣，食生活，タブー，保健医療行動など ・ケアシステム：親族・近隣の伝統的ケアシステム，伝統医療など ・宗教
4. 社会的要因	・政治：政治形態，権力構造，保健政策，少数民族政策など ・経済：国の経済状態，個人の収入，富の分配の偏り，企業活動，外国資本の影響など ・社会基盤(インフラストラクチャー)：交通網，通信網，電気，上下水道，学校，病院など ・教育：識字率，女性の教育 ・保健医療システム：公的医療サービスシステム，医薬品の供給システム，保健医療従事者の養成，プライベートセクターなど ・労働：産業構成，職業形態，児童労働，労働環境など ・女性の地位：女性の社会的地位，政治への参加度，教育，就業条件など ・平和・安全：犯罪，戦争，内乱など ・人的交流：地方と都市との交流，国際間の交流，国際協力援助など
5. 環境要因	・自然条件：気候，地形，土壌，水，日光など ・媒介昆虫，媒介動物：蚊，ダニ，ノミ，野生動物など ・地域的環境破壊：環境汚染物質，農薬，森林伐採，生物学的多様性の減少など ・世界的環境変化：温暖化，砂漠化など ・自然災害：干ばつ，水害，冷害，地震，サイクロン，火山，津波など

などの人口静態や，出生，死亡などの人口動態を用いて対象集団の特徴をとらえる。特に乳児死亡率(Infant Mortality Rate：IMR)，5歳未満児死亡率(Under 5 Mortality Rate：U5MR)，妊産婦死亡率(Maternal Mortality Ratio：MMR)，合計特殊出生率(total fertility rate)は，乳幼児や女性の保健指標であるだけでなく，その社会全体の健康や保健医療サービスの状態を表す指標として用いられている。国際活動にあたっては，それぞれの活動拠点の人口学的データを検討することになるが，ここでは世界全体の様子を概観していきたい。

人口：

　世界人口は現在77億を超え，80億に迫ろうとしている(UNFPA 2019)。人口増加の速度は，人口爆発と呼ばれた1965～70年代に比べて減少しているとはいえ，現在もまだ増加し続けている。その要因の1つは，医療の進歩と生活の改善である。途上国においても子どもの死亡率が大きく減少し，生産年齢層が増えたため出産数が増加し，平均寿命も長くなってきた。合計特殊出生率は低下傾向にあるが，それよりも死亡率の減少のほうが大きいのである。**図Ⅱ-1**は世界人口

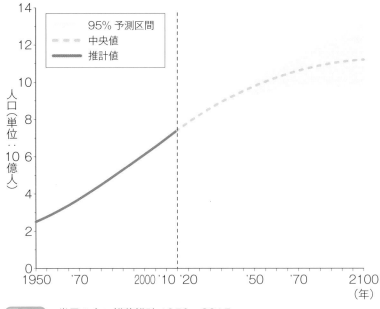

図Ⅱ-1　世界の人口推移推計 1950～2015

〔国連経済社会局(2017a)．World Population Prospects 2017 より〕

表Ⅱ-2　先進国・途上国の人口学的データの比較

	先進国	途上国	後発開発途上国 （再掲）
人口	約12億 7,000万人	約64億 5,000万人	約10億 4,000万人
年少人口(0～14歳)	16%	27%	32%
高齢人口(65歳以上)	19%	7%	4%
年間人口増加率	0.3%	1.3%	2.4%

〔国連経済社会局(2019)．World Population Prospects 2019 より〕

の推移を国連経済社会局が予測したものである。2050～2060年をピークに人口の増加速度は減少していくが，それでも人口は増加し続け，2100年には約110億に達する。

　では，人口はどこで増えているのであろうか。**表Ⅱ-2**に先進国，途上国の人口学的データの比較を示した。現在世界人口の約84%が途上国に暮らしている。先進国の年少人口は16%であるのに対し，途上国では27%，このうち特に開発の遅れている後発開発途上国は32%である。年間人口増加率をみると，先進国0.3%に対し後発開発途上国は2.4%で，途上国では子どもの比率が多く，人口が増加していることがわかる。**図Ⅱ-2**をみると，世界人口増加のほとんどは途上国人口の増加である。

　図Ⅱ-3は，地域別に人口の推移を示している。アジア地域が人口の総数も増加も多いことがわかる。アジアは，中国，インドという人口大国を有しているの

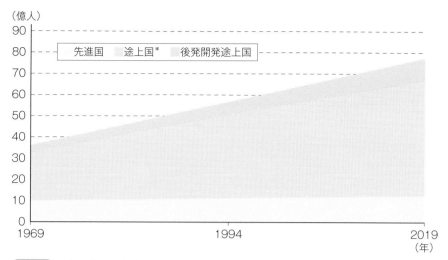

図Ⅱ-2　世界人口の推移

＊途上国：後発開発途上国を除く

〔数値は UNFPA（2019）．State of World Population 2019 による〕

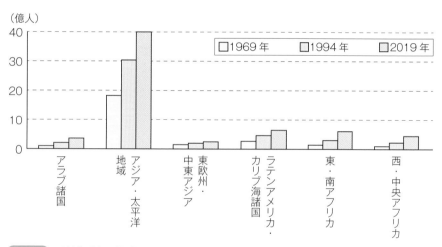

図Ⅱ-3　地域別人口推移

〔数値は UNFPA（2019）．State of World Population 2019 による〕

　で，この地域の人口の推移が世界に与える影響は大きい。一方，アフリカ諸国は
まだ絶対数は少ないが，**表Ⅱ-2** の後発開発途上国の多くはアフリカ諸国であり，
子どもの比率が多く，年間人口増加率が高い。近年の経済発展の影響もあって，
今後アフリカの人口増加が大きくなると予測されている。
　このような人口増加は，資源の枯渇や配分の不公正を引き起こす可能性があ
り，経済発展，雇用，収入分布などに影響を及ぼし，貧困層の保健や教育，食糧
や安全な水，エネルギー消費などに悪影響を及ぼすことが懸念されている
（UNFPA 2019）。

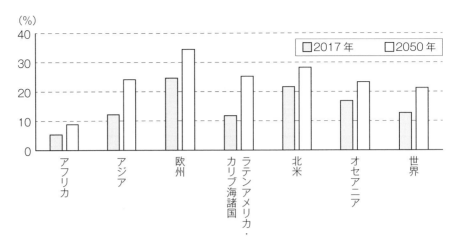

図Ⅱ-4　地域別 60 歳以上人口割合の推移予測

〔数値は国連経済社会局（2017b），World Population Ageing 2017 による〕

高齢化：

　世界の 60 歳以上人口は 2017 年には 10 億人近くにのぼり，同年 12.7％であった高齢化率は，2050 年には 21.3％に増加すると国際連合（United Nations：UN；以下，国連）は予測している。特に 80 歳以上の高齢者は，この間に 3 倍以上増加する（国連経済社会局 2017b）。

　地域別の 60 歳以上人口割合の推移予測を**図Ⅱ-4** に示した。すでに高齢者が多い先進国だけでなく，アジア，ラテンアメリカなどの途上国でも高齢化が急速に進み，アフリカも 2050 年には 60 歳以上人口が約 9％に達すると予想されている。現在，世界の高齢者の 3 分の 2 が途上国に住んでおり，2050 年にはその割合が 5 分の 4 になるといわれている。高齢化はもはや先進国だけの問題ではなく，世界全体の課題である。

　高齢化の進行に伴う，病気や障害による医療費の増加，予防を含む保健医療サービスや社会保障の需要の増加とそれに伴う人材育成，介護を必要とする高齢者や独居高齢者の住居，経済的自立を含めた高齢者の雇用，高齢者のための移動手段の確保，若い世代の人口減少による兵士や労働者の確保に関する課題など，現在の先進国が抱えている課題は，今後，途上国でも重要になっていくと思われる。

社会的移動：

　出生や死亡による以外に，移動によっても人口は変動する。人口移動の多くは，農村部から都市部への移動である。国連によれば，1950 年には，世界の都市人口は 30％であった。しかし，都市人口は拡大し続け，その割合は現在約 55％，そして 2050 年には 68％に達すると予測されている（国連経済社会局 2018）。

　都市化の進行速度は，地域によって異なっている。**図Ⅱ-5** は，国連経済社会局が推計した先進国と途上国との都市人口の推移である。今後，先進国の都市人口増加が緩やかになるのに対して，途上国の都市化は急速に進む。特に後発開発

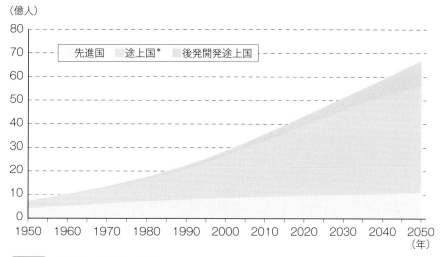

図Ⅱ-5　世界の都市人口推移

＊途上国：後発開発途上国を除く

〔数値は国連経済社会局（2018）．World Urbanization Prospects 2018 による〕

途上国でも都市化が進み，低所得国においても都市への人口集中による健康問題は大きな課題になっていくと思われる。

　地域別にみると，北米，ラテンアメリカ，欧州などでは，すでに人口の70％以上が都市部に住んでいるのに対し，アジアやアフリカではまだ農村人口が多く，世界の農村人口の90％はアジアとアフリカにいると推測されている。しかし，これらの地域も今後は都市化が進むと予測され，特にインド，中国，ナイジェリアの都市化は著しい。

　これまで，保健医療サービスや人材が不足している農村部のほうが都市部よりも大きな健康問題を抱えていると考えられがちであったが，都市への人口集中により，都市における健康課題も浮き彫りになってきている。大気汚染や水質汚濁，騒音などの公害，交通事故，運動不足と運動に適する施設や環境の不足，ストレスの多い環境などが，心疾患，悪性腫瘍，呼吸器疾患，外傷などの増加に関連するといわれている。急速な人口増加に設備が追いつかず，不衛生な環境，あるいは不適切な住居で生活する人々もいる。都市部の貧困層は農村部に比べて目にみえにくい場合もあるが，スラムを形成したり路上生活者となったりして社会問題となっている場合もある。密集した生活環境により感染症が拡大しやすい一方，座業の増加により非感染性疾患（いわゆる生活習慣病）の増加が著しい。

　このように都市部には農村部とは異なった疾病構造や関連要因，生活環境，健康や生活に対する価値観があるため，都市部に焦点化した保健政策が必要である。

　人口学的要因では，乳児死亡率，5歳未満児死亡率，妊産婦死亡率などの保健指標も重要な指標であるが，これらについては，Ⅱ-2-a-1）（56頁）参照。

c. 生物学的要因

　疾病には民族や人種によって罹患率の異なるものがある。罹患率の違いには，疾病構造やその地域の人々の生活環境や衛生状態も反映しているが，生物学的な相違の影響についてみてみよう。

遺伝：

　遺伝的要因により罹患率に違いが表れる代表的な例として，マラリアがあげられる。熱帯熱マラリアは，鎌状赤血球症患者では正常人より少ない。鎌状赤血球症はアフリカ系に多い遺伝的疾患で，発症すると溶血性貧血，脾腫，血管閉塞性クリーゼなどの重篤な症状を伴い，死亡率も高い。この疾患はヘモグロビンS（HbS）と呼ばれる異常ヘモグロビンができることが特徴である。マラリア原虫は，ヒトの赤血球内で発育する時期があるが，ヘモグロビンS（HbS）をもった赤血球内では成長が弱まる。鎌状赤血球症の出現頻度を民族ごとに調べると，アフリカ出身者などマラリア多発地帯に多いことが知られている（Vacca VM 2017）。

　マラリアのほかにも地理的分布に違いのある疾患は多数存在する。たとえばがんの罹患率は，地域によって異なる（**表Ⅱ-3**）。北米とラテンアメリカの男性のがん罹患率は比較的似ているが，北米では悪性黒色腫が第5位にあがっている。白人の発生率が高いがんであることが影響していると思われる。一方，サハラ以南アフリカではカポジ肉腫や非ホジキンリンパ腫が上位にあがっているのが特徴である。カポジ肉腫は，ヒトヘルペスウイルス8型による感染症で，ヒト免疫不全ウイルス（Human Immunodeficiency Virus：HIV）/エイズ関連型もあることから，ヘルペスやHIV/エイズへの感染率の高さが影響していると思われる。非ホジキンリンパ腫は悪性リンパ腫の1つであるが，アフリカでは悪性度の高いバーキットリンパ腫が多い。これにもHIV/エイズによる免疫不全が関連している可能性がある。

　悪性黒色腫は，肌の色が関連しているため生物学的要因ととらえることができるが，カポジ肉腫や非ホジキンリンパ腫は感染の流行と関連があるため，地域の衛生環境，医療へのアクセス，政府の保健政策などとも深い関係がある。また，ブラジルや米国の日系移民の研究によれば，移民のがん罹患率は，移民先の罹患率に近づく傾向があるとされ，遺伝と生活習慣との両方が罹患率の地域差に影響

表Ⅱ-3　地域による男性のがん罹患率の違い

	北米		ラテンアメリカ		東・中央アジア		サハラ以南アフリカ	
	種類	%	種類	%	種類	%	種類	%
1位	前立腺	28.3	前立腺	28.6	肺	20.2	前立腺	20.3
2位	肺	13.6	肺	9.8	胃	13.3	肝臓	9.7
3位	大腸	8.9	大腸	8.0	肝臓	12.1	カポジ肉腫	9.2
4位	膀胱	6.3	胃	6.8	大腸	9.4	非ホジキンリンパ腫	5.7
5位	悪性黒色腫	4.7	膀胱	3.3	食道	6.7	大腸	5.6

〔数値はWHO（2014）．World Cancer Report 2014による〕

を与えているものと思われる（岩崎 2017）。

　このように民族差とみえるものが実はほかの要因による違いであることも多い。欧米では，民族や社会階層による疾病の罹患率や死亡率の違いがよく取り上げられる。高血圧症，糖尿病，肥満など多くの疾患で，しばしばアフリカ系やヒスパニック系は白人より罹患率が高い。しかし，それらは収入や教育，保健行動などの影響を受けており，このような社会的要因を調整すると，違いは少なくなるといわれている（Lankarani MM, et al 2017, Wi CI, et al 2016）。

薬物動態：

　薬物の吸収，分布，代謝，排泄などに民族差があるかどうかは，薬剤によって異なる。日本で承認申請される医薬品には，海外の臨床試験によって有効性が示されているものが含まれる。もし薬物動態に民族差があれば，日本では同じ薬用量を用いることができないかもしれない。

　たとえば，コレステロール降下薬であるスタチンは，日本人では米国人に比べ少ない量で心血管リスクを低下させる効果があると報告されている（Naito R, et al 2017）。また，抗がん剤のドセタキセルの投与量について，欧米では 3 週間ごとに $100\,mg/m^2$ の投与が推奨されているが，日本では $60\,mg/m^2$ の投与が推奨されている。日本人と欧米人との比較では，薬物動態そのものに違いはないが，日本人のほうがより低い用量で好中球減少などの副作用が出現しやすいことが報告されている（Kenmotsu H, et al 2015）。

　一方で，民族差よりも個人差に注目すべきだとの考え（土井 2015）や，国際共同研究によってこのような民族性を開発当初から乗り越えようとする動きもある。厚生労働省は「外国臨床データを受け入れる際に考慮すべき民族的要因についての指針」を示し，一定の基準を設けて外国での臨床データを受け入れるとともに，必要な場合は日本人でも海外の結果が再現することを確認するための「ブリッジング試験」[注1]の規程を設けている。

d. 文化的要因

　文化について磯野（2012）は，ある集団に共有された「当たり前」の総体と定義している。食べ方の「当たり前」，服装の「当たり前」，人前での振る舞いの「当たり前」，そのような普段は気にも留めない空気のようなものだというのである。しかし，この「当たり前」は，その集団を離れたとたんに「当たり前」ではなくなる。

　外国人患者は「約束の時間を守らない」と感じている日本人保健医療従事者は多いかもしれない。日本人であれば，10 時に約束したら 10 時の 5〜10 分前には来て待っているのが「当たり前」なのに，ある文化圏の外国人は約束の時間に来ない。日本人は時間に厳格だが，彼らはそうでない，と私たちは思っている。

注 1）海外で行われた治験と同じような結果が日本でも再現できるか調べる臨床試験

　しかし，あるとき，外国人に「日本人は時間を守らない」と言われたことがある。その人は，「日本人は仕事を始める時間は守るが，終わる時間を守らない」と言うのである。確かに日本人は，長時間働く人を仕事熱心な人とみなし，会議も結論が出なければ延長して行うことが当たり前だと考えてきた。そもそも，会議の開始時間は決まっていても，終了時間が決まっていない場合すらある。

　文化は相対的で，日本人保健医療従事者にとって外国人患者が異文化であるように，外国人患者にとって日本人保健医療従事者は異文化である。異文化のなかで，あるいは異文化をもつ対象に対してケアを提供する場合は，相手の文化を理解し，その文化に応じたケアをすることが重要である。

概念枠組み：

　人間にとって病気とは生物医学的な意味をもつだけでなく，主観的，社会的な意味も併せもっている。これは疾病（disease：医学的にみた生化学的，生理的，あるいは器質的身体変化），病い（illness：主観的な体験），病気（sickness：特定の社会において病気の人が従うことを期待されている病者役割）三元論として（McElroy A, et al 1995, Vivien WC, et al 2014），あるいは疾病と病いの二元論として（江口 2018）表現される。

　たとえば，子どもが痙攣を起こしたとき，医学的には高熱による熱性痙攣（疾病）と診断されても，親は悪霊が入ったのだと考え（病い），地域の人々はその家族が地霊を怒らせたことが原因であるから（病気），呪術師を呼ぶべきだと考えるかもしれない。生物医学では物理的，生理的，生化学的に説明可能なものをもって病因とする。しかし文化によっては，人間の存在は自然や超自然的な存在と深くかかわり合っており，その関係の破綻が病気の原因であると考える場合もある。このような文化では，自然や超自然的な存在との関係回復が治療手段として選択されるのである。

　疾患に対する生物医学的な考え方と伝統的な考え方とは，しばしば共存する。祈祷や伝統薬に頼ってなかなか病院に行かない人々が，症状が重症化したと認識したとたんに患者を病院に連れていく，ということはよく起こるし，逆に病院に通っている人が，なかなか治癒しないとわかると，医師には告げずに伝統療法を始める，ということは日本でもみられることである。

習慣・風俗：

　上記のような意味づけは，医学的にみると単なる迷信で，是正すべきものと考えられるかもしれない。しかし，一見非科学的にみえる習慣にもその地域の文化に根差した知恵（local wisdom）が隠されている場合もあり，文化背景を理解しない保健医療従事者の介入が思わぬ結果を招くことがあるので注意が必要である。

　たとえば，俵（1997）は次のような事例を紹介している。ネパールでは出産のとき，児の出生直後に臍帯を切断せず，胎盤をそのままヨーグルト用の素焼きの鉢に入れて，6日前後放置する習慣があった。ハエがたかったり胎盤が悪臭を放つため保健医療従事者がこの習慣をやめさせ，出生直後に臍帯を結紮切断するよう指導したところ，破傷風による新生児死亡が急増したという。これは草刈鎌を消

毒せずに臍帯切断に使っていたことが原因であった。伝統的方法では1週間前後放置された臍帯が結紮する必要がないほど乾燥してしまうため，破傷風の危険が少なかったのである。

伝統的ケアシステム：

　文化習慣は地域における社会的役割も担っている。血縁や地域の結びつきの強い伝統的社会では，病気は個人にとって重大であるばかりでなく，その人が属する集団にとっても重大なできごとである。日本においても治療が困難な病気に対して，病気ではなく「憑き物」がついたと考えたり（飯島 2017），神から特別な力や幸運を授かった者と考えたりすることで，社会のなかでケアを受けるに値する者として位置づけられることがあった。その一方で病気が「業」であると考えられたり，「憑き物」であると考えられたりすることは病気と認識されないということであり，医学的に治療が必要であるにもかかわらず，本人や家族が治療を求めない，あるいは拒否するということも起こり得る。

　このように人々がとる保健行動は独立して存在するのではなく，ほかの行動や価値観と複雑に結びついている。相手の文化の全体像がわからないのにその連鎖を不用意に切ろうとすると，その影響が予想もしなかったかたちで現れることがある。このため明らかに健康にとって害があると考えられる場合以外は，相手の文化や習慣を尊重することが原則である。

伝統医療・民間療法：

　先進国を含む多くの社会で，人々は伝統医療や民間療法と近代生物医学とを併用している。日本でも鍼・灸，薬草，アロマセラピー，漢方や健康食品の利用など，伝統医療や民間療法を利用している人は多い。民間療法は，コインで身体をこする，オイルを塗ってマッサージをする，特殊な食事療法など，個人や家庭で行われるものであり，伝統医療は専門の医療集団がいて体系化されているものである。後者の代表としてアーユルヴェーダ，ホメオパシー，チベット医学，中医学（中国医学）などがある。伝統医療には近代生物医学とは異なった健康観，疾病観がある。たとえば中医学では，万物を陰陽五行説で説明する。病気も陰性（非活動性，寒性），陽性（活動性，熱性）を区別し，五行（木・火・土・金・水）の要素に対応する五臓六腑で臓器を説明する。また，人体は「気・血・水」が正常に循環することで保たれるとしている。アーユルヴェーダはインド医学である。世界は5つの元素（空・風・火・水・地）でできていると考えており，これをパンチャマハブータと呼ぶ。これらは人の身体も構成しており，その組み合わせで人をヴァータ（風・空），ピッタ（火・水），カッパ（水・地）の3つのドーシャと呼ばれる体質に区分する（Patwardhan B, et al 2005）。

　このような伝統医療は，西洋医学とは異なる人体の理解，病気の説明の理論があり，それにしたがって，エネルギーのバランスの崩れを修復し，それぞれの体質に合わせた治療を行う。中医学やアーユルヴェーダでは医師養成機関が確立しており，その活動は社会的に認知されている。

宗教：

　文化を考えるとき，宗教の存在を忘れることはできない。日本人は比較的宗教が生活の重要な位置を占めていないために，他国において宗教のもつ影響力やその重要性を軽視しがちである。しかし，信仰に関連した祈り，音楽，聖典の唱和，マナ（聖なるものに触れることでその力を受けること）とタブー（汚れたものや悪しきものに触れないこと），礼拝や集会，宗教的シンボルなどは，単なる儀式としてだけでなく，しばしばその人の価値体系の根底をなす重要な事項であり，保健行動に対しても決定的な要因となることが少なくない。

e. 社会的要因

　文化的要因と社会的要因とは，その境界があいまいな領域を含んでいる。本項では，先に述べた文化的要因を，その集団に自然発生的にあるいは伝統的に共有されている価値観や考え方に基づく要因とし，これから述べる社会的要因は，主に政治，経済など行政や公的なシステムの要因として区別していきたい。

政治：

　政治はときに人々の健康に決定的な影響を与える。カンボジアではポル・ポト政権下（1975〜1979年）で近代医学が否定され，伝統医療のみを用いた。病院などの医療施設が破壊され，保健医療従事者が殺害されたため，大量虐殺や飢えと同時に，多くの人が病気のために亡くなった。

　たとえば，病院を受診するときに多額の現金を直接支払わなくてもよいように，健康保険や高額療養費制度が日本にはある。しかし，政策決定者の健康に対する関心が薄ければ，医療費補助に限られた予算を使うより，道路や施設などの公共事業，あるいは軍事費などに多く支出したほうがよいと考えるかもしれない。その結果，自費診療が増え，貧困な家庭は受診を差し控えるかもしれない。このように，政府が何を重点課題と考えどのような政策を実施するかは，国民の健康に直接影響する。

　国際救援においても被災国が国際社会からどれくらい援助を受けられるかについては，各国の政治的思惑に左右されることがある。また平和に対する脅威となったり，重大な人権侵害が行われていたりする国に対し，国連や各国政府が制裁を行うことがある。たとえば国連制裁はイラン，シリア，北朝鮮などに適応された（財務省2019）。しかし物資不足，物価の高騰，病気，貧困などの影響を強く受けるのは，制裁において名指しされている国の首脳部ではなく，最弱者層なのである。

経済：

　国家および個人の経済状態は，健康にとって重大な要因である。国民1人あたり国民総所得（Gross National Income：GNI）の高い国では0歳平均余命が長く，GNIの低い国では短い傾向にある（**図Ⅱ-6**）。特に国民1人あたりGNIが20,000米ドルを下回るような国では，その関連が強い。

　世界銀行は，生活に必要な最低限度の収入を1日1人あたり1.9米ドルと定め，

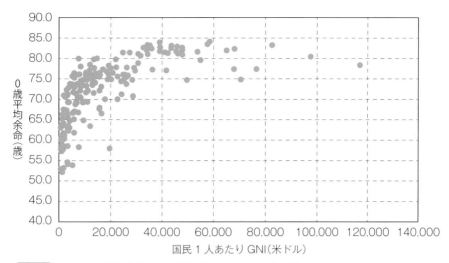

図Ⅱ-6　国民1人あたりの国民総所得（GNI）と0歳平均余命

〔数値は UNDP（2018）．Human Development Indices and Indicators 2018 Statistical Update による〕

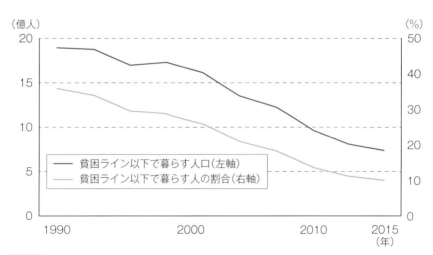

図Ⅱ-7　世界で貧困ライン以下で暮らす人々の推移

〔数値は The World Bank（2018）．Poverty Puzzle 2018 による〕

これを貧困ラインと呼んでいる（Jolliffe D, et al 2016）。これ以下の収入である場合は絶対的貧困とされる。国際的な努力と途上国の経済発展とにより，貧困ライン以下で生活する人々は減少し続けている（**図Ⅱ-7**）。しかし，それでもなお世界で約7億人，人口の約10％の人々は極度の貧困のなかで生活している。貧困は，高い罹患率や死亡率，医療へのアクセスの悪さなど，健康にとって多くの不利益を被る要因となっている。

開発：

　開発というと，道路や工場を建設するような経済開発をイメージするかもしれないが，教育や保健など人間の基本的ニーズを発展させる社会開発，人間そのも

のの可能性を最大限に発揮させることを目指す人間開発なども開発の概念に含まれており，保健医療協力も大きな国際開発協力の一部である。

　国際開発協力は，政府ベースでも民間ベースでも盛んであり，たとえば国際協力機構(Japan International Cooperation Agency：JICA)は，道路，学校などのインフラストラクチャー整備，農業技術指導，収入向上や雇用機会を創出するためのプロジェクト，通信情報技術支援，保健や学校教育のプロジェクトなど多岐にわたる事業を行っている。

　このように国内外の資金を投入した開発事業は，人々の雇用や生活はもとより，環境・文化・社会関係などを変化させ，健康に影響を与える。たとえば工業化が進んだことで大気汚染や水質汚濁が進み健康被害が生じたり，農業技術が向上し収入が増加することで病院へのアクセスがよくなったり，行政改革によって保健医療従事者が増加したり減少したりする。

　経済状態がよくなり生活環境が改善すると，感染症や栄養失調，小児や妊産婦などの疾患が減少し，代わって非感染性疾患(いわゆる生活習慣病)や加齢に伴う疾患など先進国型の疾患が増加する。世界保健機関(World Health Organization：WHO)は，糖尿病人口を4億人以上と推計しているが，その有病率は，近年，低所得国，中所得国などが高所得国を上回り，増加率も大きい(WHO 2016)。

社会基盤：

　交通網，上下水道，電気などのインフラストラクチャーの整備，教育の普及，労働環境なども人々の健康とかかわっている。特に女性の教育は，子どもの健康に大きな影響を与えるとされている(Davey TM, et al 2015)。

保健医療サービス：

　1990～2018年の間に世界全体の5歳未満児死亡率は93から39(出生1,000に対し)へと減少した。妊産婦死亡率も430から211へと改善されてきた(UNICEF 2019)。専門家の立ち会いのもとでの出産の割合は，妊産婦死亡率と強い負の相関が認められており，専門家による出産や保健医療サービスの質と量の改善が推進されてきたこと，そしてそのサービスに妊産婦がアクセスできるようになってきたことが5歳未満児死亡率と妊産婦死亡率低下の要因である。また途上国の子どもの主要死因である肺炎，下痢性疾患，マラリアやHIV/エイズなどの感染症は，第一線の保健医療従事者向けのマニュアルやトレーニングが整備され，大きく改善してきた。

　現在，5歳未満児死亡の47%は新生児死亡であり，特に早産，新生児仮死，新生児期の感染症などが主要な原因となっている(WHO 2019)。これを受けて，WHOは新生児ケアの向上に取り組んでおり，看護師や助産師をはじめとした人材育成，薬剤，施設の充足など，保健医療サービスとその流れを管理するマネジメント技術の向上が求められている。

紛争：

　戦争や内戦は人的，物的に多くの被害をもたらし，難民の発生の原因となって

いる。シリア内戦は 2011 年，アサド政権に対する民主化運動として始まった。政府の弾圧のなか，やがて武装組織が結成され内戦へと発展していった。ここに米国，ロシア，サウジアラビア，トルコ，イランなどがかかわり，さらにイスラム過激派組織 IS も加わって戦闘が拡大していった。国内でも多くの人々が亡くなったが，それ以上に家を失ったり，戦闘から逃れるために多くの人々が国を離れ難民となった。国連難民高等弁務官事務所(The Office of the United Nations High Commissioner for Refugees：UNHCR)によれば，2017 年に国連難民高等弁務官事務所(UNHCR)の庇護下にあった 2,540 万人の難民のうち，630 万人がシリアからの難民であった(UNHCR 2018)。難民のほかに，家を離れても国内の別の地域に留まっている人々は，国内避難民(internally displaced person：IDP)と呼ばれ，2017 年には 4,000 万人にのぼった。難民と国内避難民を合わせると，6,500 万人を超える人々が，戦争や紛争のために故郷を離れることを余儀なくされている。

　このような難民・国内避難民流出の原因には，紛争のほかに政治，経済，人権，環境などさまざまな理由があり，本国帰還，第三国定住などがスムーズに進まないこともある。

f. 環境要因

　環境が人間の健康に及ぼす影響について，自然環境と人為的環境の 2 つの側面からみてみよう。

自然環境：

気候：民族による身体的特徴，基礎代謝量などの違いは，環境への適応の結果だとされている。スポーツ選手が高地トレーニングをすることはよく知られているが，これは低酸素環境でヘモグロビンやミオグロビンを増加させ，酸素の運搬能力や筋肉の酸素消費量を増加させるためである。高地で生活する人々にも同様の現象が起こり，ヘマトクリット値が高く，右室肥大，肺高血圧などがみられる。高所環境での生活が肥満改善に役立つという報告もある(大野，ほか 2013)。

　日照が少なかったり寒冷や雨季などのため屋内の生活が多くなったりする地域では，ビタミン D 欠乏が原因である，くる病や感染症への罹患率が高くなる。また，熱波や寒波による熱中症や凍傷，心筋梗塞の増加などもみられる。

水・土壌：清潔な飲料水が不足する地域では，下痢やジアルジア，アメーバなどの寄生虫感染症が多発する。土壌や飲用水中に含まれるミネラルの多寡の影響もある。海岸から離れた高山帯(たとえばヒマラヤ，アンデスなど)ではヨード欠乏による甲状腺腫やクレチン病の発生が多く，メキシコ，バングラデシュには飲料水に用いられる水に，WHO の規定をはるかに上回る砒素が含まれている地域がある。飲用水中のフッ素と齲歯や骨格異常との関連，鉄分と貧血との関連などもよく知られている。

媒介昆虫・動物：病気を媒介する昆虫や動物の生息地域は，気候や地理的条件，植生によって規定されるため，感染危険地帯が特定の地域に限られ，そこに居住

する民族に高率で発症する。マラリアの媒介昆虫であるハマダラカ，リーシュマニアを媒介するサシチョウバエ，トリパノソーマを媒介するツェツェバエ，シャーガス病を媒介するサシガメなど，熱帯を中心に限定された地域に生息する媒介動物も多い。これらの病気が日本で発生する場合は，海外で罹患した輸入感染症である。しかし，ハマダラカやヒトスジシマカなど，マラリアやデング熱，ジカ熱などを媒介する可能性のある蚊は日本にも生息しており，外国人旅行者の増加，飛行機やコンテナなど物流の増加，温暖化による蚊の生息域の拡大などにより，日本国内でもマラリアやデング熱が広がる可能性が危惧されている。

人工環境：

環境汚染：大気汚染や水質汚濁，土壌汚染などの公害については，日本では法律による規制があるが，そのような規制が存在しなかったり，存在しても厳密に守られていなかったりする国もある。中国の大気汚染は有名で，呼吸器疾患をはじめ人体への影響が報告されている（孫，ほか 2018）。大気汚染は，インドやアフリカの一部などでも深刻で，WHO は大気汚染に起因する死亡を 420 万人と推定している。

　水質汚濁は，日本では水銀による水俣病やカドミウムによるイタイイタイ病が有名だが，工業廃水だけでなく，農薬や化学肥料，家庭や事業で出た廃棄物の不法投棄，トイレのない地域での人や動物の排泄物なども水質汚濁の原因となる。近年では海洋に流れ込んだプラスチックゴミが注目を集めている。

　化学物質による環境汚染も，世界的な課題の 1 つである。化学物質は多様で，肺，消化器，皮膚などから取り込まれ，蓄積性の大きい物質もある。化学物質による健康被害の 1 つに化学物質過敏症がある。建築や内装に使われる塗料，接着剤，防カビ剤，防臭剤などの影響により，目や喉の痛み，頭痛，めまい，喘息をはじめとする呼吸器症状などを呈し，生活にも支障が出る。

　2011 年の東日本大震災では，福島県の原子力発電所が深刻な被害を受け，大量の放射性物質が土壌・海洋・地下水に放出された。住民は長期にわたる避難を余儀なくされたほか，被曝による甲状腺がんや白血病の発症がないか，調査が継続して行われている。

　公害は，先進国に多く，途上国では少ないと思われがちである。しかし，途上国ではしばしば化学物質に対する法的規制がなく，先進国ですでに有害性が問題となって使用されなくなった化学物質がいまだに使用されていたり，農民に農薬に関する情報がいきわたらず，防護しないままで薬剤散布をしたりするため，強い健康被害が現れることがある。

人為的環境：

　家庭や職場において人がつくり出す環境も，健康と深く関連している。途上国でも都市化が進行し，車での移動，座業など，あまり動かなくても済む環境のなかで生活する人が増えている。このような環境の変化は，非感染性疾患の増加と結びついている。

　IT 化の進行は途上国でも目覚ましく，コンピュータ(Visual Display

Terminal：VDT）作業に伴う眼精疲労や頭痛，頸部痛，腰痛などの症状は，途上国でも報告されている（Ranasinghe P, et al 2016）。

　郊外よりも都市部が高温になるヒートアイランド現象は，草地，森林，水田などからアスファルトやコンクリートに変わること，人口が集中することにより建物や車などから人工排熱が増加することなどにより生じる。建築物が高層化，高密度化することも要因の1つである（気象庁 2018）。

　交通量の増加によって交通事故が増加したり，森林伐採によりそれまで接触のなかった動物と家畜や人間の接触が起こり感染症の流行を招いたり，人が環境をつくり変えることで生じる健康問題は少なくない。途上国のなかには急速な経済発展を遂げている国も増えており，このような都市型の健康課題も増加してくるものと思われる。

　人々の健康に影響を及ぼすさまざまな要因を概観してきた。これらは途上国，先進国の別なく，どの国に住む人々にもあてはまることである。しかし先進国では職業の専門分化が進み，たとえば看護職が飲料水の安全に気を配ったり，食料の確保に取り組んだり，環境の変化に対応しなければならないということはほとんどない。それは別の職種の仕事である。途上国においてはそのような専門家が少ないため，看護職の役割が拡大し，健康を守るためにさまざまな分野にかかわらなければならない事態が起こり得る。国際協力にかかわる看護職は，日本での活動以上に健康阻害要因を多角的にとらえ，個人の健康回復だけでなく，地域，ときには国の保健事情の改善を念頭に置いて活動する必要がある。

2 保健医療の現状と分析

　世界の保健医療の現状を母子保健，地域保健，感染性疾患，非感染性疾患の4テーマに分け，途上国に焦点を置いて述べる。どのテーマにおいてもその国の経済的発展度によって現状は大きく異なるため，国連による1人あたりのGNI（国民総所得）による分類に従い（United Nations 2014），低所得国グループ，低中所得国グループ，高中所得国グループ，高所得国グループというくくりで現状と分析について述べる。またデータにより一部の国を例としてあげている。

a．母子保健

　母子保健は先進国と途上国で等しく保健医療の最重点領域である。妊娠中，出産時，産褥期，新生児・乳児期は母子の死亡リスクが高まる期間であり，これらの期間の母子の健康を守ることは医療と社会にとって重要である。母子ともに健康に生活できることは家族，地域，国，世界の幸福と発展に結びつく第一歩である。

　女性が医療機関へ妊婦健診に訪問したときが保健医療従事者にとって健康リスクをもつ女性を把握できるよい機会となり，母子の将来の健康を守る母子保健医

療サービスの始まりでもある。日本では，妊娠がわかれば市町村へ届け出，以後の健診や予防接種などの保健医療サービスを受けることができ，出産は専門医や助産師のいる近隣の施設で行われるであろう。途上国でも母子の基本的健診や予防接種などは無料で提供されているが，すべての母子がそれらのサービスを受けられるわけではない。特に後発開発途上国では，妊娠・出産の正しい知識をもたず妊婦健診の存在やその意義自体を知らない妊婦や，受診を望んでいても病院，診療所，助産施設へ行く交通費を捻出できない妊婦が多くいる。彼女たちは身近にいる正式な教育を受けていない産婆や家族に介助され出産している。妊娠初期に健診を受ける妊婦は 2013 年において，先進国では約 85％であるのに対し，途上国では約 48％と推定されている（Moller AB, et al 2017）。

　妊娠中に合併症（高血圧症，心疾患，糖尿病など）に罹患し悪化した場合や，出産時の危機的出血，子宮の破裂などによる重篤な状態に陥っても適した治療と手当てを提供できる施設に搬送することができないことも起こる。妊娠中の母親の健康状態が良好でない場合，胎児にも影響が及び，出産時に適した処置がされない場合には出生児の生存が脅かされる。

　これらの根本的な最大の原因は貧困であり，それゆえに栄養や休養の不足，安全でない生活環境，教育の機会の喪失，医療施設へのアクセス困難，必要な医薬品の購入困難などが起こっている。

1）母子保健の統計指標

　地域の，国の，世界の母子保健の現状を把握するうえで有効な方法は生命統計指標からその動向を理解することである。よく用いられる指標の 1 つは死亡率である。死亡率は最悪な事態がどれほど避けられなかったかという事実を示し，家族にとっても保健医療従事者にとっても最も痛ましいできごとが起こったことを示す。世界中で死亡率を低下させるために保健医療従事者らは奮闘しているが，死亡率は数年のような短期間で変化しないためじっくり日々の活動に献身する必要がある。

　母子保健でしばしば用いられる指標として，妊産婦死亡率[注2]（MMR），新生児死亡率[注3]（Neonate Mortality Rate：NMR），乳児死亡率[注4]（IMR），5 歳未満児死亡率[注5]（U5MR）があげられる。新生児期が最も死亡の可能性が高く，その要因として母体に何らかの健康問題があったことが大きいとされる。一方 5 歳未満

注2）妊娠中又は妊娠終了後満 42 日未満の女性の死亡で，妊娠の期間及び部位には関係しないが，妊娠もしくはその管理に関連した又はそれらによって悪化した全ての原因によるものをいう。ただし，不慮又は偶発の原因によるものを除く。その範囲とは，直接産科的死亡及び間接産科的死亡に原因不明の産科的死亡，産科的破傷風及びヒト免疫不全ウイルス［HIV］病を加えたものである。出産 10 万対で表す。
注3）生後 4 週（28 日）未満の死亡数を出生数 1,000 対で表す。
注4）生後 1 年未満の死亡数を出生数 1,000 対で表す。
注5）生後 5 歳未満の死亡数を出生数 1,000 対で表す。
〔注 2～5）厚生労働省：厚生労働統計に用いる主な比率及び用語の解説（https://www.mhlw.go.jp/toukei/kaisetu/index-hw.html）より〕

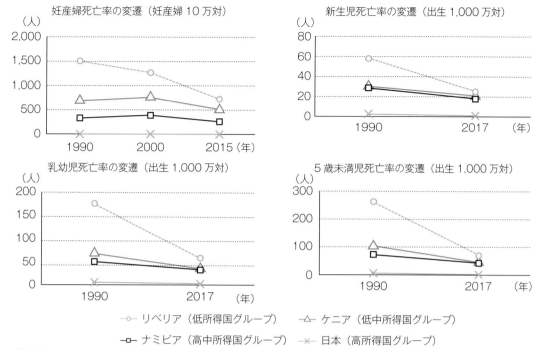

---○--- リベリア（低所得国グループ）　　---△--- ケニア（低中所得国グループ）
---□--- ナミビア（高中所得国グループ）　　---×--- 日本（高所得国グループ）

図Ⅱ-8　**所得分類によるグループ，国の母子の死亡率の変遷（1990～2017）**

児死亡率は，乳児期を過ぎた子どもへの保健医療が十分でない場合に上がることから，保健医療サービスの質を評価する指標でもある。

　図Ⅱ-8 にこれらの統計指標データの経年変化を一部の国を例として示した。世界全体としての 1990～2017 年までの変化は，新生児死亡率では 36.6 から 18.0 へ，乳児死亡率は 64.7 から 29.4 へ，5 歳未満児死亡率は 93.2 から 39.1 へ減少している（WHO 2019a）。同様に妊産婦死亡は 1990 年の 385 から 2015 年に 216 まで減少している（WHO 2019b）。世界全体の死亡数でみると新生児では 2000 年に約 400 万人，2017 年に約 250 万人，乳児では 2000 年に約 600 万人，2017 年に約 290 万人と減少している（WHO 2019c）。国連で採択されたミレニアム開発目標（Millennium Development Goals：MDGs）に含まれる「2015 年までの初等教育の完全普及」達成のために，低所得国と支援国・機関がパートナーとして実現へ向けて行動するグローバル事業ファスト・トラック・イニシアティブ（Fast Track Initiative）は 2002 年に発足し，現在 70 か国が支援を受けている。事業初期に支援を受けた 10 か国では，1990～2013 年にかけて，5 歳未満児死亡率は 55～77％減少し，妊産婦死亡率は 62～86％減少している（WHO 2019d）。

　このように世界的に母子保健の指標は改善がみられるが，国でみると経済発展が緩やかな国は改善の速度も遅い。一部の国では改善がみられた後に悪化している場合もあり，その間に紛争のような重大な事案が発生したなどの理由がある。これら統計指標データはその国の母子保健の現状を把握するのに役立つ一方，死亡や罹患といった結果として現れた現象であることも忘れてはならない。その背

景には単に家庭環境や保健医療サービスに課題があるというだけでなく社会的，文化的，政治的，民族的特徴があることを念頭に置き，母子の健康を守る活動を考察する必要がある。

2）栄養状態

　罹患率，死亡率に大きな影響を及ぼす要因の1つは母子の栄養状態である。子どもの栄養不良の指標として以下の3つがしばしば用いられる。

　「発育阻害 stunting」はその年齢の男子または女子の身長として非常に低い（平均の−2標準偏差未満）ことを示す。長期にわたる栄養不良を示し，受けた身体的・認知的ダメージからの回復は難しいといわれている。この影響は生涯にわたることもあり，さらに次世代へ影響することもある。世界全体で5歳未満児の発育阻害発生率は2000年の32.5％から2018年に21.9％へ減少している。

　「衰弱 wasting」は身長に対して非常に体重が軽い（平均の−2標準偏差未満）ことを示す。短期間に起こった栄養不良の結果であり治療は可能であるが，重度の場合，死亡リスクは増加する。世界全体で5歳未満児の衰弱発生率は2018年で7.3％である。

　「過体重 overweight」は身長に対して非常に体重が重い（平均の＋2標準偏差超）ことを示す。必要エネルギー以上に摂取し運動などで消費できていないことを示す。後年非感染性疾患に罹患するリスクが増大する。世界全体で5歳未満児の過体重の発生率は2000年の4.9％から2018年には5.9％に増加している（UNICEF 2019）。

　女児が発育阻害か衰弱，あるいはそのどちらの栄養不良状態にあり適切なケアを受けられずに成人し結婚した場合，家族計画を実施できない環境で次々と妊娠，出産を繰り返していることがある。もともとの成長不良に加えて繰り返される妊娠出産による身体への侵襲が大きく，母体の安全が顧みられない状況では母子ともに疾病罹患と重篤化，死亡のリスクは高くなるため，このサイクルを止めることが重要である。妊産婦死亡の99％は途上国で発生しており，そのなかでも10代，地方居住，低所得に該当する女性ほどそのリスクは大きいとされる（WHO 2019e）。

3）予防接種

　予防接種は安価でありながら幼い子どもの命を救う最も有効的な保健医療サービスの1つである。ほとんどすべての途上国ではWHOの予防接種拡大計画（Expanded Program on Immunization：EPI）が長年ワクチン，コールドチェーン[注6]，注射器などの供与や，保健医療従事者やデータ管理者の教育を行い，当該国の努力によって接種率は向上してきた。DPT（ジフテリア，百日咳，破傷風

注6）ワクチンを低温で保ち，保管，輸送するための仕組み

の3種混合ワクチン)3回接種完了は「母親または保護者が同じ子どもを3回医療機関に自主的に連れてきて予防接種を受けさせた」ことを意味し，母親または保護者の意識の高さと医療施設へのアクセスが可能であること，しかも医療施設でワクチンや器具が整っていることを表す。全世界でこの完了率は1980年に21％であったが，2017年には85％と大きく改善している。完了率の最も低いアフリカでも70％近くまで上がってきている。接種率が最も高いと予想されるのはBCG接種である。日本の方法とは異なり，世界的にBCG接種は分娩した医療施設で生後すぐに行われ，接種機会を逃さない方法がとられている。

b. 地域保健

1)地域保健

　地域保健とは地域社会で展開される保健活動全体を示し，健康の増進，疾病・外傷の予防，早期発見と治療，さらに社会復帰，リハビリテーションを包括する一次～三次予防すべてを含む大きな概念である。地域の大きさは行政区のなかの小単位(たとえば町内)，市，県，国など千差万別にとらえられる。地域保健は治療，予防接種などの保健医療のみならず，上下水道，食品衛生などといった生活環境，精神保健，児童福祉などの福祉とも密接にかかわっている。これら地域保健活動に看護職はさまざまに重要な役割を果たしている。

　治療は先進国においても途上国においても古くから最も力を入れられてきた領域である。治療が普及すると，次に国際機関の支援などにより，予防接種や妊婦健診といった予防サービス(一次予防)が提供され始める。さらに，その国の経済発展が進めば，残存機能の回復や維持，社会復帰支援などの予防サービス(三次予防)が提供されるようになることが期待される。

2)一次予防

　世界の一次予防の現状を知る例として最低4回妊婦健診を受けた妊婦の割合が半分に満たない21か国をアフリカ地域とそのほかに分け，さらにそれらの国の熟練した保健医療従事者による分娩介助を受けた産婦の割合を図Ⅱ-9にあげた(WHO 2019f)。妊婦健診が40％に満たない国では妊娠高血圧症候群などの健康障害があっても治療や指導を受けることがなく，保健医療従事者ではなく周囲にいる正式な教育を受けたことのない伝統的産婆(Traditional Birth Attendant：TBA)による出産介助を受けているであろうことが推測される。分娩時の異常に伝統的産婆が対応できるとは考えにくく，これらの国の母性保健制度の脆弱性は明らかである。別の例として予防接種のカバー率や感染症対策があげられるが，これらについてはⅡ-2-a-1)(56頁)，Ⅱ-2-c(62頁)参照。

3)二次予防

　疾患の早期発見，早期治療，重症化予防などが二次予防にあたる。途上国では健康診断の制度はほとんどないため，人々が疾病にかかったときやけがをした際

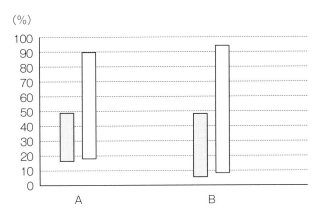

A: 南スーダン, チャド, エチオピア, マリ, 中央アフリカ, ニジェール, ルワンダ, コートジボワール, ブルキナファソ, コンゴ, コモロ諸島, ブルンジ
B: バングラデシュ, ラオス, ナウル, ソマリア, アフガニスタン, イエメン, ジブチ, パキスタン, イラク

図Ⅱ-9　４回以上の妊婦健診を受けた妊婦の割合(緑)と医療者による介助を受けた産婦の割合(白)

〔WHO(2019f). Global Health Observatory data repository. Health Service Coverage by country (http://apps.who.int/gho/data/node.main.REPWOMEN39)より〕

に受診し治療を受けることが二次予防の始まりとなる。次に, 受診したときに病院等が適切な治療を行えるかが重要である。医師, 看護職, 検査技師など保健医療従事者がいて診断がなされることと同様に, 患者に必要な医薬品があるかも治癒に大きく影響を及ぼす。途上国では医師による診断後, 処方箋が出され, 患者はその処方された医薬品を購入する。多くの国では病院内に薬局があり市井の薬局よりも安価に購入できるようになっている。

4)三次予防

　三次予防は再発防止, 残存機能の回復・維持, 社会復帰などが含まれる。その現状を知る指標の１つとしてリハビリテーションの専門職の数に焦点をあててみると, 2005年以来重度の障害を引き起こす疾患罹患率は世界で23%増加している一方で, 低所得国と中所得国のリハビリテーション専門職は人口100万人あたり10人未満である(WHO 2019g)。三次予防は途上国の今後強化してゆくべき領域である。

5)住民参加型活動の過程─住民と看護職のかかわり

　地域保健の推進には, プライマリ・ヘルスケアの基本条件の１つである住民が自ら参加し, 支払い可能な価格で保健医療サービスを平等に受けられるシステムをつくり持続させることが重要である。ここでの「参加」とは主体となってかかわることを意味し, 自らの力を認識し誰もが健康を守る活動に積極的に関与することが健康維持増進に不可欠である。住民が自ら話し合い決定し実行する住民参

加型活動が十分に機能すれば，先進国・途上国を問わず，個々のもつ力や地域全体の力が高まる。看護職は住民主体の活動を導入し推進する，いわば「働きかける」立場であり，支援者として活動にかかわることができる。Arnstein（1969）は「市民活動のはしご」を 1960 年代に提唱した。それは，住民参加を促す側は無関心な住民に関心をもたせ参加を促し，住民へ知識を提供し，彼らの意見を聞いたり協議したり，ときには勇気づけたり説得したりして徐々に協働する機能を高め，ある時点で次第に支援を減らして，最後に住民が自分たちの力で物事を決定し行動できるようにすることを目指す。活動が軌道に乗ってくればそれを地域内に拡大することでより多くの住民参加が可能となる。看護職は地域保健においてこのように住民の意識を変え，行動を支援し，方向を示すマネジメント能力も求められる。

⑥）学校と地域

　日本では各学校において児童・生徒・学生の健康診断，健康教育，保健医療サービスなどが提供されているが，途上国では学校における保健という概念は新しいものである。この概念と活動は徐々に導入，推進されてきている。

　国連児童基金（United Nations Children's Fund：UNICEF；以下ユニセフ）の Child Friendly School というプログラム（Shaeffer S 1999，UNICEF 2019）や WHO の Health Promoting School プログラム（WHO 2020）が学校保健活動の推進に寄与している。これらの構想には，学校は子どもにとって社会環境に適した教育の場であるべきであり，心身の安全や保全が確保され，必要な医療や栄養が提供されるところであると教師に理解してもらうことも重要である。子どもと教師のみならず，地域の医療関係者や父母などが学校と協働することにより，学校保健を推進することは学校を越えて地域の健康にも貢献するものであるという考えがある。またその国の教育省と保健省の共同プログラムであることも原則である。

　そして，⑤）で述べた住民参加型活動は学校保健にも適応できる考え方である。子ども自身が積極的に学校保健にかかわる Child-to-Child のアプローチは，1978 年にイギリスの Morley と Hawes によって提唱され，先進国にも途上国にも導入されている。このアプローチを可能とするには，①子どもが意味のある貢献ができる能力を備えていることを認識すること，②子どもたちに力をもたせ決定する機会を与える環境をつくること，③大人も子どももすべての子どもは同じ権利をもつと認識すること，④政府や援助機関は子どもたち自身を話し合いの中心に置くこと，⑤十分な資源をもってこのアプローチを実行する政策と法的制度を構築すること，が満たされなければならないとしている。子どもたちは学年を越えて相互に学び教えることにより心身と環境を健全に保つ行動ができるようになり，かつ家族へも影響を及ぼし，ひいては学校と社会の活動に貢献できるようになる。子どもの積極的な学校活動への参加が子どもの健康と安寧，学校環境にもよい結果をもたらすことが調査により報告されている（John-Akinola YO, et al 2014, Warne M, et al 2017）。また途上国では教師を指導し，就学していない子

どもたちや家族への情報伝達や指導にも携わってもらう方法も有効である。

　十分な栄養摂取も健康の重要な要素であり，健康な子どもはよりよく学ぶことができる。健康と学習の成果は結びついており(St Leger L, et al 2009, WHO 1999)，個人と環境要因への包括的アプローチが行動変容と，健康と学習の効果をもたらすと報告されている(Mukumana O, et al 2016)。途上国ではかつて学校給食を提供していたことはなかったが，上記のプログラムが導入されてから学校給食を何らかのかたちで始める学校も増えている。

c.　感染性疾患

1）感染と看護

　人間は紀元前より感染性疾患との長い歴史をもち，「感染」は地球上の人口の増減にも多大な影響を及ぼしてきた。人口動態では多産多死から少産少死に至る人口転換に感染症は大きく関係する。感染症は生物の出現とその進化の過程とともにあり，世界的感染症の流行(パンデミック)はこれまで何度も起こっている。

　病原菌の発見は19世紀，1873年のアルマウェル・ハンセンによるハンセン病病原菌から始まり，1880年のマラリア原虫，1882年の結核菌，1883年のコレラ菌など次々と報告されてきた。これら病原菌とその性質の特定が進み，ペニシリンをはじめとした抗菌薬が開発されている。しかし，次第に病原菌が抗菌薬への耐性をもち始め，現在では多くの多剤耐性菌が出現している。

　感染の看護には，患者への治療に関するケア，感染予防対策の実行，保健医療従事者やボランティアへの教育，サーベイランスシステムの運用支援地域における住民への啓発，ヘルスボランティアと連携した患者とその家族へのケアがある。

2）予防接種で予防効果の高い感染性疾患

　予防接種で予防効果の高い疾患はDPT(ジフテリア，百日咳，破傷風)，BCG(結核)，ポリオ，麻疹，B型肝炎，風疹，Hib(インフルエンザ菌b型)，肺炎球菌(結合型)，ロタウイルスとされている(WHO 2019a)。結核の弱毒性ワクチンBCGは小児の結核性髄膜炎の予防などに効果があるとされるが，成人の結核感染には十分な予防効果は認められていない。ワクチンの感染症予防には，予防接種率は100％でなくてもある程度上がると(感染症の種類により85〜95％程度)，その集団のなかで病原菌の感染機会が激減し，感染症が発生しにくいという集団免疫(herd immunity)という考え方がある。DPTの3回接種完了率が全世界で85％ある現状は，世界的集団免疫が成立しつつあるといえるかもしれない(**表Ⅱ-4**)。しかし，サハラ以南アフリカのように完了率が低い地域もあり，格差はいまだ存在する。接種率が低い麻疹では，全世界の死亡率は人口100万人あたり2000年に145人，2016年に19人となっている。

表Ⅱ-4　全世界の主たる各種予防接種率の現状と変遷

	2017年接種率 （推定）	2017年地域による 接種率のばらつき	過去の接種率
BCG	88%	80〜97%	15%（1980年）
麻疹	67%	25〜94%	15%（2000年）
DPT3	85%	67〜93%	21%（1980年）
ポリオ	85%	71〜97%	22%（1980年）
B型肝炎	84%	67〜95%	―
風疹	52%	―	―
Hib	72%	38〜95%	―

〔WHO（2019b）. Global Health Observatory data repository. Immunization coverage. UNICEF（2017）. The State of the World Children 2017 から筆者作成〕

3) 世界的健康問題となっている感染性疾患

(a)結核

　嫌気性菌である結核菌感染による結核はストレプトマイシン，リファンピシンといった20世紀中期に発見された抗菌薬治療に始まり，それまで世界的に蔓延し死に至る病という認識から離脱してきた。結核に関する対策は早期に患者を喀痰検査にて発見し，他者への感染を予防し，複数の抗菌薬を長期服用させ治療を完了させることである。しかし，かつて途上国では服用期間が非常に長く，かつ副作用が出たり抗菌薬を転売したりするなどして治療から離脱する人が多くいた。離脱者などから次第に多剤耐性結核菌が出現し世界的に拡大している。現在，保健医療従事者が直接患者の服薬を確認する直接管理下短期化学療法（Directly Observed Treatment, Short course：DOTS）が実施されている。全世界のDOTS治療率は2000年36%から2017年64%と改善されている（WHO 2019b）。

　全世界で結核患者数は減少している。2000年1,040万人（人口10万人あたり170人）から2017年1,000万人（同上134人）となり，死亡率（HIV感染による死亡を含まず）は2000年179万人（同上29人）から2017年127万人（同上18人）に減少している。結核とHIV/エイズに罹患する例も多く，その場合疾患の進行が早まるので注意が必要である。HIV感染者はそうでない人に比べて20〜30倍結核を発症しやすいといわれている（WHO 2016）。

(b)HIV/エイズ感染

　エイズ（Acquired Immunodeficiency Syndrome：AIDS）が初めて報告されたのは1981年であるが，1970年代後半には世界的に感染が拡大していたと推測されている。2014年において低・中所得国においては1.5億人がHIVの検査を受けており，2018年末に世界で3,790万人がHIVに感染またはエイズを発症している（WHO 2020）。世界の15〜49歳の成人の0.8%が罹患しており，新感染者の70%はサハラ以南アフリカで発生し，この地域では成人の4.1%が感染しているといわれる。現在，抗レトロウイルス薬治療（antiretroviral therapy：ART）で

は通常 3 種類以上を組み合わせて投薬している。これにより不活性状態で潜伏している HIV を根絶することはできないが，ウイルスの増殖を防ぎ，免疫機能を強化し感染症にかかりにくくすることが可能である。このためエイズを発症しないよう服薬で管理することが可能となり，不治の病ではなくなった。2018 年末，世界の HIV 感染者の 62％が抗レトロウイルス薬治療を受けている（WHO 2020）。

(c)マラリア

マラリアは，マラリア原虫のスポロゾイト[注7]がメスのハマダラカによる吸血時に人体に入り，肝臓で分裂し，多数のメロゾイト[注8]のかたちで赤血球中に潜伏し，増殖して赤血球を破壊することでさまざまな症状が出現する疾患である。いくつか種類があるが，熱帯熱マラリアが最も重症化しやすく死亡率も高い。アフリカ，アジア，太平洋の熱帯地域に多く流行している。3 日熱マラリアは上記の地域に加えてアジアの温帯地域でも発生している。

92 か国の 34 億人がマラリアの蔓延している地域に居住し，マラリア感染者は 2〜2.6 億人，死亡数は年間 43 万人強であるが，2010 年から 7 年間で 28％減少している（WHO 2018）。マラリアによる死亡はその 93％がアフリカで起こっており，さらにその 61％は 5 歳未満の乳幼児である（WHO 2018）。

4）新興感染症，再興感染症，人畜共通感染症

新興感染症は新しく認知され，局地的または世界的に公衆衛生上の問題となる感染症であり，重症急性呼吸器症候群（Severe Acute Respiratory Syndrome：SARS），鳥インフルエンザ，エボラ出血熱，多剤耐性緑膿菌感染症，バンコマイシン耐性黄色ブドウ球菌感染症などがある。2019 年には感染力の強い新型コロナウイルスによる呼吸器感染症（coronavirus disease 2019：COVID-19）が世界で爆発的に流行し，多くの国で都市を閉鎖したり入出国を規制するなど社会・経済的活動を抑制し治療にあたる医療機関を支援するなどしている（2020 年 6 月時点で感染者数 958 万人および死者 48 万人を超え，計 188 か国／地域で感染者が認められている）（The Johns Hopkins University, School of Medicine. CORONAVIRUS RESOURCE CENTER 2020）。

再興感染症はかつて広く流行し，一度は制圧されたものの再び流行している感染症で，結核，ペスト，狂犬病，ジフテリアなどがある。

人畜共通感染症は人間とほかの脊椎動物の間を伝播する性質を有する微生物による感染症であり，動物由来感染症とも呼ばれる。人間への感染が報告されている微生物の約 6 割が動物に由来するといわれている（国立感染症研究所 2005）。

5）顧みられない熱帯病

顧みられない熱帯病（neglected tropical diseases：NTDs）は寄生虫，ウイルス

注 7）原虫の生活環における新しい宿主に感染する細胞である。
注 8）無性生殖で細胞数を増やす結果生じた娘細胞をいう。

性および細菌性感染症であり，貧困な地域で年間 53 万人以上が死亡している疾患の総称である（Kappagodaam S 2014）。「顧みられない」といわれるのは，結核，エイズ，マラリアの三大感染症に比べてあまり関心が払われず十分な対策がとられてこなかったからである。それらへの治療薬は製薬企業に多くの利潤をもたらさないため，十分な薬剤量が出回らず，貧困に苦しむ多くの人々が罹患，死亡している。2014 年の WHO の報告によると，世界で 10 億人以上の貧しい人々が NTDs に罹患しており，その対策戦略として予防的化学療法，媒介物の制圧，清潔な水と環境衛生などがあげられている。現在 18 疾患が NTDs とされており，特にリンパ系フィラリア症，オンコセルカ症，住血吸虫症，土壌伝播寄生虫，トラコーマの 5 疾患対策に注力して 2020 年までに可能な限りの制圧と少なくとも 2 疾患を撲滅することを目標に各国で活動が行われている（WHO 2019d）。

d. 非感染性疾患

1）非感染性疾患（Non-Communicable Diseases：NCDs）とは

　非感染性疾患は主に循環器疾患，糖尿病，がん，慢性呼吸器疾患の 4 種を指す（WHO 2018a）。生活習慣が影響して起こり得る慢性疾患（いわゆる生活習慣病）として知られているが，遺伝的，生理学的，環境的および行動的要因の組み合わせの結果起こるものとされている。近年は，急速な都市化，不健康なライフスタイルのグローバル化，高齢化などといった社会的要因により，生活習慣の変化が著しいといわれている（WHO 2018a）。

　WHO の統計によると，2016 年の世界の 5,690 万人の死亡者のうち 4,050 万人（約 70%）の死亡が非感染性疾患に関連しており，かつその多くは 70 歳未満の早期死亡であった。また，非感染性疾患による死亡の 4 分の 3 以上（3,150 万人）が低所得および中所得国で発生している（WHO 2018b）。持続可能な開発目標（Sustainable Development Goals：SDGs）では，「ターゲット 3.4　2030 年までに，非感染性疾患による早期死亡を，予防や治療を通じて 3 分の 1 減少させ，精神保健及び福祉を促進する」と非感染性疾患対策が明記されており（United Nations 2015），世界が取り組むべき喫緊の健康課題である。

2）世界における非感染性疾患の増加

　2010 年に発表された WHO の報告書には，2008 年に，アフリカ以外のすべての地域の死因割合は非感染性疾患が感染性疾患を上回ったことが示されていた。さらに，2010〜2020 年の間に，非感染性疾患による死亡者数は全世界で 15% 増加すると予測されており，最大の増加はアフリカ，西地中海，そして東南アジアで，20% 以上増加することが予想されていた（WHO 2010）。図Ⅱ-10 に 2015 年の非感染性疾患による死亡率を示したが，2010 年の WHO 報告書の予測を裏づけるような状況となっていることがわかる。

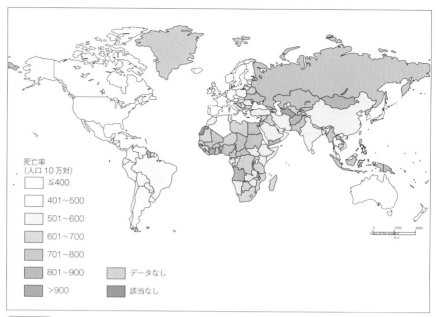

図Ⅱ-10　非感染性疾患による死亡：年齢標準化死亡率(人口10万人あたり)男女
(2015年)

〔WHO(2017a). Global Health Observatory Map Gallery(http://gamapserver.who.int/mapLibrary/
Files/Maps/Global_NCD_deaths_2015.png)より〕

3)非感染性疾患の現状

　2018年にWHOは世界における非感染性疾患の主要な事実として以下の内容
を発表している(WHO 2018a)。

・非感染性疾患により，毎年4,100万人が亡くなっている。これは全世界の全死
　亡の71%に相当する。

・毎年，30～69歳の1,500万人が非感染性疾患で死亡している。これらの早期死
　亡の85%以上は，低所得国および中所得国で発生している。

・非感染性疾患による死亡のほとんどが循環器疾患で，年間1,790万人が亡く
　なっており，がん(900万人)，慢性呼吸器疾患(390万人)，糖尿病(160万人)
　と続く。

・これら4つの疾患は，非感染性疾患による早期死亡の80%以上を占める。

・喫煙，運動不足，過度な飲酒，不健康な食生活のすべてが，非感染性疾患によ
　る死亡のリスクを高める。

・非感染性疾患の発見，スクリーニング，治療および緩和ケアは，非感染性疾患
　への対応の重要な要素である。

4)疾患別非感染性疾患の現状

(a)循環器疾患(cardiovascular diseases：CVDs)

　循環器疾患は世界の死亡原因の第1位となっている。2016年には推定1,790
万人が循環器疾患で死亡し，全世界の死亡の31%を占めている。これらの死亡

のうち，85％が心臓発作と脳卒中によるものである。喫煙，不健康な食事や肥満，運動不足，そしてアルコールの有害摂取などの行動学的危険因子に対して集団規模の対策を行うことによって，ほとんどの循環器疾患は予防することができるといわれている。循環器疾患を患っている，または心血管疾患の発症リスクが高い人は，高血圧症，糖尿病，高脂血症またはすでに確立された疾患などのうち，1つ以上の危険因子が存在するため，受診による早期発見と薬物管理が必要である（WHO 2017b）。

(b)がん

　がんは世界の死亡原因の第2位であり，2018年には世界全体で推定960万人が死亡しており，これは6人に1人が，がんにより死亡していることになる。また，死亡の約70％は，低所得国および中所得国で発生している。がんによる死亡のなかで部位別にみると最も多いのは肺(176万人)で，以下，結腸・直腸(86万人)，胃(78万人)，肝臓(78万人)，乳房(63万人)であった（WHO 2018c）。

　がんによる死亡の約3分の1は，体格指数（Body Mass Index：BMI）が高いこと，果物や野菜の摂取量が少ないこと，運動不足，喫煙，およびアルコール摂取，といった5つの危険因子が関係している。特に喫煙はがんの最も重要な危険因子であり，死亡原因の約22％を占める。

　肝炎やヒトパピローマウイルス(HPV)などの感染は，低所得国および中所得国におけるがんの原因の25％を占める。2017年の調査によると，低所得国のうち，公的機関で一般利用が可能な病理学的検査サービスを受けていると報告したのは26％にすぎない。また，高所得国の90％以上が治療サービスの利用が可能であると報告したのに対し，低所得国は30％以下に留まっていることが報告されている（WHO 2018c）。このように，低所得国では，検査および治療サービスが行き届いておらず，感染によるがん発症にも影響していると考えられる。

(c)糖尿病

　糖尿病患者数は1980年の1億800万人から2014年には4億2,200万人に増加した。18歳以上の成人の糖尿病[注9]の世界的な罹患率は，1980年の4.7％から2014年の8.5％に上昇している。また，糖尿病の有病率は，中所得国や低所得国でより急速に増加している。2016年には糖尿病が直接的な原因で160万人が死亡している。WHOは，糖尿病が2016年の死因の第7位であると推定している（WHO 2018d）。

　健康的な食事，定期的な運動，正常な体重の維持，および禁煙は，2型糖尿病の発症を予防または遅らせるために必要な方法である。糖尿病に罹患後は，食事療法，運動療法，薬物療法および定期的な合併症のスクリーニングを行うことで，合併症の回避または発症を遅延することができる（WHO 2018d）。

注9) 7 mmol/L（126 mg/dL）以上の空腹時血糖値，血糖値上昇に対する治療中，または糖尿病の診断歴がある場合

(d)たばこに起因する疾患

　たばこの流行は世界が今まで直面してきた最大の公衆衛生上の脅威の1つであり，世界中で年間800万人以上が，たばこが原因で死亡している。これらの死亡者のうち700万人以上がたばこの直接使用によるものである。また，約120万人の非喫煙者が受動喫煙にさらされたことによる疾患で死に至っている。受動喫煙は，成人では冠状動脈性心臓病や肺がんを含む深刻な心血管疾患や呼吸器疾患を引き起こし，妊娠中の女性では，妊娠合併症および児の低出生体重を引き起こす原因となる。また，乳児では，乳児突然死症候群のリスクが高くなり，年間6万5,000人の子どもが受動喫煙に起因する病気で死亡している（WHO 2019）。

　世界中の11億人の喫煙者の約80％が，たばこへの支出が家計を逼迫させている場合も少なくなく，家計支出におけるたばこを食料などの基本的なものへ置き換えることが，疾患予防だけでなく貧困の軽減にもなる。しかし，たばこには中毒性があるため，支出行動を変えることはなかなか難しい（WHO 2019）。

　2003年，WHO加盟国は全会一致でWHOたばこ規制枠組み条約（Framework Convention on Tobacco Control：FCTC）を採択した。現在，世界の人口の90％以上をカバーする181か国がこれに締約している。2007年には，FCTCの主な需要削減条項の実施を拡大させるため，実用的で費用対効果の高い包括的たばこ対策パッケージ，MPOWERを導入し，取り組みが展開されている（WHO 2019）。

❸ 保健医療の現状への対策

a. プライマリ・ヘルスケア

1）プライマリ・ヘルスケアの概念

　プライマリ・ヘルスケア（Primary Health Care：PHC）は，1977年のWHO総会で提案され，注目されるようになった概念である。WHOはこの総会で，「西暦2000年までにすべての人々に健康を〔ヘルス・フォー・オール（Health for All by the Year 2000：HFA）〕政策を採択した。これは「西暦2000年までにすべての人々が社会的，経済的に生産的生活を送ることのできるレベルの健康を手に入れること」（アルマ・アタ宣言第5章）を各国政府および国際機関の目標とするものである。

　ヘルス・フォー・オールが採択された翌年の1978年，旧ソ連のアルマ・アタ（現カザフスタン）で開催されたWHO，ユニセフ共催による「プライマリ・ヘルスケアに関する国際会議」ではアルマ・アタ宣言（WHO 1978）が採択された。この有名な宣言は10章からなっており，このアルマ・アタ宣言をもってヘルス・フォー・オール政策は実施に移されたといえる。つまりヘルス・フォー・オールという「目標実現のための鍵」として位置づけられた方法論が，プライマリ・ヘルスケアなのである（アルマ・アタ宣言第5章）。

表Ⅱ-5 アルマ・アタ宣言にみるプライマリ・ヘルスケアの定義

Primary health care is essential health care based on practical, scientifically sound and socially acceptable methods and technology made universally accessible to individuals and families in the community through their full participation and at a cost that the community and country can afford to maintain at every stage of their development in the spirit of self-reliance and self-determination. It forms an integral part both of the country's health system, of which it is the central function and main focus, and of the overall social and economic development of the community. It is the first level of contact of individuals, the family and community with the national health system bringing health care as close as possible to where people live and work, and constitutes the first element of a continuing health care process.

（訳）プライマリ・ヘルスケアは実践的，科学的で，社会的に受け入れられる方法と技術に基づいた必要不可欠なヘルスケアである。十分な住民参加のもとに，地域に住む個人および家族があまねく利用でき，地域および国家がその発展段階に応じて負担可能な費用で維持され，自律と自己決定の精神に則っている。プライマリ・ヘルスケアは国家保健システムと地域の総合的な社会経済発展の両方において，統合された一部分を構成し，国家保健システムにおいては中心的機能を果たし，主要な焦点となる。また人々が生活しまた働く場所にできる限り近くヘルスケアを引き寄せることで，個人や家族，地域にとって国家保健システムに最初に接する場となり，継続的なヘルスケアプロセスの最初の構成要素となる。

〔WHO（1978）. Declaration of Alma-Ata. International Conference on Primary Health Care. Alma-Ata, USSR，第6章より〕

　アルマ・アタ宣言のなかに示されたプライマリ・ヘルスケアの定義を**表Ⅱ-5**に示した。プライマリ・ヘルスケアはときに予防や一次医療（プライマリ・ケア）と混同されるが，WHOの示した定義はもっと広い概念であることがわかるであろう。プライマリ・ヘルスケアは保健医療従事者が住民や患者に一方的に提供する保健医療サービスではなく，可能な限り最も高いレベルの健康の獲得と健康における公平性を目指して，積極的な住民参加のもとに行われるものである。また「コミュニティの中の主要な健康問題を対象とし，健康増進，予防，治療，リハビリテーションのサービスを提供する」（同宣言第7章）ものと宣言されているが，近年ではこれに緩和ケアが加えられている。

　プライマリ・ヘルスケアは，従来の疾病対策中心の医療と欧米型保健医療システムの導入とが，途上国においては一部の人々の利益にしかつながらず，かえって健康状態の格差を広げたという反省のうえに生まれてきた。基本的な保健医療をコミュニティのレベルで統合し，あらゆる地域，社会階層の人々に提供することを目指しており，その根底には公平と社会正義，人権などの思想が息づいている。

2）プライマリ・ヘルスケアの歴史的背景

　1948年に設立されたWHOは当初，疾病対策，特に感染症対策に重点を置いていた。1950年代から60年代にかけて抗菌薬やワクチンが次々と開発され，当時最大の感染症であったマラリアやコレラ，ポリオ，麻疹などに対して成果をあげ始めた。特に1967年から開始された天然痘根絶キャンペーンは，1980年の根絶宣言となって実を結び，医学史上に残る快挙を成し遂げた。しかし当初成果を

収めたマラリア対策のほうは，耐性マラリアの増加や途上国の社会的，経済的現実の前に次第に後退していった。

　一方でこのような疾病対策中心のトップダウンの保健政策を批判する考え方は，WHO発足の早い時期からあった。病院へアクセスできない人々が多い途上国では，欧米の病院中心の保健システムは有効でないとの認識が広がる一方，途上国の農村における医療や医療補助者の役割を見直す報告も注目された（Cueto M 2004）。

　1960年代後半から，WHOでは，「基本的保健サービス（Basic Health Services：BHS）」に関連したプロジェクトが増加してきた。基本的保健サービスとは，すべての人々に必要で，それがなければ対象集団に大きな健康被害が生じるような保健医療サービスである。妊婦健診，分娩，乳幼児健診，予防接種，感染症の予防や治療，非感染性疾患の予防や治療，精神保健や救急，健康教育などは基本的保健サービスの一部である。つまり，特定の疾患に焦点をあてるのではなく，人々の健康を日常的に守っていくために必要な基本的保健サービスをパッケージとして，住民の身近な場所で提供していくことが基本的保健サービスの考え方である。

　WHOの外部からも，病院中心の保健医療を見直す動きが現れた。1965年に始まった中国の文化大革命において，毛沢東は「はだしの医者」と呼ばれる非専門家を農村に送り込み，安価で基本的な保健医療を多くの人々に届けた。都市部より農村を，また治療より予防サービスを重視したこの政策により，専門家による医療では到達し得なかった「すべての人々に健康を届けること」に非専門家が貢献したこと，また住民を保健医療の受け手としてではなく，むしろ主体的な実践者としたことは画期的なことであり，医療協力関係者に大きなインパクトを与え，その後，途上国に広がる「村のヘルスワーカー（village health worker）」のモデルとなった。

　1977年にはデイヴィッド・ワーナーが，メキシコでの経験をもとに，保健ボランティアを対象に簡単な治療や予防方法を解説した名著『Where There Is No Doctor（医者のいないところで）』を発刊した。

　このような世界的な動きのなかで，1973年，WHO事務局長となったハルフダン・マーラーは，1974年の総会でそれまでの基本的保健サービスのあり方を批判し，新たな方策の必要性を強調した。この頃，途上国9か国において進められていた基本的保健ニーズのケーススタディ（Djukanovic V, et al 1975）は，保健活動が成果を収めた地域にはいくつかの共通点があることを示した。その共通点とは保健活動が地域開発の一環として位置づけられていたこと，住民が保健活動に積極的に参加し，住民主体の精神が貫かれていたこと，ボランティアが簡単な訓練を受けただけで，かなりの保健問題が解決できたことである。この成果がプライマリ・ヘルスケアの考えへと発展していった。

表Ⅱ-6	プライマリ・ヘルスケアの基本活動項目

1. 健康教育(Health Education)
2. 栄養改善(Food Supply and Nutrition)
3. 安全な水の供給と基本的な衛生(Safe Water Supply and Basic Sanitation)
4. 母子保健と家族計画(Maternal and Child Health Care and Family Planning)
5. 予防接種(Immunization)
6. 感染症対策(Prevention and Control of Locally Endemic Diseases)
7. 一般的な病気とけがの治療(Treatment of Common Diseases and Injuries)
8. 必須医薬品の供給(Provision of Essential Drugs)

〔WHO(1978). Declaration of Alma-Ata. International Conference on Primary Health Care. Alma-Ata, USSR, 第7章より一部要約〕

3)プライマリ・ヘルスケアの基本活動項目

　プライマリ・ヘルスケアは予防だけでなく，健康増進，治療，リハビリテーションまでの一連の保健医療サービスであり，コミュニティにおける主要な健康問題を対象とするものである。プライマリ・ヘルスケアの具体的な展開方法は，国や地域の経済状態，価値観などによって多様である。しかしプライマリ・ヘルスケアの基本的な構成要素や原則は共通する。アルマ・アタ宣言のなかには，プライマリ・ヘルスケアの基本活動項目として健康教育，栄養改善，安全な水の供給と基本的な衛生，母子保健と家族計画，予防接種，感染症対策，一般的な病気とけがの治療，必須医薬品の供給の8項目があげられている（**表Ⅱ-6**）。

健康教育：

　地域に広く存在している健康問題と，その予防および対処方法に関する住民や患者教育のことである。人々が自分の健康を自分で守るために必要な情報と技術を手に入れることを意味し，プライマリ・ヘルスケアの根幹をなす項目の1つである。特に識字率が低い，あるいは文化習慣の異なる人々を対象とする場合は，教育方法に工夫が必要である。ポスター，フリップチャート，デモンストレーション，劇，歌など，さまざまな方法が考案されている。近年は，途上国でもインターネットの普及が広がっており，情報通信技術を用いた健康教育も有効な手段である。

栄養改善：

　栄養状態が改善するだけで解決する健康問題は多い。栄養不良は感染症に対する抵抗力の減少，成長期の子どもの心身発育不良，気力の低下からくる経済や衛生状態の悪化など，多くの健康問題の原因でもある。カロリー不足，蛋白質不足などのほかに，ビタミンA，鉄，ヨウ素など，不足しやすい微量栄養素に焦点を絞った活動も展開されている。

　近年では，途上国にも非感染性疾患が広がっている。トンガでは成人の80％以上が肥満であり（Ford ND, et al 2017），アフリカの糖尿病罹患率は1980年の3.1％から2014年には7.1％に上昇した。途上国では先進国より速いスピードで糖尿病罹患率が増加している（WHO 2016）。途上国でも栄養不足だけでなく，栄養過多を視野に入れる必要がある。

安全な水の供給と基本的な衛生：

　下痢は現在でも大きな健康リスクである。推計で年間約170万人が下痢で死亡し，このうち約45万人が5歳未満児である。主な原因はロタウイルスで，子どもの栄養失調による体力低下のみならず，不衛生な水やトイレなど基本的な衛生環境の不足が，大きな要因である（Kliegman RM, et al 2018）。飲料水だけでなく食物による感染も多いことから，食品を衛生的に保つことのほか，トイレの設置，下水処理，ゴミや廃棄物の処理などもこの項目に含まれる。

母子保健と家族計画：

　女性と子どもは保健医療上の弱者である。5歳未満児の死亡率は日本が3（出生1,000対）であるのに対し，南アジアでは44，サハラ以南アフリカでは76である（United Nations Inter-agency Group for Child Mortality Estimation 2018）。また，妊産婦死亡率は日本が5（出生10万対）であるのに対し，西部および中央アフリカでは676に達している（UNFPA 2019）。女性は経済的，社会的，政治的に不利な状態にあり，そのことが男性よりも健康を損ないやすい状況を生んでいる。

　妊婦健診や産後のケア，専門家の立ち会う分娩，成長モニタリング（乳幼児健診），母乳育児の推進，家族計画，栄養改善，母子保健にかかわる看護師や助産師の技術向上など，この分野の活動は幅広い。ユニセフとWHOが共同で展開しているプログラムにIMCI（Integrated Management of Childhood Illness：小児疾患統合管理）がある。小児に新生児（newborn）を加えてIMNCIと呼ばれることもある。これは，5歳未満児の主要な死因である急性呼吸器感染症，下痢性疾患，マラリア，麻疹，栄養不良のケースマネジメントを，疾患ごとの縦割りの管理ではなく統合的に行うもので，保健医療従事者のケースマネジメント技術の向上，保健システムの改善，家庭やコミュニティのケア能力向上の3つの側面を総合的に改善しようとするものである。近年は，HIVや，目や耳の感染症，デング熱や結核などその地方に多い感染症など，地域にあった疾患も取り込んでいる（WHO 2016）。

予防接種：

　WHOの予防接種プログラムは予防接種拡大計画（Expanded Program on Immunization：EPI）として知られている。結核，ポリオ，ジフテリア，破傷風，百日咳，麻疹の6疾患を基本とし，妊婦を中心とした女性に対する破傷風の接種も行われている。2011年，WHOは世界ワクチン行動計画（Global Vaccine Action Plan：GVAP）を立ち上げた。これは，これまでに予防接種の普及が大きく拡大したことを評価しつつ，必要最低限のワクチン接種が受けられない人々がまだ多くいること，肺炎球菌やロタウイルスなど新しいワクチンの普及も必要であることなどから，2020年までに世界のワクチン接種率を向上させ，すべての人々がワクチン接種を受けられる環境を整備することを目指した戦略である。ポリオの根絶，地域ごとの排除目標（たとえば麻疹を2015年までにアジアから排除するなど）の達成，すべての地域や国で予防接種率目標を達成すること，新しいワクチン開発などを目標として活動を進めている。

感染症対策：

　HIV/エイズ，マラリア，結核のように罹患者の多い感染症だけでなく，ハンセン病，オンコセルカ症，シャーガス病などの顧みられない熱帯病（NTDs）に対する対策も進められている。また天然痘に続いてポリオや麻疹などについても，根絶あるいは排除計画が進められている。感染症コントロールにおいて多くの成果があがっている一方で，新興感染症や再興感染症が問題となっている。

一般的な病気とけがの治療：

　人々が日常多く遭遇する病気やけがで，高度な治療方法を必要とせず，保健センターレベルで治療可能なもののことである。保健医療従事者が少ない地域では，ボランティアを育成し簡単な治療と薬剤管理を任せ，効果をあげているところもある。どの範囲までをプライマリ・ヘルスケアとするかは，国や地方の経済的，人的事情により差がある。あくまでも国の保健システムの一部としての機能であり，高次医療機関との連携システム（referral system）が必要である。

必須医薬品の供給：

　必須医薬品（essential medicine）については，診療所や保健ポストなどの一次医療施設，郡病院などの二次医療施設など，その機能ごとに基本とされている医薬品があり，国がリストを作成していることも多い。特に大切なのは薬剤が定期的に供給されるシステムづくりである。雨季に道路が分断される，政府が短期間薬剤配給システムを動かせない状態になるなどの状況に対応するために，予備の在庫も考慮する必要がある。費用の利用者負担導入が進められる一方で，基本的な治療については無料もしくは非常に低額で利用できる国もある。モデルとなる必須医薬品のリストは，国連の Web サイトで入手可能である。

4）プライマリ・ヘルスケアの原則

　上述の基本活動項目はプライマリ・ヘルスケア以前の保健医療活動においても行われていたものである。プライマリ・ヘルスケアの新しさはむしろ実践における原則にある。プライマリ・ヘルスケアの原則は，アルマ・アタ宣言の文章から読み解くことができる。そこには，住民参加，住民のニーズに基づくこと，アクセスのしやすさ，地域資源の活用，適正技術，分野間協調など，重要な価値観が示されている。そのなかでも，WHO は次の4つがコアとなる原則だと述べている（WHO 2003）。

普遍的なアクセスとカバレッジ：

　第1の原則は，「ニーズに基づく普遍的なアクセスとカバレッジ（カバーされていること）」である。これは，現在，ユニバーサル・ヘルス・カバレッジ（Universal Health Coverage：UHC）として強調されていることと同じ理念である。すなわち，人種，民族，経済状態，居住地域などにかかわらず，保健医療がすべての人々にとって地理的にも費用的にも利用可能であることを意味する。病院が遠すぎる，治療費が高すぎるなどの理由で受診を諦めたり，都会にはあるサービスが地方にはないために受けられなかったりすることは，普遍的なアクセ

スとカバレッジが達成されていないということである。1人ひとりのニーズに応じて，必要な人に必要な保健医療が届けられることが重要である。

社会正義・公平性：

「社会正義を目指す開発の一部としての健康の公平性」が，第2の原則である。私たちの社会が開発され発展していくとき，一部の人々だけが豊かになり，適切な医療を受け，健康を向上させることができるのではなく，弱い立場にある人や少数派の人々も，公平に健康になる権利を行使することができる社会をつくっていく必要がある。

ヘルス・フォー・オールは単に保健医療の理念というだけではなく，極めて政治的な理念でもあり，各国に自国内および国際的な不公正の是正を促すという側面をもっている。アルマ・アタ宣言のなかでも，「健康は基本的な人権である」「社会正義の精神に則った開発」「軍備と軍事衝突に費やされている世界資源のより有効な利用」「独立，平和，緊張緩和，武装解除」などの言葉が散りばめられている。プライマリ・ヘルスケアが世界に住む人々の個人レベルの健康向上に留まらず，総体としての人類の健康を指向し，公平な社会の達成と社会正義の実現を目指していることを銘記すべきであろう。

住民参加：

第3の原則は「健康課題の決定と実践における住民参加」である。アルマ・アタ宣言の第4章では，「人々は個人あるいは集団で，ヘルスケアの計画と実施に参加する権利と義務を有する」と謳っており，第6章でも「個人，家族，コミュニティの十分な参加(full participation)」によってプライマリ・ヘルスケアが行われる，と記されている。それまでは，保健医療従事者のみが治療や保健医療について知っており，患者や住民は保健医療従事者に身を任せて健康を守ってもらうものと考えられていた。しかし，健康は人間の基本的権利であり，健康を守る過程やシステムづくりに住民自らが参加し，自分の健康を自分で守る，という原則を示した。これは行政や医療側が計画したプログラムに，患者や住民にもボランティアとして参加してもらう，ということとは根本的に異なる。住民参加とは「自律と自己決定の精神」に則り，他者依存ではなく主体性と責任をもって，保健医療プログラムのすべての段階(計画，実施，評価)に住民が直接関与することを指している。

分野間協調：

第4の原則は，「健康に向けた分野間協調」である。アルマ・アタ宣言の第7章では，保健だけでなくすべての関連分野，特に農業，畜産，食糧，工業，教育，住宅，交通通信，道路建設などの公共事業などの分野と協調してプライマリ・ヘルスケアを進めることが述べられている。分野が異なると，ともすれば縦割りになったり，互いに競合したりしやすいが，人々の健康はすべての分野に関連していることを認識し，統合された1つのプログラムとしてプライマリ・ヘルスケアを進めることが大切である。

5) プライマリ・ヘルスケアの発展

　1978年にアルマ・アタ宣言が出されてから今日までに，プライマリ・ヘルスケアはいくつかの重要なステップを踏んで発展してきた。主要な足跡をたどってみよう。

包括的プライマリ・ヘルスケアと選択的プライマリ・ヘルスケア：

　プライマリ・ヘルスケアは，本来多様な保健活動を統合した包括的なプログラムである。しかしアルマ・アタ宣言の翌年には，ロックフェラー財団のウォルシュとウォレンが包括的プライマリ・ヘルスケア(comprehensive PHC)は経済的に非効率だと批判し，特定分野に焦点を絞った選択的プライマリ・ヘルスケア(selective PHC)を提唱した(Walsh UA, et al 1979)。包括的プライマリ・ヘルスケアでは健康状態の改善が目に見えるまでには時間がかかり，保健指標がなかなか改善しない。そこで包括的プライマリ・ヘルスケア到達までの中間的な戦略として，成長モニタリング，予防接種，ビタミンA投与など，特定の保健政策を選択的に実施するというものである。たとえばIMCIのような統合プログラムではなく，下痢対策，栄養改善などを単独で実施するのがこれにあたる。

　包括的プライマリ・ヘルスケアと選択的プライマリ・ヘルスケアの違いは単にプログラムが焦点化しているかどうかだけではない。包括的プライマリ・ヘルスケアが住民に自己決定などの力をつけ，変革を目指しているのに対して，選択的プライマリ・ヘルスケアは縦割り行政に乗ったプログラムを中心とし，政府を強化するだけで住民を強化しないとして，激しい論争が巻き起こった。

　現在WHO，ユニセフなどは包括的プライマリ・ヘルスケアを理念として指向しつつも，現実的には選択的プライマリ・ヘルスケアを実施していることが多い。非政府機関(NGO)のなかには包括的プライマリ・ヘルスケアを限られた地域で展開しているところもある。

オタワ憲章とヘルスプロモーション：

　プライマリ・ヘルスケアのなかのヘルスプロモーションに焦点をあてたオタワ憲章は，プライマリ・ヘルスケアの歴史のなかで重要な道標である。これについては，II-3-b(77頁)で詳しく取り上げることにする。

医薬品回転資金：

　1987年，マリのバマコで，WHOとユニセフの共同で開催されたアフリカ保健大臣会議において宣言されたのが，必須医薬品の回転資金事業，バマコイニシアティブである。プライマリ・ヘルスケアに使われる経費では医薬品が大部分を占め，この医薬品の不足が住民による診療所などの利用率を低下させる主要な要因となるため，医薬品の費用を一部受益者負担とし，回収した資金を地域で管理して次の薬剤購入や保健医療サービスの向上につなげようというシステムである。価格の設定や運営の透明性，貧困層への配慮など課題は多いが，住民自身が保健医療サービスを管理することで，住民の力をつけることにもつながるシステムである。

⑥ 21 世紀におけるプライマリ・ヘルスケア

　ヘルス・フォー・オール政策が目標とした 2000 年を越えてもなお，「すべての人の健康」は実現していない。1998 年，WHO は第 51 回総会において，「21 世紀におけるヘルス・フォー・オール政策」を採択した（WHO 1998）。このなかで，アルマ・アタ宣言で示された公平，連帯，社会正義などの理念を確認するとともに，プライマリ・ヘルスケアに積極的にかかわることが宣言されたが，アルマ・アタ宣言で示されたような画期的な理念や方法の転換を示すには至らなかった。

　21 世紀に国際保健に起こった大きな変化は，ミレニアム開発目標（MDGs）という，共通の目標が国連によって設定されたことである。2000 年に採択された国連ミレニアム宣言を受けて，2015 年までの到達目標を 8 分野で定めたものが MDGs である。乳幼児死亡の削減，妊産婦の健康向上，HIV/エイズ，マラリア，そのほかの疾病との闘いなど保健医療分野の目標も設定されたため，MDGs に関連する活動に国際協力が集中し，大きな成果をみせた〔詳細はⅠ-4-c-4)-(b)（25 頁）参照〕。

　この大きな流れのなかに，ヘルス・フォー・オールやプライマリ・ヘルスケアは飲み込まれたような印象がある。つまり，MDGs に焦点があてられ，WHO 自身もプライマリ・ヘルスケアに言及することが少なくなってきていた。

　そのようななか 2008 年，WHO は世界保健報告において，プライマリ・ヘルスケアを改めてテーマに取り上げた。そのなかで，アルマ・アタ宣言以降変化した社会状況やプライマリ・ヘルスケア活動の変化を受けて，プライマリ・ヘルスケアの改革が必要だと訴えた。特に，ユニバーサル・カバレッジ（保健医療サービスを誰もが普遍的に受けられること）改革，サービス提供改革，公共政策改革，リーダーシップ改革の 4 つの改革の必要性を強調した。

　MDGs は 2015 年以降，持続可能な開発目標（SDGs）へと引き継がれ，現在，世界各国がこの目標に対する取り組みを行っている。SDGs において強調されている 1 つにユニバーサル・ヘルス・カバレッジがある。これは，すべての人々が，適切な保健医療サービスを支払い可能な費用で受けられることを意味し，世界保健報告 2008 において強調されたヘルス・カバレッジ改革と同じ考え方である。

　2018 年 10 月，アルマ・アタ宣言が採択されたのと同じ国であるカザフスタンにおいて，プライマリ・ヘルスケア 40 周年を記念して，「プライマリ・ヘルスケアに関する世界会議」が開催された。この会議でアルマ・アタ宣言を引き継ぐものとして，アスタナ宣言が採択された。アスタナ宣言では，プライマリ・ヘルスケアを「ユニバーサル・ヘルス・カバレッジと健康関連の持続可能な開発目標のための，持続可能な保健システムの礎である」と述べ，SDGs やユニバーサル・ヘルス・カバレッジとの関連のなかに位置づけて，次の 4 つの行動にかかわることを宣言している。①すべてのセクターにおいて，健康課題に対する大胆な政治的選択を実施する，②持続可能なプライマリ・ヘルスケアを構築する，③個人とコミュニティをエンパワーする，④利害関係者の支援を，国の政策，戦略，計画に整合させる。

　さらに，このような行動を通しプライマリ・ヘルスケアを成功に導く鍵として，①知識と能力開発，②保健人材，③テクノロジー，④財政をあげている（国立国際医療研究センター国際医療協力局 2018）。

　アスタナ宣言は，プライマリ・ヘルスケアにとって1つの道標である。しかし，SDGs やユニバーサル・ヘルス・カバレッジといった世界目標を達成することを通してプライマリ・ヘルスケアが発展し，本当にすべての人々が健康になり，アスタナ宣言が再確認した公平と連帯，平和，安全保障，社会経済発展などを実現することができるかは，これからの世界，ひいては私たち自身のコミットメントにかかっている。

b. ヘルスプロモーション

1）オタワ憲章とヘルスプロモーションの定義

　ヘルスプロモーションは，プライマリ・ヘルスケアの一部である。健康増進，予防，治療，リハビリテーションという一連のプライマリ・ヘルスケア活動のなかの，健康増進にあたる。

　1986年，カナダのオタワにおいて第1回「ヘルスプロモーションに関する国際会議」が開催され，「ヘルスプロモーションに関するオタワ憲章」が採択された（WHO 1986）。この憲章のなかで，「ヘルスプロモーションとは，人々が自らの健康をコントロールし，改善することができるようにするプロセスである。健康は毎日の生活の資源であり，人生の目的ではない。ヘルスプロモーションは，保健セクターだけの責任ではなく，健康的なライフスタイルを超えてウェルビーイング（安寧，幸福）へとつながるものである」と述べられている。

　オタワ憲章では，健康の基礎的条件として，平和，住居，教育，食糧，収入，安定した生態系，持続可能な資源，社会正義・公平性をあげている。これらの状態が整って初めて，人は健康でいることができるのである。

2）ヘルスプロモーションの方法

　ヘルスプロモーションを進める方法として，唱道（advocate），能力の付与（enable），調停（mediate）があると述べている。唱道とはアドボカシーのことであり，人々の権利を擁護したり代弁したりすることである。具体的には政治，経済，社会，環境などが健康に資するように，意思決定者に向かって政策提言したり，住民に対して訴えたりするような活動が唱道である。能力の付与とは，すべての人が健康になるための能力を獲得できるように支援することであり，誰でも健康情報へアクセスできるようにすることや，日常生活で使える技術，たとえば健康的な食品の選択方法や運動方法などの技術を教えたり，健康的な意思決定ができるよう支援したりすることである。また，健康は保健セクターだけの活動によって達成できるものではなく，行政，社会経済セクター，NGO やボランティア団体，工業，マスメディアなどの領域と話し合ったり，調整したりして，協力していかなければならない。このような活動が調停である。

3）優先活動項目

　ヘルスプロモーションの優先活動項目としてあげられているのは，次の5つである。

健康的公共政策の確立：

　ヘルスプロモーション政策は，法律，財政，税金，組織改革など，多様な政策に関係する。保健医療政策が健康に資するだけでなく，たとえば道路を建築したり，義務教育のあり方を検討するときにも，その政策が健康を害することなく，むしろ健康を増進するような政策である必要がある。保健医療以外のセクターが，健康に資する政策を受け入れられない場合，その阻害要因は何か，またどうしたら阻害要因を取り除くことができるか，などの検討が必要である。

支援的環境の創造：

　個人の健康増進だけでなく，環境が健康的であることは大切である。自然環境を保護し，人工的環境を整え，自然資源を保護することは，すべてのヘルスプロモーション事業において配慮されなければならない。

地域活動の強化：

　住民参加を促進すること，地域の物的・人的資源を開発すること，自助・共助を拡大することなどは，地域活動強化の方法である。そのためには，住民が十分な情報や教育の機会を得て，自分たちの地域の健康づくりに対するモチベーションを高め，有効な活動をするための知識や技術をもっていることが必要である。

個人技術の開発：

　健康増進や慢性疾患をもちながらの生活などに対し，保健医療従事者に任せるのではなく，誰もが自分で実施できる技術を開発することは重要である。たとえばカロリー計算の簡便な方法，家庭でできる運動，禁煙を続けるための工夫などは，個人技術の一例である。個人技術は，学校，職場，家庭，地域などで情報を提供したり，トレーニングしたりすることができる。

保健医療サービスの方向転換：

　臨床における治療だけでなく，予防や健康増進をより重視するよう保健医療サービスを方向転換させることである。そのためには，保健医療サービスやその政策を転換させる根拠となるような研究，予防や健康増進を重視する保健医療従事者の育成や研修などが必要である。

4）ヘルスプロモーションの概念図

　この優先活動項目を中心に，オタワ憲章におけるヘルスプロモーションの概念図を**図Ⅱ-11**に示した。日本では，ヘルスプロモーションというと，人々が協力し合って健康というボールを坂道の上まで押し上げようとしている**図Ⅱ-12**が有名だが，海外ではヘルスプロモーションの図というと，このオタワ憲章の図が知られている。この図では，大きな外円の内側に，「健康的な公共政策の確立」と書かれており，これが1つのゴールである。中心近くに小さな円が描かれており，そのなかに唱道，能力の付与，調停というヘルスプロモーションの3つの方

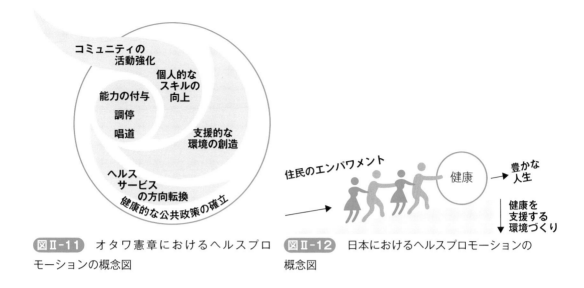

図Ⅱ-11　オタワ憲章におけるヘルスプロモーションの概念図

図Ⅱ-12　日本におけるヘルスプロモーションの概念図

法が書かれている。その周囲には3つの羽があり、「支援的な環境の創造」「コミュニティの活動の強化」「個人的なスキルの向上」「ヘルスサービスの方向転換」という4つの活動項目を意味している。そしてこの3つの羽のうち1つが、外円を突き破って外に伸びている。これはヘルスプロモーション活動が、やがて当初のゴールである「健康的な公共政策の確立」を越えて発展していくことを表している。

5) ヘルスプロモーションの発展

　オタワ憲章以降も、WHOはヘルスプロモーションに関する国際会議を何度も開催し、理念の確認や活動の推進をはかってきた。たとえば、1988年のアデレード勧告では、健康的な公共政策を、1997年のジャカルタ宣言では新しい時代をつくる人々、すなわち保健医療従事者の育成を、2000年のメキシコ宣言では健康格差是正を取り上げた。

　2016年の上海宣言では、SDGsにおけるヘルスプロモーションをテーマにし、SDGsと関連づけて活動を活性化しようとしていたプライマリ・ヘルスケアと歩調を合わせている。

　ヘルスプロモーションは、アルマ・アタ宣言を基盤にして誕生し、また発展してきた。今後、低所得国でも開発が進み、感染症や乳幼児の健康から非感染性疾患や高齢期の疾患へと健康課題がシフトしていくことが予想されるなかで、ヘルスプロモーションはますます重要になっていくものと思われる。

c. 保健医療制度

　保健医療制度を構成しているのは国民、保健医療サービス提供機関、医療保険制度である。保健医療サービス提供体制と医療保険制度には多くの法律が制定さ

れ，保健医療制度の実践には公的な規制力を必要とするため，行政が大きな役割を果たしている。

1）保健医療サービス提供機関

　どの国においても保健医療サービス提供機関はいくつかの階層に分かれているが，呼称が違っていてもおおよその構造は類似している。**図Ⅱ-13**にエチオピアの医療機関の階層とそれぞれで配置されている保健医療従事者のおおよそを，**図Ⅱ-14**にホンジュラスの保健医療施設の構造を示した。

　途上国では，保健医療サービス機関の最も人々に近い位置と場所で予防や簡単な治療の一次医療を提供しているのが保健（ヘルス）ポストであり，医師は勤務し

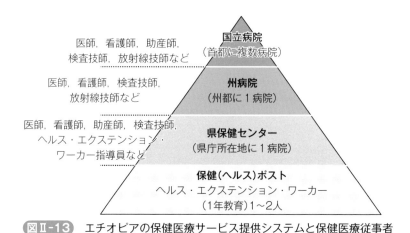

図Ⅱ-13　エチオピアの保健医療サービス提供システムと保健医療従事者

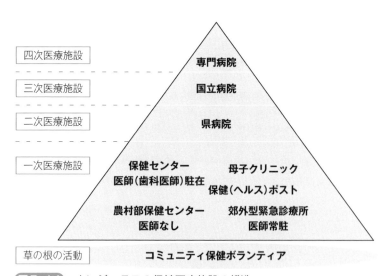

図Ⅱ-14　ホンジュラスの保健医療施設の構造

〔国際協力機構人間開発部（2014）．ホンジュラス共和国「国家保健モデル」に基づくプライマリーヘルスケア体制強化プロジェクト詳細計画策定調査報告書．8より編集して作成〕

ていない。主として看護職や日本の高校年齢での医学教育を終え診断や投薬のできる保健医療従事者などが勤務している。保健ポストで対応できない傷病はより人口の集まっている郡，町などの保健ポストを統括する保健センターへ送られる。保健センターでは日本と異なり一次予防のみならず医師が駐在し治療を行っていることが多く，一次医療機関である。保健センターの上には二次医療機関の県・州病院があり，さらに重度の場合は三次医療機関へ患者を送ることになる。三次医療機関は数が少なく，たいてい首都のみだが，2～3の県や州に設置している国もある。看護職はすべての保健医療サービス提供機関で勤務している。

2）医療保険制度

　医療保険制度とは傷病などに際し被保険者に医療費などを保障する制度である。保健医療サービス機関が構成の違いや機能の質などに違いがあってもすべての国に存在する一方，世界には医療保険制度をもつ国ともたない国がある。さらにその医療保険制度の形態も国により多様である。このようなことを理解することは国際看護の場で大切である。

　罹患率のように国ごとの医療保険制度を世界的に比較できる評価方法は存在しないが，国民＝利用者に関係する医療費，保健医療サービス提供体制，医療保険の面から観察することができる。WHOなどのデータベースや報告書，論文などをもとに世界と途上国の現状を把握することで課題を理解し可能な対策について考えることができる。

3）利用者と医療費

（a）公的医療費

　国の生産力すなわち国内総生産（Gross Domestic Product：GDP）における保健医療費の割合から，その国がどれほど保健医療を重要とみなしているかが推測できる（**図Ⅱ-15**）。途上国のほとんどの公的医療費はGDPの3.7％以下の支出であり，先進国より明らかに低い。医療費と教育費より防衛費により多くの予算があてられる国もあれば，国家予算の縮小が不可避になると医療費と教育費から削る国も多く，医療費が削減されれば国民の健康に大きな影響を及ぼす。

（b）自己医療費負担額

　低所得国では国民1人あたりの平均公的医療費はGNI（国民総所得）の4.8％で平均自己医療費負担額は1.8％である一方，OECD諸国ではGNIに対する公的医療費は12.1％で自己医療費負担額は4.8％を占める（世界銀行2019）。パーセントでみると低所得国と高所得国に大きな違いがみえないが，国民1人あたりの自己医療費負担額は2015年に低所得国で平均14.1米ドルに対し，高所得国では平均1,801.6米ドルと大きな差がある。さらに低所得国で自己医療費負担額が小さいことは受ける医療が十分であるのではなく，それ以上の負担ができないため治療を諦めている場合が多いと考えられる。

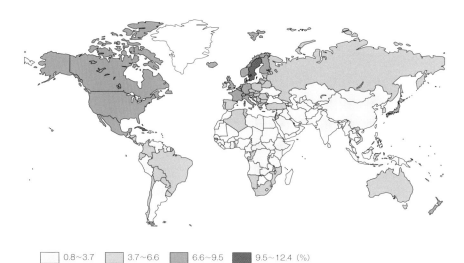

0.8～3.7　　3.7～6.6　　6.6～9.5　　9.5～12.4 (%)

図Ⅱ-15　国内総生産(GDP)中に占める医療費割合(2014 年)

〔WHO(2014), Global Health Expenditure database(https://www.populationpyramid.net/hnp/health-expenditure-public-of-gdp/2014/)より〕

　　また自己負担する額が示す内容は先進国と途上国では異なる。先進国では最先端技術による治療や自由に薬局の棚から購入する医薬品であったりするが(松原 2011), 途上国では公的支出が少なく保健医療サービスが十分でない場合に自費でより高価な私的医療施設や薬品代を支出していると推測され, これらの人々の生活への影響は大きいであろう。医療費を自己負担したことにより貧困ラインを下回ってしまった人の数は世界で 2000 年に 1.3 億人, 2005 年に 1.15 億人, 2010 年に 9.8 千万人と報告されている(世界銀行 2019)。その数は減少してきているようにみえるがデータが近年出ていない国も多いため単純に減少しているとはいえず, まずはこの数字の大きさに注目すべきであろう。

4)保健医療サービス提供の充実度

(a)保健医療従事者

　　国民への保健医療サービスが十分に提供されているか判断するための指標はいくつかあり, その 1 つは人口あたりの保健医療従事者数である。2014～2018 年に報告があった国のなかで人口 1,000 人あたりの看護師と助産師の数が 1.0 人に満たないのは, アフリカ 27 か国(アンゴラ, エチオピア, ギニア, ギニアビサウ, コートジボアール, コモロ, コンゴ共和国, シエラレオネ, ジブチ, スーダン, 赤道ギニア, セネガル, ソマリア, タンザニア, チャド, 中央アフリカ, トーゴ, ニジェール, ブルキナファソ, ブルンジ, ベニン, マダガスカル, マラウイ, マリ, モザンビーク, モーリタニア, リベリア), 中東 1 か国(イエメン), アジア 6 か国(アフガニスタン, カンボジア, パキスタン, バングラデシュ, ミャンマー, ラオス), 大洋州 1 か国(パプアニューギニア), 中南米 5 か国(グアテマラ, ジャマイカ, ハイチ, ベネズエラ, ホンジュラス)の計 40 か国である(世界銀行 2020)。

(b)公的医療機関と私的医療機関，地域格差

医療提供機関は大きく分類して公的機関と私的（民間）機関になり，その相対比率はそれぞれの国の医療政策の特徴となる。ただしこの特徴は優劣を示すものではない。国民皆保険制度のある日本では民間機関が96％を占めているが（厚生労働省 2018），同様に皆保険制度のある西欧州諸国では公的機関が大部分を占める。途上国では一般的に公立病院に比べて私立病院のほうが施設，設備，スタッフが優位にあり，その分人々が支払う医療費は公的機関で支払うより高くなる。

他国との間に差があるように，どの国でも保健医療サービスにおける都市と地方の格差がある。先進国同様，途上国においても医師を筆頭に資格のある保健医療従事者は首都や都市に勤務する者が多く，地方では不足している。その不均衡性は先進国より途上国で大きく，途上国の地方に住む人々は最も不利益を被っているといえよう。たとえば最も開発の遅れている諸国において，助産師およびそれに準ずる教育を受け経験を積んだ熟練出産介助者による出産割合は平均で都市部52％，地方36％であり，5歳未満児の慢性的栄養不良発生率は都市部28％，地方40％である（UNICEF 2017）。地方に住む人々の所得は都市部の人々より低く，保健医療サービスへのアクセス状況も不良で治療が十分でなく死亡する率も都市部より高いのが現実である（WHO 2019）。

(c)疾病構造の変化

疾病構造の変化による保健医療サービス体制への影響も存在する。かつて途上国での主たる死亡は感染症や妊娠・出産に関連しており，予防接種や抗菌薬の普及，プライマリ・ヘルスケアの推進などにより，これらの疾病による生存への脅威は減少してきた一方，先進国同様，肥満，高血圧症，糖尿病などの非感染性疾患による死亡率も上昇してきている。感染性疾患対策と同時に非感染性疾患対策も必要になり，途上国には二重負担となっている。

(d)保健医療サービス提供機関の対策と看護職

これら保健医療サービス体制の課題への直接的対策として，保健医療従事者の教育と適正配置，必須医薬品の適正分配と配布，国民への健康教育の継続的実施，健康への住民参加活動，質向上を伴った医療・看護提供サービスの強化など多くがあげられよう。

看護職が保健医療サービス提供制度そのものに直接影響を及ぼす機会はまれかもしれないが，看護師養成や看護師現任教育，看護サービスの質向上，利用者データの分析と対応，遠隔地への巡回診療活動，住民活動推進など技術協力や支援の可能性は無限にある。また，保健医療サービス提供制度の課題の根幹には国の生産力の低さと人々の貧困があるので，医療に直接関係しないとしても経済力の開発にかかわることはひいては保健医療サービス提供の改善に貢献することになる。

5)社会保障としての医療保険制度

　疾病や障害，高齢化，失業などによって自立した生活を送ることができなくなることは誰の身にも起こり得る。このような場合に生活を守るセーフティネットとなるのが社会保障制度である。この制度には「社会福祉」「公的扶助」「社会保険」があり，「社会保険」のなかに「医療保険」がある。安心して必要な保健医療サービスを受けるために医療保険制度は重要な役割を果たす。

　国によって医療保険制度の実態は異なる。日本では1961年以降掛け捨ての公的医療保険による国民皆保険制度があり，ほかに私的医療保険も普及していて保険の対象病院は公立，私立を問わない。ペルーでは国民の半数以上を対象とする公的医療保険があるが，保険が適用される医療機関は非常に限定されている（外務省2012）。また東南アジアの10か国のうち公的医療保険をもつのは4か国で，その支出額は全体の医療費支出の10％未満である（世界銀行2011）。このように途上国では医療保険制度はないか，あっても不十分であることが多い。

(a)タイの医療保険制度

　社会保障として医療保険制度により多くの人々が保健医療サービスを受けられるようになることが望ましいが，例としてタイにおいてこの制度が導入され実行されたときにどのような状況であったかをみてみよう。

　高中所得国であるタイは1990年代に急激な経済成長による社会資本の蓄積により社会保障制度を構築する力をつけ，その後，通貨危機・経済危機を経験したために社会保障の重要性が強く認識された国でもあった（JICA 2013）。

　タイではそれまで医療保険は公務員や民間企業の従業員のみが対象であったが，それ以外の大多数の経済的に豊かでない人々を対象に2002年に国民医療保障制度を導入し，一気にほぼ全国民が何らかの医療保険に加入することとなった。保険料は税財源で運営され誰でも受診でき，外来，入院の1回ごとに30バーツ（約105円，2019年4月時点）のみ自己負担する（国際協力銀行2002）。保険の対象となる病院は国全体の医療機関の8割を占める国公立病院と登録した一部の私立病院である。低所得者は2002年以降医療費無料となり，この制度は社会福祉の性質ももっている。

　この制度の政策・社会的長所は，社会における所得再配分からそれまで漏れてきた低所得層への所得再配分になり得ること，急性期治療への保険が主であり感染症など疾病罹患率の高い若年層へ医療を提供することで治癒率が高くなり，若年層の労働力が確保されることで将来，経済的にも効果が見込まれることだと川口は指摘している（川口2005）。しかし，実際には医療保険制度を利用する人々が病院へ殺到し，受け付けと診療待ちに長時間を費やす一方，診療は短時間で行われ人々の不満が大きかった。病院側は受診数の急増により職員の疲弊が高まり保健医療従事者が民間へ流出していること，国から配分された償還金は実費に足りないため医薬品，資材，人材に不足が起きること，急性疾患と同様に患者数も増えている慢性疾患に対し保険が適用されず十分なサービスを提供できない状況

であることなどが報告された(厚生労働省2013)。そのため，タイは改善へ動いている。このように国民の安寧のために保険制度が制定されることは望ましいが，質のよい持続性のある制度へ改善していく努力を続けることが重要である。

(b)ユニバーサル・ヘルス・カバレッジ

　医療保険制度の策定と導入，運用の過程には予算を含む政治的，倫理的，技術的な評価と改善が行われるべきである。改善に向けて国際支援も必要とされるであろうし，日本のODA(政府開発援助)も自国での経験を活かし国連のSDGsの1つ「すべての人の健康の実現」のためにユニバーサル・ヘルス・カバレッジの推進に尽力している。ケニアの「ユニバーサル・ヘルス・カバレッジの達成のための保健セクター政策借款」(2015)では円借款にてケニアは産科の無料サービス拡充，貧困層向けの健康保険補填プログラムなどを実施し，2018年までに施設分娩率が44%から65%に，補填プログラムの受益世帯が0から42,300世帯まで拡大している(JICA 2018)。

　村上は低所得国では基礎的保健医療サービスへの物理的アクセスに大きな問題がある国が多く，保健医療サービスの貧困層・脆弱層への拡大支援が必要であると述べている(村上2015)。たとえばセネガルは自国の物理的アクセスの改善に保健医療サービスの量の拡大と質の向上を，経済的アクセスの改善には医療保障制度の拡充を目指している。JICAはこれらの動きを支援する財政支援と技術協力を展開している(JICA 2017, JICA 2018)。このように日本のこれまでの経験を活かし途上国での医療保険制度への技術的協力においても看護職の活躍する場は多い。

d. 国際協力にかかわる機関

　国際連合(United Nations：UN；以下，国連)は，世界の平和と社会の発展のために協力することを誓った独立国家が集まってできた機関であり，6つの主要機関と15の専門機関および多数の計画や基金，補助機関から成り立っている。保健医療に関連する国連機関について説明する。

1)保健医療分野に関連する主な国連機関と活動内容

世界保健機関(World Health Organization：WHO)(図Ⅱ-16)：

　WHOは，1946年にニューヨークで開かれた国際保健会議が採択した世界保健憲章(1948年4月7日発効)によって設立され，「すべての人々が可能な最高の健康水準に到達すること」を目的とした，保健を統括する国連の専門機関である。WHOは，各国の保健プログラムに対し，技術的支援を行うことを中心的な役割としている。各国がSDGsを達成することができるよう，リーダーシップをとると同時に，保健に関する研究課題の決定，規範・基準の設定，エビデンスに基づく政策課題の提唱，保健状態のモニタリングや評価を行っている。ユニバーサル・ヘルス・カバレッジとして，貧しい人を含めたすべての人が必要な治療，予

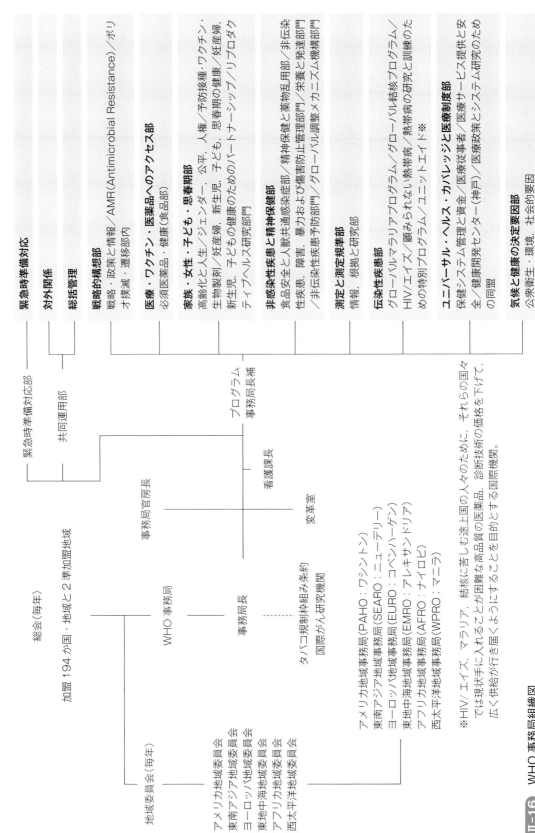

図Ⅱ-16　WHO 事務局組織図

緊急時準備対応 ── 緊急時準備対応部
対外関係
総括管理 ── 共同運用部

戦略的構想部
　戦略・政策と情報／AMR(Antimicrobial Resistance)／ポリオ撲滅・遷移部門内

医療・ワクチン・医薬品へのアクセス部
　必須医薬品（食品部）

家族・女性・子ども・思春期部
　高齢化と人生／ジェンダー、公平、人権／予防接種・ワクチン・生物製剤／妊産婦、新生児、子ども、思春期の健康／妊産婦、新生児、子どもの健康のためのパートナーシップ／リプロダクティブヘルス研究部門

非感染性疾患と精神保健部
　食品安全と人獣共通感染症部／精神保健と薬物乱用部／非伝染性疾患、障害、暴力および傷害予防管理部門／栄養と発達部門／非伝染性疾患予防部門／グローバル調整メカニズム機構部門

測定と測定規準部
　情報、根拠と研究部

伝染性疾患部
　グローバルマラリアプログラム／グローバル結核プログラム／HIV／エイズ／顧みられない熱帯病　熱帯病の研究と訓練のための特別プログラム／ユニットエイド※

ユニバーサル・ヘルス・カバレッジと医療制度部
　保健システム管理と資金／医療従事者／医療サービス提供と安全／健康開発センター（神戸）／医療政策とシステム研究部

気候と健康の決定要因部
　公衆衛生、環境、社会的要因

プログラム
事務局長補

事務局官房長

看護課長

変革室

総会（毎年）

加盟 194 か国・地域と 2 準加盟地域

WHO 事務局

事務局長

タバコ規制枠組み条約
国際がん研究機関

地域委員会（毎年）
・アメリカ地域委員会
・東南アジア地域委員会
・ヨーロッパ地域委員会
・東地中海地域委員会
・アフリカ地域委員会
・西太平洋地域委員会

アメリカ地域事務局 (PAHO：ワシントン)
東南アジア地域事務局 (SEARO：ニューデリー)
ヨーロッパ地域事務局 (EURO：コペンハーゲン)
東地中海地域事務局 (EMRO：アレキサンドリア)
アフリカ地域事務局 (AFRO：ナイロビ)
西太平洋地域事務局 (WPRO：マニラ)

※は HIV／エイズ、マラリア、結核に苦しむ途上国の人々のために、それらの国々では現状手に入れることが困難な高品質の医薬品、診断技術の価格を下げて、広く供給が行き届くようにすることを目的とする国際機関。

防，リハビリテーションなどが受けられるシステムづくりを提唱している（WHO 2019）。

　2019年4月現在の加盟国は194か国であり，日本は1951年に75番目に加盟した。本部はスイスのジュネーブにあり，加盟国は，世界6つの地域（アフリカ，米州，東南アジア，欧州，東地中海，西太平洋地域）のいずれかに属し，各地域には地域事務局が置かれている。日本は西太平洋地域（Western Pacific Regional Office：WPRO，37の国と地域が加盟，マニラに事務局）に所属する。

国連児童基金（United Nations Children's Fund：UNICEF，ユニセフ）：

　ユニセフは，世界中の子どもたちの命と健康，子どもの権利の実現を世界的に推進する機関である。第2次世界大戦によって，親や家を失い，飢餓や病気などの大きな苦しみから救済することを目的として，国連総会の決議により1946年に創設された。戦後の日本も学校給食用の粉ミルクや医薬品などの支援を受けた。現在では，世界190か国以上で，子どもの保健・栄養，安全な水・衛生，すべての男子・女子のための質の高い基礎教育，暴力・搾取保護活動，HIV/エイズ，紛争や災害の緊急支援，アドボカシーなどの支援活動などがそれぞれの専門職員により行われている（国際連合広報センター 2019）。

世界銀行（The World Bank）：

　世界銀行の始まりは，1945年（協定発効時）の戦後の世界経済の安定と復興を目的とした国際復興開発銀行（International Bank for Reconstruction and Development：IBRD）の設立であるが，1960年に設立された国際開発協会（International Development Association：IDA）と合わせて世界銀行を構成している。また，これに3機関〔国際金融公社（International Finance Corporation：IFC），多数国間投資保証機関（Multilateral Investment Guarantee Agency：MIGA），投資紛争解決国際センター（International Centre for Settlement of Investment Disputes：ICSID）〕を加えた5機関を世界銀行グループという。世界銀行の目標は，途上国の経済・社会発展を促進し人々の生活水準の向上を助け，各国に対し融資，技術協力，政策助言を提供し各国の自らの力による発展を支援することである。基礎教育，女子教育，医療・保健，雇用対策などの貧困対策，気候変動などの地球規模の課題，ジェンダー，ガバナンスなど，国際協力の幅広い分野をカバーしている（世界銀行 2019）。

国連開発計画（United Nations Development Program：UNDP）：

　戦後，南北問題と呼ばれる先進国と途上国との間の経済社会格差を縮めるための動きが高まるなか，貧困の根絶や不平等の是正，持続可能な開発を促進するために，1966年，2つの国連技術協力機関（国連特別基金と国連拡大技術援助計画）の統合で発足した。

　主な活動は，途上国などを対象に，技術協力や能力開発のための計画を策定すること，各国の要請に応じた，専門家の派遣や人材育成，機材の供給などである。また，各国政府，国連機関，NGO，企業などさまざまな組織と協力し，人々がよりよい生活を築けるようプログラムを実施している。2015年9月，SDGsが採

択され，世界各国で SDGs を国別の開発計画や政策に組み込む包括的な支援を行っている(国連開発計画駐日代表事務所 2019)。

・国連ボランティア(United Nations Volunteers：UNV)

　国連開発計画(UNDP)の下部組織として 1970 年の国連総会決議によって創設され，本部はドイツのボンに置かれている。国際ボランティアは，世界の課題に貢献する意志のある市民を世界中から募り，派遣している。保健・医療，農村開発などの開発分野における活動から，紛争や自然災害などに対応するための緊急人道支援，また効果的な開発協力の基盤となる平和構築や選挙支援・民主主義の推進，人権擁護など，100 種類以上の職種にわたる活動を行っている。現在までに 3 万人を超える国連ボランティアが，世界約 130 か国において活動している(UN Volunteers 2019)。

国連難民高等弁務官事務所(The Office of the United Nations High Commissioner for Refugees：UNHCR)：

　第 2 次世界大戦後，人種，宗教，国籍や政治的意見の違いによる迫害や戦争・紛争により避難を余儀なくされていた人々を援助するために 1950 年に設立された。国連難民高等弁務官事務所(UNHCR)は，その後も続く紛争や迫害により生じた難民，庇護申請者，帰還民，無国籍者，国境を越えずに避難生活を続けている国内避難民の保護と支援を行っている。

　主な事業として，難民に対する国際的保護，難民の諸権利(強制送還の禁止・就業・教育・居住・移動の自由など)を守り促進すること，緊急事態時の物的援助とその後の自立への援助，医療・衛生活動や学校・診療所などの社会基盤の整備，難民の本国への帰還・一次庇護国での定住・第三国での定住など，長期的な解決のための調整活動などを行っている。日本は，1967 年から資金協力を行い，活動計画や予算，政策決定を行う執行委員会のメンバーとしてかかわっている(外務省 2019)。

2) 各国の主な国際協力実施機関と活動内容

日本：

・独立行政法人国際協力機構(Japan International Cooperation Agency：JICA)

　JICA は日本の ODA(政府開発援助)を一元的に行う実施機関として，途上国への国際協力を実施している。ODA は，二国間援助と多国間援助(国際機関への出資・拠出)に分けられるが，JICA はこのうち二国間援助の形態である技術協力，有償資金協力，無償資金協力を担っている。

　JICA の技術協力事業は，専門家派遣，研修員の受け入れ，機材供与，技術協力プロジェクトなどを組み合わせ，途上国の開発協力のニーズに合わせて実施している。プロジェクトとしての技術移転では，現在では，開発分野の組織，研究機関，大学，訓練センターなどの特定組織を対象として行われるようになっている。

　JICA による青年海外協力隊，シニア海外協力隊の派遣は，途上国の住民と一体となって展開するという草の根レベルでの技術協力であり，途上国支援に貢献

してきた。

・青年海外協力隊(Japan Overseas Cooperation Volunteers：JOCV)

　1965 年に海外技術協力事業団(後の JICA)の事業の一環として始まった。その理念は，技術・技能を有する人材の派遣による途上国への協力，現地社会に溶け込むことによる相互理解，途上地域の住民と一体となって行う民衆志向である。活動分野は，農林水産，保健衛生，教育文化，スポーツ，計画・行政など多岐にわたる。2018 年までに 91 か国，4 万人以上を派遣した。協力隊活動に参加したボランティアが，自らの出身の社会に帰った際に果たす役割は大変大きい。現地の草の根レベルでの協力効果のみならず，途上国の人々の日本人・日本社会に対する理解，日本人・日本社会の途上国の人々・社会に対する理解の増進，途上国が抱えるさまざまな問題に対する理解の増進という点で，日本社会に与えたインパクトは少なくない(金子 2016)。

　2019 年からは，青年海外協力隊とシニア海外協力隊を JICA 海外協力隊として呼称が変更されている。

米国：

・アメリカ国際開発庁(United States Agency for International Development：USAID)

　USAID は，1978 年に大統領直属の独立機関として国際開発協力庁が設立されたのを契機に，その管轄下で技術協力を含む二国間援助の立案・実施を行う機関である。

　主な活動は，災害における人道支援，農業と食料支援，民主主義とガバナンスの強化，教育，環境保全などである。保健医療分野では，母子保健，HIV/エイズ，感染症対策，栄養改善に取り組んでいる。HIV/エイズ，感染症対策では，他国機関との連携による対応など，世界で最も影響力のある活動を行っている(USAID 2019)。

・アメリカ平和部隊(Peace Corps)

　1961 年 3 月，当時のケネディ大統領の提案により，大統領直属の独立機関として創設された。活動の目標は，関係諸国や地域の人々が必要とする，訓練されたマンパワーを提供することにある。50 年以上にわたり，141 か国に 23 万人を派遣した(Peace Corps 2019)。

カナダ：

・カナダグローバル連携省(Global Affairs Canada：GAC)

　1968 年に設立されたカナダ国際開発庁(Canadian International Development Agency：CIDA)が，その後の組織統合を経て 2015 年にカナダグローバル連携省となった。カナダの ODA(政府開発援助)の主要な実施機関である。

　主な取り組みとして，災害・紛争における人道・安全保障の支援，途上国の貧困削減，途上国の健康増進へのグローバルヘルス，女性と子どもの健康と権利の向上，人権・民主主義への支援，環境保護などを行っている(Global Affairs Canada 2019)。

イギリス：

・国際開発省(Development for International Development：DFID)

　1997 年に外務省の下部機関である海外開発庁から独立した省として生まれた。アジア，アフリカ，中東を中心に，貧困と脆弱な人々への支援，災害救援，教育，ガバナンス，環境保全などの活動を行っている。

・海外ボランタリーサービス(Voluntary Service Overseas：VSO)

　1958 年に設立された NGO である。社会のなかで最も疎外されている人々の健康，教育，生活の改善を目的に，2017 年までに 70 か国以上で 7 万人以上のボランティアを派遣している(Voluntary Service Overseas 2019)。

3)非政府機関(Non-Governmental Organization：NGO)と活動内容

　NGO とは，国連が政府以外の民間団体との協力関係を定めた国連憲章第 71 条で用いた用語である(久保田 2016)。現在では，国連との協力関係にかかわらず，非政府機関，市民団体を指して NGO と呼んでいる(久保田 2016)。その活動の原則は，自主的活動，非営利性，非政府性である。

　最近では，NGO と公的援助機関との協力が進み，先進国の ODA(政府開発援助)の一部も NGO を通して支援が提供されている。協力の形態は，協議への参加，公的機関から NGO への助成金，調査やプロジェクトの委託など，多岐にわたっている。NGO の代表が JICA の調査に参加するなどの協力もある。

　NGO は，一般的に組織が小さく，意思決定や事務手続きが比較的簡単であること，支援対象地域に長期間にわたり活動することがあり，ニーズや状況の変化に対応した柔軟な発想をもとにした活動や地域の資源を十分に活用できることなどが利点である。このようなことから，途上国で貧困状態に苦しむ人が増えるなかで，NGO は末端の真に援助を必要としている人々に支援を提供する担い手であることが評価されている(斎藤 1998)。活動の際には，人道支援の基準としてスフィア[注10]を指針としている。

　国際保健分野の NGO では，救援活動や保健医療サービスの提供，人材育成，啓発活動，地域開発支援のほかに，政策提言や情報提供・交換，研究，委託調査や事業を活動の主体とするものもあり，幅広い活動を行っている。日本国内の代表的な NGO については**付録(208 頁)**を参照。

代表的な国際非政府機関：

・国際赤十字(International Red Cross：IRC)

　1864 年，スイス人のアンリー・デュナンの「人の命を尊重し，苦しみの中にいる者は，敵味方の区別なく救う」の訴えのもと，1864 年に初めて締結された

注10)1997 年に人道援助を行う NGO グループと国際赤十字・赤新月運動により，人道支援における活動の質の向上と被災者への説明責任を果たすことを目的として開始された。尊厳のある生命を営む権利と苦痛を軽減する実行可能なあらゆる手段が尽くされるべきという信念のもと，人道憲章の枠組みをつくり，生命を守るための主要なセクター(給水・衛生・衛生促進，食料の確保と栄養，シェルター・居留地・ノン・フードアイテム，保健活動)における最低基準を確認した。2010 年に最低基準が公表され，以後，数年ごとに改訂されている。

「国際人道法」とも呼ばれるジュネーブ諸条約が調印された。ここに，戦争や紛争が起きたときの政府や赤十字の役割，赤十字標章の保護の規定などが定められ，最初の国際的 NGO である国際赤十字組織が結成された。赤十字の組織は，赤十字国際委員会(International Committee of the Red Cross：ICRC)，国際赤十字・赤新月社連盟(International Federation of Red Cross and Red Crescent Societies：IFRC)，190 か国(2015 年現在)の各国赤十字社・赤新月社(イスラム教国は赤新月を使用)の 3 つの機関からなり，それぞれに役割をもち，協力しながら活動を行っている。赤十字国際委員会(ICRC)は，武力紛争の際の犠牲者の保護と救援，災害被災者の救援，人道活動を実施している(日本赤十字社 2019)。

・国際看護師協会(International Council of Nurses：ICN)

　ICN は，国際的な保健医療専門職団体として 1899 年に設立された。本部をスイスのジュネーブに置く。加盟各国の看護協会の連合体として，130 か国以上(2017 年現在)の看護職者を代表としており，日本看護協会も加盟している。また，1948 年に WHO から公式に認められた最初の 7 つの NGO の 1 つとして，長年にわたり保健関連のプロジェクトに共同で取り組んできた。ICN の重点目標は，「世界の看護を 1 つにすること」「世界の看護師と看護を強化すること」「保健医療政策に影響を及ぼすこと」である。政策，パートナーシップ，支援活動，リーダーシップ開発，看護の専門的実践・規定および社会経済・福祉における活動を通じて看護の発展，看護職の能力の向上と人々の健康の向上を目指している(ICN 2019)。

・国際助産師連盟(International Confederation of Midwives：ICM)

　ICM は，世界の助産師団体が加盟する組織である。1919 年，ベルギーで開催された国際助産師学会の際に国際的な助産師組織の結成が提唱され，1922 年に国際助産師連合(The International Midwives Union)が設立，1954 年に現在の ICM に改称されている。本部はオランダのハーグに置かれ，2019 年時点で，121 か国・地域，140 団体が加盟している。日本における加盟団体は，日本看護協会，日本助産師会，日本助産学会の 3 団体である。ICM は，女性のリプロダクティブ・ヘルスおよび新生児と家族の健康増進をはかるためにより高いケアを提供することを目的としている。そのための活動として，助産師教育や助産規制に関する世界基準や助産師の必須コンピテンシーなど，各国で助産師教育の向上に活用できる基準の策定を行っている。また，人権を尊重する活動を目的とした女性と助産師の権利章典，助産師のための国際倫理綱領などの文書の発行ならびに加盟国への普及活動を展開している。

　ICN と ICM は WHO の会議にオブザーバー参加している。2016 年 5 月にはジュネーブにおいて，ICM，ICN，WHO が三者会議を開催し，看護・助産の労働力の将来に関する課題を検討した(ICM, et al 2016)。

4 災害と難民

　人々の生命や健康を脅かす事象の１つに災害がある。災害とは「人命や社会生活に対する広範囲な被害を生じる現象であり，社会機能の崩壊を伴い，コミュニティの能力では解決しえない状態」を指す（日本災害看護学会 2016）。災害は紛争，テロ，感染症の蔓延などとともに人間の安全保障[注11]（外務省 2016）への脅威である。災害によって国内避難民や難民が生まれる。人道憲章と人道支援における最低基準であるスフィア基準（Sphere 2018）では，基本理念として災害や紛争などの被災者には「尊厳ある生活を営む権利があり，従って，支援を受ける権利」があり，「災害や紛争による苦痛を軽減するために，実行可能なあらゆる手段がつくされなくてはならない」とされている。この理念のもとに給水や衛生，食料，避難所，保健医療などの最低基準が示されている。

a. 災害

1) 災害の種類

　災害の程度は，災害の原因となる「ハザード（hazards）」と，社会や生活の場における物理的・社会的・経済的・環境的な「脆弱性（vulnerability）」との関連で決まってくる（増野 2010，河原 2014）。

　災害には**表Ⅱ-7**に示されるようにさまざまな種類があり，自然の要因により発生する災害，人為的要因により発生する災害，環境汚染・科学の進歩・紛争など特殊な要因により発生する災害，複数の要因によって起こる複合災害がある。

　災害の原因となるハザードに直接働きかけることは難しい。特に自然災害においてはその原因を取り除くことはできない。しかし脆弱性については，その国の政治や経済の状況，社会基盤の整備，災害への備えなどによって対応は可能であり，被害を減らすこと（減災）ができる。

表Ⅱ-7　災害の種類

自然災害	地震，津波，台風，竜巻，洪水，干ばつ，地すべり，雪崩，森林火災，火山噴火，異常気象による熱障害など
人為災害	交通事故（列車，高速道路，航空機，海難など） 産業事故（爆発，化学物質，毒物流出など） テロ，暴動，戦争
特殊災害	核物質，生物剤（細菌やウイルス），化学物質による災害
複合災害	自然災害，人為災害，特殊災害が同時に起こるもの

〔奥寺敬，ほか（2018）．災害の種類．酒井明子，ほか編（2018）．災害看護改訂３版．南江堂，20 を改変して転載〕

注11）人間１人ひとりに着目し，生存・生活・尊厳に対する広範かつ深刻な脅威から人々を守り，それぞれの持つ豊かな可能性を実現するために，保護と能力強化を通じて持続可能な個人の自立と社会づくりを促す考え方（外務省 2016）

　気候変動や地殻変動を原因とする自然災害では，ライフラインや建築物，交通網，保健・医療・福祉機関などに影響を及ぼし，被害の範囲も広い。特に，被災地となった地域が途上国である場合は，家屋や建物が脆弱であり，被害が大きくなりやすく，その影響は長期化する。災害発生直後から人的資源の投入が求められるが，災害対策を担える人材養成が十分でない場合，救助・救護にかかわる人材確保も難しい。また物的資源も不足し，道路や通信などの社会基盤も不十分なため，救助や復興に時間がかかる。

　人為災害や特殊災害では，災害の種類と被災地域の状況によってライフラインや医療体制などの機能が保たれているかどうかに差がある。しかし，一般的に途上国においては，経済面や環境面を含む防災・減災対策は脆弱であり，さらに，核物質や化学物質などの被害に対応する場合の防護体制も不足していると予測される。また，複合災害においては，より多様で複雑な被災状況となる。

　途上国では大規模災害が発生した場合，被災国のみでは対応できないため，国際社会の支援が必要となる場合がある。国連高等難民弁務官事務所(UNHCR)のような国際機関のチーム，各国政府から派遣される組織(日本の場合は JICA の国際緊急援助隊)，国際赤十字や各国の NGO などが救援のために駆けつける。これらの組織は原則として被災国の承認を得て救援活動を行う。複数の組織が競合しないように，活動を分担して救援活動を行い，自立を妨げないように配慮しながら長くても数か月で現地側に活動を委ねることになる。

2) 災害サイクルの各期と看護

　災害は，発生，復興，平時，次の災害への準備，という時間の経過をサイクルで考え，各時期(フェーズ)によって異なる健康問題とニーズを理解しておくことが重要だが，国際的な救援活動は災害発生初期に集中して行われることが多い。災害サイクルは，**図Ⅱ-17** のように急性期・亜急性期・慢性期(復旧復興期)・

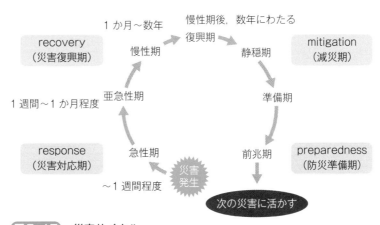

図Ⅱ-17　災害サイクル

〔髙田洋介(2019)．第2章 災害と災害看護に関する基礎知識．小原真理子，ほか監修(2019)．災害看護―心得ておきたい基本的な知識改訂3版．南山堂，23より〕

静穏期・前兆期に分けられる（髙田 2019）。

(a)急性期

　急性期は災害が発生してから通常 1 週間程度を指す。この時期は被災地の外からの救援が届きにくい。しかし大地震のような災害発生後 72 時間を過ぎると，がれきの下に閉じ込められた人の生存率が急激に下がる（飯開，ほか 2011）ため，国際救援組織の早期の到着と活動開始が望まれる。重篤な負傷者，クラッシュシンドローム[注12]の患者への対応とともに，避難所の開設と被災者の受け入れが中心となる。被災者が抱える精神的なストレスへのケアや遺族へのケアが求められる。

(b)亜急性期

　災害発生 1 週間〜1 か月程度の時期で，避難所の生活環境の整備，自宅に留まる被災者への生活支援や健康管理，感染症予防とともに，生活被災前からの慢性疾患をもつ被災者への対応が必要となる。

(c)慢性期・復興期

　本格的に被災地の復興が始まる災害発生 1 か月頃〜数年にわたる時期であり，地域社会の再建が行われる。この時期の国際組織による救援活動は自立を支援する活動が主となり，プライマリ・ヘルスケアを推進し，現地の住民や行政が中心になって復興できるように人材を育成したり，体制を整えられるような内容に変わり，長くても数か月程度で救援活動は終了する。

(d)静穏期

　復興は終わるが，災害から得られた教訓を活かし，次に起こる災害に備える時期である。資器材や組織の整備，防災・減災教育，訓練などを行い，地域の防災に対応する力（地域防災力）を強化する。

(e)前兆期

　災害の種類により，予知や予報できるかどうかは異なるが，予測できる災害に対応する体制を整える時期である。

b.　難民

　世界において，やむを得ず安住の地を離れなければならない人々がいる。戦争や災害に巻き込まれたり，宗教的・政治的な理由による迫害や，貧困などによって生命や生活に危機を感じて移動を強いられる。

　難民とは，「迫害のおそれ，紛争，暴力の蔓延など，公共の秩序を著しく混乱

注12）家屋や車体などの重量物による長時間の圧迫が原因で生じ，骨格筋の虚血や損傷，圧迫の解除による再灌流により，ときに急性腎不全や高カリウム血症を呈し，死に至る（佐々木 2012）。

させることによって，国際的な保護の必要性を生じさせる状況を理由に，出身国を逃れた人々」(国際連合 2019)であり，国連難民高等弁務官事務所(UNHCR)による承認，国際的あるいは地域的な法的文書や，国内法で規定される定義に基づく適正基準を満たしている場合に難民として認定される(UNHCR 日本，UNHCR 2006)。

災害や人道緊急事態(Complex Humanitarian Emergency：CHE)により「国境内に留まっている人」は避難民と呼ばれる。難民は自身の故郷から逃れて，ほかの国の避難所にたどり着き，その国で庇護申請を行うが，すべてが最終的に難民と認められるわけではない。国境を越えていないことから，避難民は国際条約で難民としては保護されない(UNHCR 日本，UNHCR 2006)。

世界人権宣言の条文では，すべての人間は庇護を求める権利を有し，差別されずに基本的人権を享受できる旨が記された。その後，1951 年に「難民の地位に関する条約」が，また，1967 年にさらにそれを補充する「難民の地位に関する議定書」が国連によって採択された。通常この 2 つをもって「難民条約」とされている。

この難民条約には，難民の定義や，難民の権利・義務が明記されている。締約国は，難民を彼らの生命や自由が脅威にさらされるおそれのある国へ強制的に追放したり，帰還させてはならず，庇護申請国へ不法に入国しまた滞在していることを理由として，難民を罰してはいけないとしている。

1)難民の現状

国連難民高等弁務官事務所(UNHCR)によると，2018 年末の時点で，難民は 2,590 万人，国内避難民は 4,130 万人とされ，UNHCR が認めた難民(2,040 万人)の 67％がシリア(670 万人)，アフガニスタン(270 万人)，南スーダン(230 万人)，ミャンマー(110 万人)，ソマリア(90 万人)の 5 か国に集中しており，さらに発生難民の受け入れ国のうち 84％が途上国である(UNHCR 2018)。

難民には，国籍が与えられず，教育・保健医療・雇用・移動の自由などが認められない無国籍者がいる。難民は，難民キャンプや地域社会で生活しているが，就労ができないため，現金収入がなく，公共サービスを受けられない現状がある。2018 年現在，18 歳未満の子どもは 52％を占め，保護者を伴わない子どもは 11 万 1,000 人存在する。さらに，紛争や暴力などで負傷しけがや障害を抱えた者，内部疾患を有する者，高齢者や妊産婦など，保健医療が必要な人々が存在する(UNHCR 2018)。

2)難民への支援

紛争や災害などによって国内のほかの地域や国外に逃れた人々は，支援組織が設置した難民キャンプに避難する。戦争から逃れるために難民となった人々は，男性の多くが戦地に赴いているため，高齢者，女性，子ども，病人などが多い。ときに長期間かけて難民キャンプに到着するため，全般的に疲弊し，栄養状態が

悪く，健康を損なっている。

　多くの団体が難民支援を実施しており，看護職も難民キャンプなどで看護を行っている。基本的には，生命の危機的な状況への医療的な対応，全身状態を整えるための栄養状態のアセスメントと支援，居住空間や衛生状態が整備されていないための感染症リスクへの対応や脱水予防，日常生活を営むための身体の保清や睡眠がとれる環境の整備，プライバシーへの配慮などがある。難民キャンプでは難民数や病人・負傷者数，感染症の発生状況などによってテントの数の増減を行うが，これらは看護職が行う場合が多い。また，暴動や紛争などの発生も予測され，安全管理が重要となる。人道憲章と人道対応に関する最低基準として示されているスフィア基準では，1 人あたりの居住空間は 3.5 m^2 以上，トイレは 20 人に 1 か所，水は 1 日 15 L が提示されている。

　難民キャンプは一時的に設置される場合も，長期間にわたる場合もある。難民キャンプの環境や状況は場所によっても異なり，周辺地域を含む社会・文化的背景も多様である。難民キャンプへの濃厚かつ継続的な支援が，難民を受け入れている途上国の人々の生活レベルとの格差を生むこともあり，地域社会レベルでの配慮と対応が必要となってくる場合もある。さらに，難民は難民キャンプのみに居住しているわけではなく，地域社会においても生活を営んでいる例もある。その場合には，就労や教育は制限され，予防接種などの保健医療サービスを含む公共サービスなどを受けられず，生活の質が低下し，健康状態が悪化する。1 人ひとりの人生や暮らしがその場所で営まれ，日常的な困難だけではなく，将来に向けての多くの苦悩をも抱えている。

3）日本に居住する難民

　日本政府は 1981 年に難民条約に加入し，主にベトナムからの難民を受け入れてきた（受け入れ終了までの 2005 年までにインドシナ難民 11,319 人）。2010 年度には第三国定住[注 13]難民の受け入れを開始し，タイ，マレーシアから年間約 30 人のミャンマー（ビルマ）難民を受け入れてきた（外務省 2019）。これは米国や欧州諸国に比べるとごくわずかの人数である。また，国連難民高等弁務官事務所（UNHCR）によって難民と認定された人々を難民認定せずに逃れてきた国に強制送還しており，日本に居住する難民は少ない（認定 NPO 法人難民支援協会 2017）。2018 年の難民認定申請者数は 10,493 人であった。難民認定手続きの結果，在留を認めた者は 82 人，うち難民として認定された者は 42 人，人道的な配慮を理由に在留を認めた者は 40 人であり，申請者の 0.78％にあたる。ほかに第三国定住難民として認定された 22 人を加えて庇護された人々は 104 人になる。

注 13）難民となっているが，一次避難国では十分な保護を受けられないことなどを理由に他国（第三国）へ行くことを希望する人を，受け入れに同意した第三国が受け入れる制度

引用・参考文献

Ⅱ-1　世界の人々の健康にかかわる諸要因

・Davey TM, Cameron CM, Bg S, et al(2015). The Relationship Between Maternal Education and Child Health Outcomes in Urban Australian Children in the First 12 Months of Life. Matern Child Health J, 19：2501-2511.
・Jolliffe D, Prydz EB(2016). Estimating international poverty lines from comparable national thresholds. The World Bank.
・Kenmotsu H, Tanigawa Y(2015). Pharmacokinetics, dynamics and toxicity of docetaxel：Why the Japanese dose differs from the Western dose. Cancer Science, 106：497-504.
・Lankarani MM, Assari S(2017). Diabetes, hypertension, obesity, and long-term risk of renal disease mortality：Racial and socioeconomic differences. J Diabetes Investig. 8：590-599.
・McElroy A, Townsend PK 著／丸井英二監訳(1995). 医療人類学. 大修館書店.
・Naito R, Miyauchi K, Daida H(2017). Racial Differences in the Cholesterol-Lowering Effect of Statin. J Atheroscler Thromb, 24：19-25.
・Patwardhan B, Warude D, Pushpangadan P, et al(2005). Ayurveda and Traditional Chinese Medicine：A Comparative Overview. eCAM, 2：465-473.
・Ranasinghe P, Wathurapatha WS, Perera YS, et al(2016). Computer vision syndrome among computer office workers in a developing country：an evaluation of prevalence and risk factors. BMC Res Notes, 9：150.
・The World Bank(2018). Poverty Puzzle 2018.
・UNDP(2018). Human Development Indices and Indicators 2018 Statistical Update.
・UNFPA(2019). State of World Population 2019.
・UNHCR(2018). Global Trends. Forced Displacement in 2017.
・Vacca VM(2017). Sickle cell disease：Where are we now? Nursing, 47：26-34.
・Vivien WC, Yew VWC, Noor AMN(2014). Anthropological inquiry of disease, illness and sickness. J Social Sciences Humanities, 9：116-124.
・WHO(2014). World Cancer Report 2014.
・WHO(2016). Global Report on Diabetes.
・WHO(2019). World Health Statistics 2019.
・Wi CI, St Sauver JL, Jacobson DJ, et al(2016). Ethnicity, Socioeconomic Status, and Health Disparities in a Mixed Rural-Urban US Community-Olmsted County, Minnesota. May Clin Proc, 91：612-622.
・磯野真穂(2012). 文化人類学・医療人類学からの視点　精神科医療と「文化」「文化相対主義」のススメ. 精神科看護, 39：15-21.
・岩崎基(2017). 移民研究・双生児研究からみたがんの予防可能性. 医学のあゆみ, 261：857-862.
・江口重幸(2018). 臨床になぜ「文化」という視点が必要なのか 文化精神医学再考. 日本社会精神医学会雑誌, 27：316-322.
・大野秀樹, 木崎節子, 櫻井拓也, ほか(2013). 高所環境は肥満を改善する. 登山医学, 33：167-171.
・気象庁(2018). ヒートアイランド現象.
　https://www.data.jma.go.jp/cpdinfo/himr_faq/index.html(2020 年 5 月 1 日閲覧)
・国連経済社会局(2017a). World Population Prospects 2017.
・国連経済社会局(2017b). World Population Ageing 2017.
・国連経済社会局(2018). World Urbanization Prospects 2018：Key Facts.
　https://population.un.org/wup/Publications/Files/WUP2018-KeyFacts.pdf(2020 年 5 月 1 日閲覧)
・国連経済社会局(2019). World Population Prospects 2019.
・財務省(2019). 経済制裁措置および対象者リスト.
　https://www.mof.go.jp/international_policy/gaitame_kawase/gaitame/economic_sanctions/list.html(2020 年 5 月 1 日閲覧)
・孫旭, 神宮直人, 鈴木路子(2018). 中国の大気汚染の現状とその対策に関する対日比較研究―大気汚染の人体影響に関する研究―. 東京福祉大学・大学院紀要, 8：179-188.
・俵友恵(1997). 助産学講座 8 助産管理　ネパールの看護婦の助産活動. 医学書院, 169-176.
・土井脩(2015). 医薬品開発における人種差・民族差要因について. 医薬品医療機器レギュラ

トリーサイエンス，46：634-635.

Ⅱ-2-a　母子保健

・Moller AB, Petzold P, Chou D, et al(2017). Early antenatal care visit：a systematic analysis of regional and global levels and trends of coverage from 1990 to 2013. Lancet Glob Health, 5：e977-983.
・United Nations(2014). World Economic Situation and Prospects 2014. Country classification. https://www.un.org/en/development/desa/policy/wesp/wesp_current/2014wesp_country_classification.pdf（2020 年 5 月 1 日閲覧）
・UNICEF, WHO, World Bank Group(2019). Levels and trends in child malnutrition. UNCEF/WHO/World Bank Group Joint Child Malnutrition Estimates. Key findings of the 2019 edition. https://www.who.int/nutgrowthdb/jme-2019-key-findings.pdf?ua=1（2020 年 5 月 1 日閲覧）
・WHO(2019a). Children：reducing mortality. https://www.who.int/news-room/fact-sheets/detail/children-reducing-mortality（2020 年 5 月 1 日閲覧）
・WHO(2019b). Maternal mortality. https://www.who.int/news-room/fact-sheets/detail/maternal-mortality（2020 年 5 月 1 日閲覧）
・WHO(2019c). WHO MCEE estimates for child causes of death 2000-2017. https://www.who.int/healthinfo/global_burden_disease/estimates/en/index2.html（2020 年 5 月 1 日閲覧）
・WHO(2019d). Success Factors for Women's and Children's Health：Policy and programme highlights from 10 fast-track countries. http://who.int/pmnch/knowledge/publications/successfactors/en/index2.html（2020 年 5 月 1 日閲覧）
・WHO(2019e). Global Health Observatory data repository. Maternal mortality Data by WHO region. http://apps.who.int/gho/data/view.main.1370?lang=en（2020 年 5 月 1 日閲覧）

Ⅱ-2-b　地域保健

・Arnstein SR(1969). A Ladder of Citizen Participation. JAIP, 35：216-224.
・John-Akinola YO, Nic-Gabhainn S(2014). Children's participation in school：a cross-sectional study of the relationship between school environments, participation and health and well-being outcome. BMC Public Health, 14：964. http://www.biomedcentral.com/1471-2458/14/964（2020 年 5 月 1 日閲覧）
・Mukumana O, Johri M(2016). What is known about school-based interventions for health promotion and their impact in developing countries? A scoping review of the literature. Health Educ Res, 31：587-602.
・Shaeffer S(1999). A framework for Rights-Based, Child-Friendly Schools. UNICEF. https://www.unicef.org/lifeskills/index_7260.html（2020 年 5 月 1 日閲覧）
・St Leger L, Young I, Blanchard C, et al(2009). Promoting health in schools from evidence to action. International Union for Health Promotion and Education.
・UNICEF(2019). Child Friendly School. https://www.unicef.org/cfs/（2020 年 5 月 1 日閲覧）
・Warne M, Snyder K, Gådin KG(2017). Participation and support―associations with Swedish pupils' positive health. Int J Circumpolar Health, 76：1373579.
・WHO(1999). Improving health through schools：national and international strategies. Information Series on School Health.
・WHO(2019). Global Health Observatory data repository. Rehabilitation. https://www.who.int/rehabilitation/en（2020 年 5 月 1 日閲覧）
・WHO/MNH, WHO/NPH(2003). Creating an Environment for Emotional and Social Well-Being. https://www.who.int/school.youth_health/media/en/sch_childfriendly_03_v2.pdf?ua=1（2020 年 5 月 1 日閲覧）

II-2-c　感染性疾患

・Kappagodaam S, Ioannidis JPA(2014). Prevention and control of neglected tropical diseases : overview of randomized trials, systematic reviews and meta-analyses. Bull World Health Organ, 92 : 356-366.
・The Johns Hopkins University, School of Medicine. CORONAVIRUS RESOURCE CENTER (2020). COVID-19 Dashboard by the Center for Systems Science and Engineering. https://coronavirus.jhu.edu/map.html(2020 年 6 月 26 日閲覧)
・UNICEF(2017). The State of the World Children 2017. Children in a Digital World.
・WHO(2016). HIV-Associated Tuberculosis.
・WHO(2018). World Malaria Report 2018. https://apps.who.int/iris/bitstream/handle/10665/275867/9789241565653-eng.pdf?ua=1 (2020 年 5 月 1 日閲覧)
・WHO(2019a). Global Health Observatory data repository. Immunization. https://apps.who.int/gho/data/node.main.A824?lang=en(2020 年 5 月 1 日閲覧)
・WHO(2019b). Global Health Observatory data repository. Immunization coverage. https://www.who.int/en/news-room/fact-sheets/detail/immunization-coverage(2020 年 5 月 1 日閲覧)
・WHO(2019c). Global Health Observatory data repository. Tuberculosis. https://apps.who.int/gho/data/node.main.1316?lang=en(2020 年 5 月 1 日閲覧)
・WHO(2019d). Neglected Tropical Diseases. https://www.who.int/neglected_diseases/diseases/en(2020 年 5 月 1 日閲覧)
・国立感染症研究所(2005). 動物由来感染症. Infectious Agency Surveillance Report, 26 : 193-194. https://idsc.niid.go.jp/iasr/26/306/tpc306-j.html(2020 年 5 月 1 日閲覧)

II-2-d　非感染性疾患

・United Nations(2015). Sustainable Development Goals Knowledge platform, Transforming our world : the 2030 Agenda for Sustainable Development. https://sustainabledevelopment.un.org/post2015/transformingourworld (2019 年 7 月 31 日閲覧)
・WHO(2010). Global Status Report on noncommunicable diseases 2010.
・WHO(2017a). Global Health Observatory Map Gallery. http://gamapserver.who.int/mapLibrary/Files/Maps/Global_NCD_deaths_2015.png(2019 年 9 月 5 日閲覧)
・WHO(2017b). Cardiovascular Diseases(CVDs)Key facts. https://www.who.int/news-room/fact-sheets/detail/cardiovascular-diseases-(cvds)(2019 年 7 月 31 日閲覧)
・WHO(2018a). Noncommunicable diseases. 1 June 2018. https://www.who.int/news-room/fact-sheets/detail/noncommunicable-diseases(2019 年 6 月 13 日閲覧)
・WHO(2018b). Global Health Observatory(GHO)data. NCD mortality and morbidity. https://www.who.int/gho/ncd/mortality_morbidity/en/(2019 年 9 月 6 日閲覧)
・WHO(2018c). Cancer Key facts. https://www.who.int/en/news-room/fact-sheets/detail/cancer(2019 年 7 月 31 日閲覧)
・WHO(2018d). Diabetes. https://www.who.int/news-room/fact-sheets/detail/diabetes(2019 年 7 月 31 日閲覧)
・WHO(2019). Tobacco. https://www.who.int/news-room/fact-sheets/detail/tobacco(2019 年 7 月 31 日閲覧)

II-3-a　プライマリ・ヘルスケア

・Cueto M(2004). The Origins of Primary Health Care and Selective Primary Health Care. Am J Public Health, 94 : 1864-1874.
・Djukanovic V, Mach E(1975). Alternate approaches to meeting basic health needs in developing countries : A joint UNICEF/WHO study. WHO.
・Ford ND, Patel SA, Narayan KM(2017). Obesity in Low- and Middle-Income Countries :

Burden, Drivers, and Emerging Challenges. Annu Rev Public Health, 38：145-164.
・Kliegman RM, Lye PS, Bordini BJ, et al（2018）. Nelson Pediatric Symptom-Based Diagnosis. Elsevier.
・UNFPA（2019）. State of World Population 2019.
・United Nations Inter-agency Group for Child Mortality Estimation（2018）. Levels & Trends in Child Mortality：Report 2018.
・Walsh JA, Warren KS（1979）. Selective Primary Health Care：An Interim Strategy for Disease Control in Developing Countries. N Engl J Med, 301：967-974.
・WHO（1978）. Declaration of Alma-Ata. International Conference on Primary Health Care, Alma-Ata, USSR, 6-12.
　https://www.who.int/publications/almaata_declaration_en.pdf（2020 年 5 月 1 日閲覧）
・WHO（1998）. Fifty-first World Health Assembly WHA51.7. Health-for-all policy for the twenty-first century.
　http://www.internationalhumanrightslexicon.org/hrdoc/docs/worldhealthdeclaration.pdf（2020 年 5 月 1 日閲覧）
・WHO（2003）. The World health report：2003：shaping the future.
・WHO（2016）. Global Report on Diabetes.
・WHO（2016）. Towards a grand convergence for child survival and health：a strategic review of options for the future building on lessons learnt from IMNCI.
・国立国際医療研究センター国際医療協力局（2018）. プライマリ・ヘルス・ケアに関する世界会議アスタナ宣言（仮訳）.
　http://kyokuhp.ncgm.go.jp/library/other_doc/Astana_sengen_181130.pdf（2020 年 5 月 1 日閲覧）
・柳澤理子（2006）. 開発途上国の妊産婦死亡とめぐる現状と世界戦略. 信州医学雑誌, 54：369-378.

Ⅱ-3-b　ヘルスプロモーション

・WHO（1986）. Ottawa Charter for Health Promotion.
　http://www.euro.who.int/__data/assets/pdf_file/0004/129532/Ottawa_Charter.pdf（2020 年 5 月 1 日閲覧）

Ⅱ-3-c　保健医療制度

・JICA（2013）. 課題別指針　社会保障（医療保障・年金等の所得補償・社会福祉）.
　https://www.jica.go.jp/activities/issues/social_sec/ku57pq00002cyac5-att/guideline_social_sec.pdf（2020 年 5 月 1 日閲覧）
・JICA（2017）.「セネガル コミュニティ健康保険制度及び無料医療制度能力強化プロジェクト」概要.
　https://www.jica.go.jp/project/senegal/006/outline/index.html（2020 年 5 月 1 日閲覧）
・JICA（2018）. SDGs 達成へ向けた JICA の取り組み.
　https://www.jica.go.jp/aboutoda/sdgs/ku57pq00001qfok2-att/pamphlet_sdgs_ja.pdf（2020 年 5 月 1 日閲覧）
・The World Bank（2011）. Composition of Total Health Expenditure by type of expenditure in SEAR countries, 2010.
　http://www.searo.who.int/entity/health_situation_trends/data/chi/composition-of-total-health-expenditure/en/（2020 年 5 月 1 日閲覧）
・The World Bank（2020）. Nurses and midwives（per 1,000people）.
　https://data.worldbank.org/indicator/SH.MED.NUMW.P3（2020 年 6 月 26 日閲覧）
・UNICEF（2017）. The Status of World's Children 2017.
　https://www.unicef.org/publications/index_101992.html（2020 年 5 月 1 日閲覧）
・WHO（2014）. Global Health Expenditure database.
　https://www.populationpyramid.net/hnp/health-expenditure-public-of-gdp/2014/（2020 年 5 月 1 日閲覧）
・WHO（2019）. The Global Health Observatory. Universal Health Coverage.
　http://apps.who.int/gho/portal/uhc-overview.jsp（2020 年 5 月 1 日閲覧）
・外務省（2012）. TPP 交渉参加国の公的医療保険制度等（概要）.

・川口典男(2005)．発展途上国における国民皆医療保障制度の構築―タイ国のケース―．海外社会保障研究．150：33-46.
・厚生労働省(2013)．我が国の医療保険について．
https://www.mhlw.go.jp/stf/seisakunitsuite/bunya/kenkou_iryou/iryouhoken/iryouhoken01/index.html(2020 年 5 月 1 日閲覧)
・厚生労働省(2019)．医療施設動態調査平成 30 年 3 月．
https://www.mhlw.go.jp/toukei/saikin/hw/iryosd/m18/is1803.html(2020 年 5 月 1 日閲覧)
・国際協力銀行(2002)．タイ王国における社会保障制度に関する調査報告書．
https://www.jica.go.jp/activities/schemes/finance_co/approach/pdf/thai.pdf(2020 年 5 月 1 日閲覧)
・松原由美(2011)．混合診療に関する一考察―先進諸国の状況を参考に―．生活福祉研究．79：116-127.
・村上仁(2015)．医療保障からみた途上国の類型化・分類．平成 26 年度国際医療研究開発費研究報告シンポジウム「医療保障制度―日本の経験を途上国の UHC 支援に生かすためには．

Ⅱ-3-d　国際協力にかかわる機関

・Global Affairs Canada(2019). Web サイト．
https://www.international.gc.ca/gac-amc/index.aspx?lang＝eng(2019 年 5 月 22 日閲覧)
・ICM, ICN, WHO(2016). 看護・助産労働力の将来：三者声明 2016 年．
https://www.nurse.or.jp/nursing/international/icn/update/news/pdf/sansha-jp.pdf(2019 年 5 月 1 日閲覧)
・ICN(2019). Web サイト．
https://www.icn.ch/(2019 年 5 月 2 日閲覧)
・Peace Corps(2019). Web サイト．
https://www.peacecorps.gov/(2019 年 5 月 2 日閲覧)
・UN Volunteers(2019). Web サイト．
https://www.unv.org(2019 年 5 月 2 日閲覧)
・USAID(2019). Web サイト．
https://www.usaid.gov/(2019 年 5 月 2 日閲覧)
・Voluntary Service Overseas(2019). Web サイト．
https://www.vsointernational.org/(2019 年 5 月 2 日閲覧)
・WHO(2019). Web サイト．
https://who.int/en/(2019 年 5 月 2 日閲覧)
・外務省(2019). Web サイト ODA．
https://www.mofa.go.jp/mofaj/gaiko/oda/shiryo/hakusho/06/ODA2006/html/siryo2/s/1320007.html(2019 年 5 月 2 日閲覧)
・金子洋三(2016)．第 3 章　青年海外協力隊．内海成治編(2016)．新版　国際協力論を学ぶ人のために．世界思想社，75-105.
・久保田賢一(2016)．第 4 章　NGO の役割と動向．内海成治編(2016)．新版　国際協力論を学ぶ人のために．世界思想社．
・国連開発計画駐日代表事務所 (2019)．Web サイト．
http://www.jp.undp.org/(2019 年 5 月 1 日閲覧)
・国際連合広報センター(2019). Web サイト．
https://www.unic.or.jp/(2019 年 5 月 1 日閲覧)
・斎藤昌子(1998)．第 1 章 6　非政府組織の援助活動．小早川隆敏編著(1998)．国際保健医療協力入門―理論から実践へ．国際協力出版会，61-72.
・世界銀行(2019)．日本 Web サイト．
https://www.worldbank.org/ja/country/japan(2019 年 5 月 1 日閲覧)
・日本赤十字社(2019)．Web サイト．
http://www.jrc.or.jp/about/(2019 年 5 月 1 日閲覧)

Ⅱ-4-a　災害

・Sphere(2018)．スフィアハンドブック―人道憲章と人道支援における最低基準―．
https://jqan.info/wpJQ/wp-content/uploads/2019/10/spherehandbook2018_jpn_web.pdf(2019 年 10 月 22 日閲覧)

・奥寺敬, 橋本真由美(2018). 第1部 総論 第1章 災害および災害看護に関する基礎的知識 3. 災害の種類, 疾病構造, 災害サイクル, 災害関連死 A. 災害の種類. 酒井明子, 菊池志津子編(2018). 災害看護—看護の専門知識を統合して実践につなげる改訂第3版. 南江堂, 20.
・髙田洋介(2019). 第2章 災害と災害看護に関する基礎知識 A. 災害の定義, 災害の種類と疾病構造. 小原真理子, 酒井明子監修(2019). 災害看護—心得ておきたい基本的な知識改訂3版. 南山堂, 22-24.
・河原宣子, 本郷隆浩, 小林奈美(2014). 家族レジリエンスの概念を用いた研究の動向—わが国の災害看護実践への適用可能性の検討—. 家族看護学研究, 19：114-123.
・佐々木健太郎(2012). 4 クラッシュシンドローム. Emergency Care, 25：32-33.
・日本災害看護学会(2019). 災害看護関連用語(案)　災害.
http://words.jsdn.gr.jp/words-detail.asp?id＝18(2019年10月22日閲覧)
・飯開輝久雄, 岩田建一, 上田敏雄(2011). 大震災発生後の生死を分ける『黄金の72時間』とコミュニティ〜ご近所づきあいが街(いのち)を救う〜. 熊本大学政策研究, 3：81-92.
・増野園恵(2010). 第1章1　災害の定義と分類. 南裕子, 山本あい子編(2010). 災害看護学習テキスト. 日本看護協会出版会, 2-5.

Ⅱ-4-b　難民

・UNHCR日本. UNHCRが支援する人々.
https://www.japanforunhcr.org/unhcr/refugees/(2020年1月16日閲覧)
・UNHCR(2006). MASTER GLOSSARY OF TERMS REV. 1. United Nations High Commissioner for Refugees(UNHCR)；Department of International Protection(DIP)；Protection Information Section(PIS). 17.
https://www.refworld.org/docid/42ce7d444.html(2020年1月16日閲覧)
・UNHCR(2006). MASTER GLOSSARY OF TERMS REV. 1. United Nations High Commissioner for Refugees(UNHCR)；Department of International Protection(DIP)；Protection Information Section(PIS). 12.
https://www.refworld.org/docid/42ce7d444.html(2020年1月16日閲覧)
・UNHCR(2018). Global Trends-Forced Displacement in 2018. 60.
・外務省(2019). 国内における難民の受け入れ.
https://www.mofa.go.jp/mofaj/gaiko/nanmin/main3.html(2020年1月16日閲覧)
・認定NPO法人難民支援協会. 難民支援協会と日本の難民の10年間.
https://www.refugee.or.jp/jar/10yrs/(2020年1月16日閲覧)

Ⅲ 方法論　基本編

1 国際協力に一般的に必要とされる能力

a. 国際協力という仕事

　日本の途上国に対する国際協力の主な部分は，有償・無償の資金協力や技術協力，いわゆる ODA（政府開発援助）である。開発援助という言葉はどうしても外部から一方的に「援助」するという響きがあり，実際に初期の国際協力はそうした思想と構図のなかで行われてきた。しかし，国際協力活動には，常に「人」が存在する。人と人とがお互いに理解し，尊重し合うことによって「協力」は成り立っているのである。たとえば，国際協力機構（Japan International Cooperation Agency：JICA）の青年海外協力隊の基本姿勢は，「派遣された国の人々と共に生活し，地域住民と一体となって活動する」である（国際協力機構 2005）。隊員としてバヌアツに派遣された看護師は活動中に予防医学に興味をもち，「協力隊を通じて成長した自分なら，きっと役に立つ」と信じて，帰国後に保健師として鹿児島県のある島の村役場に勤め，「島が元気をくれる，私も島を元気にしたい」と健診業務を担い活躍している（国際協力機構 2019）。このように「協力」することによってもたらされる成果は，普遍的に共有できるものであるといえよう。

　国際協力は国境を越え，文化を越えた人と人とのかかわりによって行われる。文化を越えるとは，自国を含め世界のあらゆる文化を意識すると同時に，国（地域）や民族にとって固有の文化は互いに溶け合って同調するものではなく，共存するものであると認識することである。そして国際協力を行うには，協力する領域の専門的な知識や技術を備えているだけでなく，1 人の人間として自立して仕事をするために獲得していなければならない普遍的で一般的な能力も必要である。途上国で活動するときに基本的な力となるこうした能力は，前述のように「現実にかかわる」という経験を通じて培われていくものでもある。しかし，筆者を含めて過去に国際協力に従事した経験をもつ看護職は，自らの力不足を感じ，役に立っているのだろうかと悩み，日本に帰国してからも果たして仕事のできる能力を備えていたのだろうかと振り返ることがあった。

　こうした経験から，ここでは国際協力活動にどのような場合も一般的に必要とされる能力として考えられる，異文化への対応，コミュニケーション能力，マネジメント能力について述べる。

b. 異文化への対応

1)カルチャーショック

　自分にとってなじみのない国や地域で生活し，初めて出会う事象に戸惑ったり自分では当たり前だと思うことがそこでは不適切なこととされショックを受けたりすると，文化の違いを感じることは一般的に経験することである。横田は，生活を始めた当初あるいはしばらく後に，このような「違和感や心身症状を伴う心理的な衝撃あるいは強いストレスを体験することがある。これをカルチャーショックと呼ぶ」と説明している。しかし，このような体験も「異文化学習という観点からみれば学習のプロセスとして肯定的に捉えることもできる」とし，むしろこのような「情動的な揺れの起こる可能性や理由を理解し，極端な不適応や深刻な文化摩擦を起こさずに有益な学習をする配慮が必要であろう」とも述べている（横田 1997）。

　このように考えると，カルチャーショックはそれに続く異文化への適応の過程において，必ずしもネガティブな状況とはいえない。どのようにその過程に対応していけば深刻な状況に至らずに異文化に適応していけるかを考え，行動していくことが大切であり，一般的な適応段階を知っておく必要がある。

2)異文化への適応

　古田は，カルチャーショックを異文化適応の過程における自然な症状と考え，知見をもとに一般的な適応過程を段階を追って，①蜜月期（ハネムーン），②闘争期，③葛藤期，④適応期，⑤再葛藤期，⑥帰国直前期，⑦帰国ショック期の 7 期に分けて説明し，異文化社会に入国してから帰国までの適応の状況を一般的適応曲線で図示している（古田 1996a）。

　この 7 つの時期を参考に，どのような状況かを筆者の体験を振り返りながら考えてみる。はじめは新しい生活環境や周囲の親切をうれしく思った（①の時期）。少し落ち着いてくると，現地の人々にとっては日常的なことでも自分には何が適切かわからなくなって戸惑い，また，環境に耐え難いものがあることを意識して拒絶感や反発から現地スタッフと衝突したり，その衝突を解決したい気持ちとそれができない無力感や拒絶反応など，情緒的にも行動レベルでも不安定になった（②と③の時期）。しかし，この状況はずっと続いたわけではなく，時間の経過とともに日常の生活や仕事にも慣れ，3 か月前後で言葉の問題もほぼ不自由がなくなり徐々に心理的バランスや適応を取り戻して，異文化の特徴を見分けて受け入れたり客観的にとらえたりできるようになった（④の時期）。⑤の時期は，④適応期，すなわち適応できた状況のなかで新たな文化的差異を感じたり，自文化との違いを認識したりすることを繰り返す。したがって適応の過程は，③葛藤期は②の闘争期に，⑤再葛藤期は④の適応期のなかに入れて考えると，大きくは 5 つの段階を経ていくともいえる（**表Ⅲ-1**）。

　来日した外国人の例としては，パトリシア・アンダーウッドが日本での体験を通して文化への気づきと「居心地のよさ」が直接関係しているのではないかと感

表Ⅲ-1	異文化適応の過程
①蜜月期 ハネムーン	新しい生活環境や周囲の親切をうれしく思う
②闘争期	日常的なことや環境に耐え難いものがあることを意識して拒絶感や反発から衝突したり，解決できない無力感や拒絶反応など，情緒的にも行動レベルでも不安定になる
③(葛藤期)	
④適応期	日常生活や仕事にも慣れ，言葉の問題もほぼ不自由なく心理的バランスを取り戻し，異文化の特徴を見分けて受け入れたり新たに直面したりを繰り返すが客観的にとらえられるようになる
⑤(再葛藤期)	
⑥帰国直前期	帰国のうれしさと環境や友人との別れのつらさ，もっといたい気持ちなど二律背反する
⑦帰国ショック期	会話や生活のテンポ，人ごみなどにしばらくなじめないが徐々に再適応する

〔古田暁(1996)．異文化適応のプロセス．古田暁監修(1996)．異文化コミュニケーション．有斐閣，225 をもとに作成〕

じ，それを記した論文がある。彼女はそこで次のように述べている。その国の文化を知らない段階では自国の文化と同じように思えて居心地がよい。しかし，次第に自国の文化と基本的には違っているのではないかと思い始めて居心地が悪くなる。さらに，どうすべきか迷い，文化に合わせようと努めようともするが，ますます居心地が悪くなる。そして，何が同じで何が違うか，どの違いが変えようがないかということがわかり，距離を置いてその文化をみることもできるようになり安定が始まる(アンダーウッド PR 2003)。

このような異文化適応の過程は，筆者の経験と長年かかわってきた青年海外協力隊看護師隊員の状況からすると，②から④への移行は3〜6か月，遅い人は1年くらいの経過があるように思われる。異文化への適応は，どの年齢で異文化社会を体験するか，性別，学歴，コミュニケーション能力，ストレス解消の手段やスキルなど個人的要因によって異なるといわれているが(古田 1996b)，異文化はそれぞれが体験しながらそれぞれのペースで適応していくものなのである。

3) 自立性と協調性

それでは異文化適応の条件はあるのだろうか。未知の文化に適応していくには個人差があることはすでに述べた。星野は，自分の異文化体験をそれまでの自己概念と統合して新しい自分を創出することによって，異文化を相当の程度に生き抜くことはできると述べ，それを「異文化を生き抜くための10箇条」にまとめている(**表Ⅲ-2**)(星野 1983)。

また，堀内は，海外赴任経験者の「適応指標(赴任先の国や職場への適応と仕事の成果の自己評価)」の調査から，仕事適応と本人がもつ特性について15の特性因子(背後にあって影響を与えている特性)を抽出し(**表Ⅲ-3**)，異文化適応の条件を読み取っている(堀内 2015a)。この調査はグローバル人材育成のポイントを明らかにすることを目的に行われたものであるが，「仕事に自信をもち」「異文

表Ⅲ-2　異文化を生き抜くための 10 箇条

（1）会社であれ家庭であれ，どこにいても一人前の作業をこなせる能力があること。

（2）英語をはじめ異文化に属する相手の外国語を操れること。そこには，適切な表情やしぐさや行い，自分の意思を明確に伝えたり，相手の意思を的確にとらえたりできることが伴われる。

（3）異文化の相手と比較をして，優越感を抱いたり，逆にコンプレックスをもったりすることなく，誰とでも対等に接することができること。また，相手を認めて，信頼することができること。

（4）異文化の相手の文化や考え方（対人関係や自然，宗教などに対する優位性など）を知り，尊重できること。

（5）自らの属する文化について十分理解し，また正確な知識をもち，異文化に属する相手に的確に説明できること。

（6）オープンマインド（開放的）で積極的な性格であり，ユーモアと柔軟性をもち，主体的で自律しており，忍耐力があること。

（7）「いまここ」に視点を置いて物事に取り組み，判断力と決断力を有していること。

（8）相手の文化の食べ物や飲み物を口にしようと試みることができること。また，自分の好むものを選択できること。

（9）自分の身体的健康を保つことができること。

（10）気分転換の手段があること。たとえば，体を動かしたり，散歩をしたり，音楽を聴いたり，適量のお酒をのむなど，一人でも楽しめるものがあることが望ましい。

〔星野命（1983）. 日本人は異文化を生き抜けるか. 荻原恒一，ほか編（1983）. カルチュア・ショックと日本人. 有斐閣を参考に作成〕

化への関心が高い」人材を育成することがポイントであり，特に「異文化への関心」は最も大きな影響をもつ因子であったとしている（堀内 2015b）。

　時代は変わっても，これらを集約して考えれば異文化適応には「自立性と協調性」が重要な条件になるということであろう。それぞれの文化に関心をもち，その特質，問題点も把握したうえで，柔軟な判断をしながら自分のなかにしっかりした自我意識をもつことが異文化のなかでの自立であり，自立することによって協調することができる。このように考えると異文化に対応できる人材は，日本の社会でも適応力の高い有能な人材ということになる。

c.　コミュニケーション能力

　コミュニケーションは，その見方によっていろいろな定義が可能であるが，相互作用過程説では「他者を理解し，かつ他者からも理解されようとする過程」といわれる（古田 1996c）。ここでは，コミュニケーションをこのようにとらえ，「語学の能力」「確認能力と交渉能力」そして，「文化の相違によるコミュニケーションの困難」について事例を通して考えることとする。

1）語学の能力

　看護師としてどんなに有能であっても，相手とコミュニケーションがとれなければその能力を使うことはできない。言葉だけがコミュニケーションの手段ではないが，現地で使われる言葉はそこでの生活を知り，技術協力するための最も有効な手段である。青年海外協力隊のような草の根の活動の場合には，最初から十

表Ⅲ-3　異文化環境下における仕事適応の条件

1. 変化対応力	「その場の状況に応じて，とるべき行動を変えられるほうだ」など状況の変化にうまく対応できる度合い
2. 異文化への関心	「いろいろな国の人とコミュニケーションをとりたいと思う」など外国や異文化に対する関心の高さの度合い
3. 仕事への自信	「仕事に関連する情報は人より多く持っていると思う」など仕事を通じて自信を培ってきた度合い
4. 自己開示	「さまざまな人に自分のことを知ってもらいたいと思う」など人に自分のことを知ってもらうとする度合い
5. 達成意欲	「どんな仕事でも中途半端なことはしたくない」など仕事に対して全力で取り組み，やり遂げようとする度合い
6. 対人リーダーシップ	「人をまとめることには自信がある」，「知らない人とでもすぐ打ち解けられる」など対人場面でリーダーシップを発揮できる度合い
7. ストレス耐性	「プレッシャーに負けない」，「つらい状況でも気持ちでは負けない」など精神的にタフでストレスに対する抵抗力の高さの度合い
8. 感受性	「相手の表情の変化に敏感なほうだ」，「相手の言葉や話のトーンを気にかける」など相手の感情を理解しようとする度合い
9. 自己開発意欲	「自分自身の向上のために努力している」など自分の能力を向上させるための努力をしている度合い
10. 好奇心	「新しい情報を集めるのが好きだ」，「いろいろなことに興味を持っている」など物事に興味関心を持っている度合い
11. 経験からの開放性	「自分の経験にとらわれないほうだ」など自分の経験に執着せずに新しい物事を経験したり取り組んだりする度合い
12. やりがい感	「今の仕事にやりがいを感じている」，「今の仕事に満足している」など今の仕事にやりがいを感じ，満足している度合い
13. 自文化への理解	「日本の伝統や文化を素晴らしいと思うことが多い」など日本の伝統や文化を大切に思い，知識を得ようとしている度合い
14. 行動志向	「迷ったときには行動してみる」など何かを決断する際に行動してみることを重視する度合い
15. 主張性	「自分の意見を主張するべきときは，きちんと主張するほうだ」など自分の意見を臆することなく主張できる度合い

〔堀内勝夫（2015a）．グローバル人材育成のポイント，海外赴任者の特性に関する因子分析結果．産業能率大学総合研究所グローバルマネジメント研究所，4 より作成〕

分な語学力でないこともある。隊員経験のある友人は，「目的があり努力すれば語学力はついてきます。周囲がすべて外国語のなかでは自分の語学のどこが弱いかがわかるので，そこを重点的に磨くための学習方法の工夫と努力が必要ではないでしょうか」と話してくれた。

　途上国で仕事をする場合には，欧米系の英語，フランス語，スペイン語のいずれかの言語と，その国独自の言語との複数の外国語を必要とする場合が多い。また，その国独自の言語が複数の場合もある。中国などのように南の広西壮族自治区では広東語を話し，標準語といわれる北京語は日常なかなか使われないという場合もある。筆者のインドの経験では，ヒンディー語でも地方から出てきた高齢者はなまりがあって，日本の方言と同じように聞き取りに苦労した。また，文化が異なる国では話のもっていき方から本当の意味を推測しなければならない場合もある。総論で述べたインドネシアの事例で"大丈夫"という意味の言葉が遠回

しな拒否の意思表示のこともあるというのはこの例である〔Ⅰ-2-b(10頁)参照〕。

　語学の能力は他者を理解するために聴くこと・読むこと，そして他者からも理解されるために話すこと・書くこと，すべてにおいて努力が必要であり，言葉の問題で意思の疎通がはかれなければ，技術協力そのものの能力を疑われることになる。

2)確認能力と交渉能力(主張する意志)

　さらに語学の能力とは，単にその国の言葉で日常会話ができるということだけではない。国連職員として国際公務員の経験をもつ山崎は，「語学の能力は必要だが，それと同時に外国で通じる思考形式とそのプレゼンテーションの仕方を身に着けることを勧める。一般的にいえば分析力と論理力だ」と述べている(山崎1995)。

　国際協力の仕事には必ず文書の作成，会議での討論，業務上の交渉などがある。プレゼンテーションやレポート作成に必要な情報がインターネットや電子メールでほぼ瞬時に手に入る，あるいは取り寄せることができる時代になった。しかし，相手に自分の意図を十分に伝え確かめ合う確認能力，さらに，自分の考えや主張と相手の意見や願望などをすり合わせながら実現していく交渉能力が必要であり，それによって物事は進展していく。分析力や論理力を使った展開もこの2つの能力によってかなり効果が違ってくる。公的な場では仕事が書類で動いている国が多いが，電子媒体を使用するようになっても同じことがいえるのではないだろうか。

　自分の行いたいことや考えを明確にし論理的に主張するには，アサーティブな態度(相手が威圧感や無視されたと感じることがない平等な人間関係を壊さない態度)が必要であり(勝原2019)，そこには当然他人の意見を受け入れるだけの寛容さも加わっている。

3)文化の相違に由来するコミュニケーションの困難

　文化の違う人間同士の間で行われる異文化間コミュニケーションという言葉は，国際人・国際化という言葉に代わるものとして使われるようになってきた(鍋倉1998a)。異文化間コミュニケーションでは，文化すなわち相手の信念や価値観，生活様式を知ることから始まり，外国人である同僚や患者の態度あるいは行動になじむことを期待される。しかし，人間は自文化での価値観をあらゆることに対する判断の基準としているものである(鍋倉1998b)。そのこと自体は悪いことではないが，自文化では否定的な事象でもほかの文化では肯定されることもあり，そこにコミュニケーションの困難が生じる。したがって，困難を避けるためには好奇心をもって接することが必要ではないだろうか。好奇心は学ぶために欠かせない知的な感情であり，その事象を良し悪しで判断するのではなく「なぜそうなのか」という視点で，ありのままの事実を受け止めることである。

　たとえば途上国の病院では，勤務中にお茶を飲んで談笑することは日常的にみ

られることである。これは仕事を優先する日本の病院看護の視点でみれば，「勤務中にとんでもない」と現地スタッフの勤務姿勢を批判することになり，たちまちコミュニケーションを困難にする。国内で働くようになった外国人看護師の，休憩室で看護記録を書くという行動や患者との距離のとり方に，日本の看護師が戸惑う例もみられる〔Ⅳ-5-b-1)-(c)（195頁）参照〕。なぜそうなのか，という見方をすることによって理解し合うことができコミュニケーションの困難も解決する。

d. マネジメント（管理）能力

　途上国に出かけて技術協力を行う場合，政府機関から派遣される専門家のように，最初から高いレベルの技術協力が要求される場合〔Ⅰ-5-b-1)-(b)（32頁）参照〕だけでなく，すべての技術協力にマネジメント能力は必要である。なぜならば適正な技術協力活動とは，そこで入手できる限りのものを用いて，その地域でそのとき，その人々（集団）に受け入れられるものでなければならないからである。そのためには相手の文化を尊重し，システムを乱さず，自分が指揮者のように振る舞うことなく当事者と共通の基盤に立った行動を心がけることが必要である。マネジメント（管理）は物事を可能にする方策と考えて，できない理由を探すのではなく，どうしたら可能かという視点で物事全体をみることが大切である。

　マネジメント（管理）の基本は対象である人的資源（ヒト），物的資源（モノ），財的資源（カネ），そして時間と情報を合わせ，これらを効率的に活用することである。さらに，それらが機能するために仕事の目的・目標や手順を決め，目的達成のために有効な組織をつくり，計画の進捗をはかり評価を行う。こうしたマネジメントは，自国で仕事をするとき以上に要求されると考えなければならない。日本でのそれまでの立場（たとえスタッフの立場であったとしても）を越えた意識で実践することが重要である。

　看護職の技術協力は，地域における活動であっても病院活動であっても，単に技術の提供というだけではなく，管理，教育，ときには経営や行政にもかかわる活動が求められることが多い。

　地域保健活動では，医師のいない診療所で保健医療従事者を指導する一方で，薬品の管理や調達など，人々の健康に直接関与しながら運営も行う。国公立病院での活動では，政府や自治体に病院の運営費を賄う資金力が弱いため，恒常的に予算不足，人員不足，医療器材・医薬品の不足に悩まされながら看護の質の向上を目指している例が多い。要請条件は病院における看護活動であっても実際には**表Ⅲ-4**の例のように，院内の看護業務が多岐にわたり，さらに地域看護の領域にまで広がっている。これらを実践していくにはさまざまな場面でリーダーシップの発揮，マネジメントの必要性が大きくなるであろうと推測でき，実際の看護業務や看護師の役割は日本とはかなり異なっている。

　このように看護職の技術協力は，管理，教育，ときには経営や行政にもかかわることが求められる。国際協力の仕事は，人と人とがお互いに理解し尊重し合っ

表Ⅲ-4　病院看護活動の実際
―ソロモンにおける青年海外協力隊看護師隊員の活動要請の例―

・現地看護師とともに日常の看護業務を支援する
・感染管理体制の向上や病院・診療所環境の改善
・スタッフ，患者とその家族像に向けた感染予防啓発プログラムの立案・実施
・医療器具・機器の適切な使用，管理の指導
・情報の適切な活用方法
・配属先スタッフの知識・技術の向上を支援する清潔や栄養についての勉強会開催
・管轄地域の巡回診療への同行，配属先関係者や住民に対する健康増進を図る啓発活動

〔JICA（2018）．青年海外協力隊募集要項より編集転載〕

て協力して行われるものであることは冒頭で述べた。それには自文化の価値観や日本での経験にこだわらずに，そこに根づいた文化・社会的状況からいろいろなことを吸収する姿勢が大切である。そのような姿勢を身につけることで適切な状況判断と自信が生まれ，技術協力に携わる専門職として自分の置かれた立場でどのようにマネジメントしていったらよいかがみえてくるのである。

2 途上国で必要とされる看護の知識・技術・態度

　看護職が効果的な国際協力活動をするために重要なことは，日本で培った看護の知識・技術のみではなく，前項で述べられたような「国際協力に一般的に必要とされる能力」に加えて，「途上国で必要とされる看護の知識・技術」を備えていることである。

　もはや「途上国に出かけて行くことそのものに意味があった」（柳澤 1997）時代は過ぎ，伝える技術をもたなければ国際協力の場で活動する余地はない。しかし，どんなに優れた看護の知識や技術があっても，異なる国でそれらを伝えようとするには，言葉のほかに相手に受け入れられるようなコミュニケーション技術や態度などが必要である。また，日本の看護をそのまま持ち込むのではなく，その国の看護の実情に合わせて伝えなければ，相手に根づくことはない。

　従来日本の看護界は，よくも悪くも先進国といわれる欧米，特に米国の看護を積極的に取り入れようとし，それが日本の看護の概念や看護職の役割から外れていることでも，受け入れようと試みてきた。その弊害について志摩（1998）は「米国の看護の実情や教育内容と比較検討する材料も素地も日本になかったため，その方法や論理が生のまま流れ込み，米国看護の崇拝現象を生じさせてしまったことは否めない」と述べている。

　しかし，途上国で日本の看護職が活動する場合には，これとは逆の現象が生じている。日本の看護が優れていると思って日本の看護のやり方をそのまま適用しようとしたり，その国の看護職の役割が日本と異なることに理解を示そうとせ

ず，日本では看護職が行っていない仕事だからといって拒否しようとする看護職の姿がときにみられるのである。

　吹浦（1999）はマラウイ厚生省看護課長が，「日本の青年海外協力隊看護隊員は日本の保健師助産師看護師法を遵守しようとして，マラウイ人看護師がときには腰椎穿刺や腹腔内灌流なども行うのに，ある隊員は静脈注射さえ行わず困る」と言ったというエピソードを紹介している。このようにその国で看護師として看護を行うことが前提でありながら，その国の看護職の仕事や看護を否定する態度をとることは，相手国の看護職にとって受け入れ難いことは間違いない。なぜならばその国の看護の概念や看護職の役割はさまざまな背景と必要性のもとに成り立っており，日本の看護をそのまま持ち込もうとすることは，これらを否定することに通じるからである。国が違えばそれらも異なるのは当然と考えて活動を行うべきである。

　このようなことを避けるためには，以下のことを踏まえながら相手の看護の流れを壊さないようにし，なおかつその流れに沿ったなかで質の改善を目指さなければならない。

a. 途上国における看護の概念と看護職の役割

1）日本とは異なる概念と役割

　かつての日本がそうであったように，途上国ではしばしば朝早くから夕方まで患者の家族が病棟に来て，患者の世話をしている姿を目にする。看護師は投薬や創部の処置に専念し，食事の介助や清潔ケアを家族に任せたままにしているため，初めて看護師としてその病棟で活動しようとすると，日本の看護師のようになぜ患者のケアをしないのか，と大いに戸惑うことがある。これはその国（地域）での看護の概念や期待される看護職の役割が異なることに由来すると思われる。

　たとえばクメール語で看護にあたる言葉は「カー・タェ・レアクサー」というが，この意味そのものは家族がする世話を指す。ミクロネシアでは家族に患者の観察や直接的ケアが委ねられ，家族のもつ力を最大限に活用することがこの国特有の看護である（田中1997）。これについて田中は，男性の身体に触れられるのはごく身近な女性だけだという文化的背景があることを説明している〔Ⅳ-1-b（152頁）参照〕。

　かつてパキスタンの病院に看護師として派遣された青年海外協力隊員は，活動初日に看護部長から「患者にやさしくしてはいけない」と言われたというエピソードを筆者に紹介したことがある。日本人看護師としては理解できない言葉だったが，パキスタンの文化では通常，患者の家族が行う日常生活援助を，家族でもない看護師が行うことが特別な好意の表れと誤解され，特に男性患者の場合には個人的な関係を求められることを避けるための助言と思われた。

　Ⅱ-3-c（80頁）で説明されているように，途上国の一般的な医療システムとして，保健センター，保健ポストで多くの看護職が診療活動に従事している。特に保健ポストにおいては管轄地域で活動する唯一の有資格の保健医療従事者が看

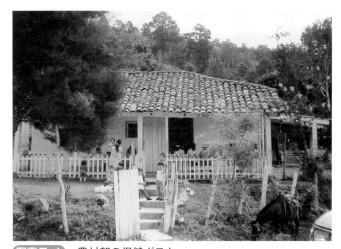

写真Ⅲ-1 農村部の保健ポスト

准看護師が1人で運営しており，住民は徒歩か馬に乗ってやって来る。

護師，准看護師(看護補助職)であることはまれでない。そのようなところでは，診察・治療・医療処置などが求められ，日本の看護職が考える看護だけを行っていては，対応しきれないことになる(**写真Ⅲ-1**)。

2)必要とされる診断・治療に関する知識と技術

　保健センター，保健ポストにおいては，柳澤(1997)が述べるように，診察，診断，薬の処方，ときに小切開，縫合，ギプス固定，麻酔などを行うこともあり得る。また看護師が巡回診療を行っている国もある。華表(1995)はフィリピン訪問の際に，日本の非政府機関(NGO)が提供した研修コースで修得した鍼治療の技術を実際に使っている看護師について報告している。その報告によると，そこでは，コミュニティ・ヘルスワーカー(Community Health Worker：CHW)を対象として検査(マラリア原虫や結核菌検出)，歯科(抜歯など)，鍼治療，小児外科(主に割礼の手術)などのコースが提供されており，ここでチームリーダーとして活動する看護師には，当然，このような検査や治療などを行うことが期待されることになる。

　また途上国に多い疾患として，マラリア，シャーガス病，デング熱などのいわゆる熱帯病や寄生虫症などとともに結核があげられるが，これらの疾患をもつ患者に日本で出会う機会はまずないか非常に少ないであろう。しかしこれらの疾患についての基本的知識を心得ておくことは，活動のためだけではなく，自分自身の健康を守るためにも重要である。また，医師のいないところで唯一の保健医療従事者として頼りにされることの多い現地の看護職は，これらの疾患の診断や治療にあたるわけである。国際協力のため国外に派遣される場合には，どのような場で，どのような職種とともに働くことになるか，わずかの例外を除いては，事前にある程度わかっているはずである。これらの看護職と一緒に活動することが

想定されるなら，基本的知識だけではなく，診断，治療，看護に関する技術を研修しておく必要がある。

3) 日本では経験することがまれな看護の知識と技術

　緊急援助の目的で，難民や避難民キャンプに入る場合だが，Ⅱ-4-b(94 頁)およびⅣ-2-b(171 頁)に書かれているように，そこは感染性疾患が発生しやすい状態にある。戦地から逃れてきた難民であれば，地雷や銃によって受傷している可能性がある。緊急援助の場合には比較的短期間の活動で問題を解決しなければならないため，これらにすぐ対処できるだけの知識・技術が要求される。難民キャンプの場合には，難民の健康を守るために，難民数の変化や，感染性疾患の発生や終息に合わせてテントの数を調整するという課題もあり，看護管理の知識・経験が役立つであろう。

　栄養失調は途上国の子どもたちの大きな健康問題の 1 つであるが，現在の日本では重度の栄養失調児に出会う機会はほとんどないであろう。日本では十分な栄養をとれないような経済状態であれば，福祉制度の助けを借りて栄養をとれるようにすることが可能である。しかしそのような制度が期待できない途上国では，このような子どもたちに対して，いかにその地域でとれる農産物を利用して栄養をとらせるかに心を砕いたり，ときには農産物や動物の飼育法を指導して，栄養をとれるような条件を整備することまで行うこともある。筆者の任地の 1 つであったホンジュラスでは，国外からの援助物資である大豆を食べる習慣がその土地の人にはなく，保健ポストで実習を行っていた看護学生が大豆の調理法を実演しながら，住民に指導していた。

b.　要請される活動に必要な知識・技術・態度

　国際協力活動では，派遣される側のニーズによって活動のテーマや内容が決められることが大半である。どのような看護職が国際協力のために必要とされてきたか，青年海外協力隊看護職隊員にこれまで要請された知識・技術に関する調査結果をみながら，検討してみよう。

1) どのような要請内容が多いか

　青年海外協力隊隊員の派遣は相手国からの公式な要請を受けて，現地の JICA 事務所の青年海外協力隊担当職員が要請背景調査を行い，その要請が協力隊活動に適したものかを検討した後に受け入れ希望調査表が作成され，これに基づいて募集が行われる(戸塚 1997a)。この調査表を分析した結果，次のようなことが明らかとなった(森，ほか 1997)。

　看護師に要求された臨床経験年数は 3.6±1.3(2～10)年で，特定分野の経験は NICU/新生児・小児看護，ICU/CCU 病棟，外科病棟，手術室，救急部門/外来，内科病棟などで，小児科関係と外科関係が中心であった。なかには全科にわたる幅広い経験を求める例もあった。また調査対象の 1 割近くが，併せて助産師の資

格を求めていた。知識としては，プライマリ・ヘルスケア(Primary Health Care：PHC)，検査・機器，統計の知識が特にあげられていたが，狭い範囲の専門分野での看護活動だけでなく，国によっては地域での活動が求められたり，検査技師のいないところではマラリア，結核などの検査を行うことが期待されていたり，あるいは他国からの援助物資である器材の操作が必要とされているようであった。

助産師に要求された経験年数は 3.0±1.1(2〜10)年であった。助産以外の特定分野の経験として，NICU/小児科や手術室勤務の経験を求めている例があり，助産の知識・経験だけでは対応しきれない場面があることが推測された。

保健師に要求された経験年数は平均 2.6±0.8(1〜5)年であった。業務経験としては，保健師としての経験のほかに，看護師経験(15.3％)，助産師経験(2.3％)が求められ，臨床業務に対応できる能力が活動に必要とされる例があることが明らかとなった。求められる知識としては，家族計画，感染症(マラリア，デングなどの動物媒介感染症を含む)，統計などであった。

看護教師については，専門とする分野での臨床経験，教育経験のほかに，専門以外の臨床経験を求める例もみられた。期待された業務内容を**表Ⅲ-5**に示す。ここで注目すべき点は日本で決して経験することのない「診療」が保健師・助産師・看護師のどの職種でも 1 割前後あげられていたことである。

原則として，外国人である日本人看護師が現地で活動する場合には，現地で有資格者と認められることが求められ，東アフリカやいくつかの国では免許登録機関が所定の手続きや試験，研修を義務づけている。この免許は派遣されている期間のみ有効の場合もあれば，生涯有効の国もある。このような手続きを経て現地の看護師・助産師と認められて活動する場合には，派遣前に医行為を行う可能性があることを理解し，疑似体験できる器具や人形を使用して医療技術に関して研修することが望まれる。

2000 年以降は，日本の製造業から広まった 5S-KAIZEN-TQM 活動[注1]を医療の質の改善に利用したスリランカでの成功にならい，東アフリカで「きれいな病院プログラム」が JICA により始められ，その後，西アフリカでもこの手法が導入され(JICA 2019)，JICA 専門家の看護職がかかわってきた。この動きを背景に青年海外協力隊のアフリカやアジア諸国からの病院配属の要請内容に 5S-KAIZEN-TQM が取り入れられるようになった(**写真Ⅲ-2**)。また，院内感染対策，看護過程展開の指導など看護職員全体を対象とした活動の要請もみられるようになった。

地域活動の場合にはプライマリ・ヘルスケアを中心とした要請内容が多いが，子どもたちに衛生教育を行って家族やコミュニティ全体への波及を期待した

注1) 整理(Seiri)，整頓(Seiton)，清掃(Seiso)，清潔(Seiketsu)，しつけ(Shitsuke)，の 5 つの頭文字
　　S と，KAIZEN(継続的な改善)，TQM(総合的品質経営)とを組み合わせて日本の産業界で実践され
　　てきた経営手法である。これを途上国の保健医療サービス向上などの手法として JICA 技術協力プ
　　ロジェクトなどで活用している。

表Ⅲ-5 青年海外協力隊看護職に期待された業務内容

人(%)

地域	職種		看護業務	看護管理	指導	診療	教育	PHC	行政	統計	合計(複数)
アジア	看護師	n=166	149 (90.0)	9 (5.49)	140 (84.3)	0	13 (7.8)	8 (4.8)	0	0	319
	助産師	n=23	17 (73.9)	0	12 (52.2)	0	0	6 (26.1)	0	0	35
	保健師	n=66	4 (6.1)	0	19 (28.8)	1 (1.5)	0	58 (87.9)	5 (7.6)	2 (3.0)	89
アフリカ	看護師	n=69	49 (71.0)	3 (4.3)	22 (31.4)	9 (13.0)	3 (4.3)	29 (42.0)	0	0	115
	助産師	n=108	100 (92.6)	1 (0.9)	26 (24.1)	7 (6.5)	1 (0.9)	12 (11.1)	0	0	147
	保健師	n=69	30 (43.5)	0	10 (14.5)	26 (37.7)	0	61 (88.4)	1 (1.4)	1 (1.4)	129
大洋州	看護師	n=74	69 (93.2)	1 (1.4)	20 (27.0)	15 (20.3)	2 (2.7)	19 (25.7)	0	0	126
	助産師	n=13	8 (61.5)	0	7 (53.8)	0	0	7 (53.8)	0	0	22
	保健師	n=21	3 (14.3)	0	12 (57.1)	3 (14.3)	0	16 (76.2)	2 (9.5)	0	36
中近東	看護師	n=24	24 (100)	0	13 (54.2)	0	0	0	0	0	37
	助産師	n=2	0	0	0	0	0	2 (100)	0	0	2
	保健師	n=2	0	0	2 (100)	0	0	2 (100)	0	0	4
中南米	看護師	n=120	102 (85.0)	5 (4.2)	76 (63.3)	8 (6.7)	11 (9.2)	19 (15.8)	0	0	221
	助産師	n=21	15 (71.4)	0	17 (81.0)	5 (23.8)	1 (4.8)	11 (52.4)	0	0	49
	保健師	n=86	16 (18.6)	0	33 (38.4)	8 (9.5)	1 (1.2)	77 (89.5)	1 (1.2)	4 (4.7)	140
東欧	看護師	n=5	5 (100)	0	0	0	0	0	0	0	5
	助産師	n=0	0	0	0	0	0	0	0	0	0
	保健師	n=0	0	0	0	0	0	0	0	0	0
合計	看護師	n=458	398 (86.9)	18 (3.9)	271 (59.1)	32 (7.0)	29 (6.3)	75 (16.4)	0	0	823
	助産師	n=167	140 (83.8)	1 (0.6)	62 (37.1)	12 (7.2)	2 (1.2)	38 (22.7)	0	0	255
	保健師	n=244	53 (21.7)	0	76 (31.1)	38 (15.6)	1 (0.4)	214 (87.7)	9 (3.7)	7 (2.9)	398

〔森淑江、ほか(1997). 開発途上国から医療協力のために求められてきた看護職に関する研究(第19回国際協力学術奨励研究報告書). 6-21 より転載〕

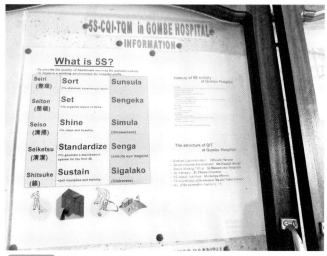

写真Ⅲ-2   ウガンダのゴンベ病院入口に掲載されていたポスター

Child-to-Child の手法を利用した学校保健活動もみられるようになった。

2) 実際に派遣される隊員からの質問から

　青年海外協力隊看護職隊員の技術顧問であった戸塚の報告(1997b)によれば，1993 年 4 月からの 4 年間に 91 件の質問・資料の依頼が寄せられた。そのうち病院で活動する隊員からの質問が 42 件と約半数を占め，滅菌・消毒に関するもの(12 件)，看護ケア・診療に関するもの(15 件)などの基本技術に関する質問が多かった。しかし，その内容は日本では行われていないような，挫滅創の部分浴にマグネシウムを使用する可否や，悪寒戦慄がある時期の発熱患者への冷罨法，あるいは注射器の消毒方法に関するものであった。また，院内感染防止，廃棄物処理，看護診断，看護過程，品質管理(Quality Control：QC)などに関する質問や資料の依頼もあり，肥満の食事指導については日本の資料では対応できず米国の資料を送付したこともある。病院で必要とされる技術の項目には日本と差がなくても，具体的な方法の違いに隊員が戸惑っている様子がうかがえた。

　地域活動が中心の隊員から寄せられた 32 件の質問のうち，25 件(78.1 ％)はプライマリ・ヘルスケアの実践活動に関するもので，派遣初期の頃には予防接種のようなプライマリ・ヘルスケアの基本知識に関するものが多かった。

　看護学校で活動する隊員からの質問(12 件)は看護技術や臨床指導の資料，カリキュラム作成に関するものなど，病院や地域で活動する隊員ほどは日本と大きな違いのない内容であった。

　戸塚はこれらの隊員からの質問状を分析した結果，マンパワーとして実働しながら業務改善されることの多い病院では，柔軟性，応用力，スタッフとしての業務が求められるだけでなく，管理者としての役割期待もあり，幅広い業務対応が求められると述べている。プライマリ・ヘルスケア活動に関しては，日本で体験

できないような活動が多いが，たとえば，途上国では予防接種拡大計画（EPI）を中心に予防接種が行われ，「通常は複数のワクチンの同時接種である」というような基本的な項目を学習していれば解決できる問題もある。

　筆者が隊員から受けた質問の1つに，予防接種の際の消毒を行うことの適否があった。日本では注射の前には必ず消毒をするため，現地の職員が消毒しないことに異議を唱えたところ，自分の意見が認められなかったとのことであった。質問を受けた当時（2007年），WHOが，実は接種部位が汚れていたら水洗いするよう指導しているが，消毒を義務づけているわけではないこと（WHO 2001），日本のやり方が必ずしも国際基準と一致しないことを隊員に説明した。

　なお，配属先が病院であっても，途上国では活動が地域にまたがることもあり，日本での職種の役割にこだわらずに幅広い知識と経験が必要とされる。

3）看護管理（経営参加）

　看護管理というと，看護師がより質の高い直接看護を行うための環境づくりという，いわば間接的な看護を思い浮かべるかもしれない。しかしそのイメージをそのまま途上国に持ち込み，日本と同様に看護管理をしようとしても，問題が続出することは間違いない。途上国の看護管理は物品管理が中心といっても過言ではないからである。

　現金を置き忘れたり，落としたときに，それが警察に届けられ，元の持ち主に戻ることが珍しくない日本で生活していると，多くの途上国で血圧計や聴診器，あるいはピッチャーや鑷子などが厳重に鍵のかかる棚に保管されていることを不思議に思う。鍵をかけて保管すると，必要なときにすぐに取り出して使えないのではないか，外に出しておけばより利用されるのではないかと，赴任当初にその裏に潜む事情に思い至らないまま提案しても，現地の看護師たちは賛成してくれない。これに対してなるべく自分の仕事を増やしたくないからではないかと，日本の看護師は赴任当初にこのような体験をすると不信感をもちやすい。

　しかし鍵をかけずに保存しておくと，シーツや枕などの寝具，剪刀や鑷子，体温計などあらゆるものが紛失してしまう場合がある。これは，外に出してあるものは誰が使ってもよいと考えるような土地で育った人間には，たとえそれが病院の財産であろうが，医療に支障をきたそうが，自分の物とすることに罪悪感を感じないためではないかと考えられる。紛失した場合，管理責任を問われるのは病棟師長であり，たいてい弁償するように義務づけられている。そのために物の管理には神経を尖らせ，毎日台帳と照らし合わせて確認することになる。また紛失ではなく，器材が壊れた場合にも同様に師長が弁償しなければならず，そのような事態を避けるために鍵のかかる戸棚に物品を保管するという仕組みができあがっていくのである。戸塚（1997c）は青年海外協力隊員が，JICAの経費で自分の活動のために購入した電子体温計さえ鍵をかけて保管されたという例を紹介している。

　看護職員の教育は看護の質の向上に不可欠だが，これについては一般看護師よ

りも看護管理者(看護部長や師長クラス)に教育・研修の機会が与えられることが多い。そのため，卒後教育の意義について現地側と意見がくい違うことがしばしばある。

　看護部長は看護師，看護助手だけでなく，ときには清掃員や事務職員などの医師以外の人事管理を任せられていることもある。その場合には職員の雇用や解雇，給与や休暇，勤務時間帯の決定にも関与する。さらに病院の維持管理，給食などにもかかわる。

　日本国内では看護部長が副院長として経営に参加する病院が増加しているが，実は経営への参加度からみると，途上国では病院運営に参加する看護部長は珍しくない。たとえば，薬剤を政府から1年分支給されても管理の仕方が悪ければ，3か月で使い切ってしまうことがある。そのような場合でも追加支給があるわけではないので，残りの9か月をしのぐための対策が必要となってくる。したがって，年間計画を立てて使用することが望まれる。この薬剤管理は病院経営の重要事項だが，これが看護部長に任されている場合が往々にしてあるのである。なお，途上国の国立病院は独立採算ではなく，決められた予算が下りてくるというシステムをとっているところが多い。

4)看護教育

　オーストラリアのように看護師のみが存在する国もあれば，日本のように看護師が看護師と准看護師の2種類またはそれ以上になっている国も少なくない。また看護師のなかにドイツにみられるような小児看護師が一般の看護師とは別の教育を受けていたり，保健師，助産師という職業がなかったり，あるいは学校教育のなかでは養成されていない国も多い(INFJ 2008)。

　途上国の看護師というと一般に社会的地位が低いと思われるかもしれない。日本の新卒看護師の7割近くは専門学校卒業であるが(杉田 2018)，ラテンアメリカ諸国にみられるように看護師の養成が(かなり早い時期から，なかには20世紀前半に)大学レベルで行われているような国も珍しくない(INFJ 2008)。大学の卒業生が人口の1%にすぎない，そのような国では，看護師は大学卒業ということでエリートとみなされ，一般の人々よりも高い給料を得ているのである。

　教育システムや教育方法についても，国が異なれば日本とは当然方法が異なると考えておいたほうがよい(森 1996)。看護教育に関する国際協力の際には何が自分のものと同じで，何が異なるのか注意を要する。

　臨床における業務についてはどの範囲まで看護師が行うか，医師が行うか，あるいは准看護師，看護助手などが行うか，その国によって異なる。日本では医師の行為とみなされる血液透析シャントの造設はブラジルでは看護師の仕事だと草野(1998)は報告している。筆者が仕事をしていたホンジュラスでは准看護学生がマラリアの検査方法を実習しており，日本の看護学生や看護師に期待されることとかなりの違いがあることを実感した。

　中南米の看護学生用の看護技術の本には，頭髪の害虫駆除方法や逃院への対処

法，日本では医師の行為である縫合の具体的方法などが記載されている（宮越2008）。

　いずれの状況であれ，現地で行われていることは日本の看護とは違いがあるものと考えて，対応できるだけの予備知識を重ね，技術を磨いておくことが重要である。

❸ 文化の違いを考慮した看護

　異文化看護は，看護の視点に文化の概念を取り込み，あらゆる場面で人間の生活とは切り離せない文化を考慮して行う看護である〔I-2（9頁）参照〕。看護の国際協力に携わる場合，文化を考慮するということには2つの側面がある。1つは異文化に属する患者のケアを実際に行うという側面であり，もう1つは文化的・社会的に自分とは異なる背景をもつ看護師と一緒に働くという側面である。看護の実践にあたっては対象である人々も，一緒に看護を行う看護師もともに自分とは異なる文化的背景をもつということを意識しなければならない。

　ここでは，文化の違いをどのようにとらえていったらよいかについて，この2つの側面から考えるとともに，日本との違いが特徴的な看護技術やケアのいくつかについて考えてみたい。

a. 異文化看護の2つの側面

1）異文化に属する患者をケアすること

　文化は人々の行動を支配する価値観や信念，規範である〔I-2-b（10頁）参照〕。「ケアを行うこと」は，国や地域を越えた看護の共通点ではあるが，看護は常に人間の健康と生活に視点を置いている。したがってケアの対象となる人，あるいは集団の文化によって期待される看護も変わってくる。看護職が，異文化に属する患者ケアのアセスメント，計画，実施，評価にあたって1人ひとりの文化的・社会的ニーズをよく知り，尊重するということは，極論すれば個別性を尊重した看護を実践するということである。

　現在私たちが行っている看護技術あるいは看護の概念は，欧米の影響を受けているとはいえ日本の文化のなかで根づいているものである。異文化社会ではそれがそのまま適用できるとは限らないということを認識し，対象の属する国や地域の，人々の生活習慣や価値観，社会状況や自然条件に応じて調整していくことが必要である。

2）社会的・文化的背景の異なった看護師とともに働くこと

　途上国における国際協力では，多くの場合，その国の看護職とともに働くことになる。また，日本の国内でも他国の看護師とともに働く機会が増えてきた。お互いに育った環境が違い，社会的・文化的背景が異なる者が一緒に働くのである

から，当然多くの面で異なった考え方や行動をとることになる。

　途上国の医療事情について考えてみよう。多くの途上国では恒常的に物や保健医療従事者の数が不足している状況がある。そこでは看護職の役割は基本的に日本と異なり，日本のような「医学とは区別した看護」ではなく「医師の業務を補う看護」が中心になる。こうした状況は日本でいう看護が存在しないということとは違い，看護職に対しそれが必要とされている，あるいは役割期待がそこにあると考えるのが妥当であろう〔Ⅲ-2-a(111頁)参照〕。

　付き添う家族に対する看護師の期待の点でも日本との相違がある。入院患者には家族が付き添って清拭や食事，排泄の世話を行い，家族は患者のケアに深いかかわりをもっている。ここで家族を遠ざけ看護師がすべて患者の療養上の世話をしようとすることは，そこの看護師が考え受け入れている医療システムを乱すことになる。また，家族の占める位置の大きさは文化によってかなり違いがあることを考慮すれば，その文化システムを乱すことにもなる〔Ⅰ-2-b(10頁)参照〕。

　看護師が職場より家庭の事情を優先する，おしゃべりを楽しみながら業務を行う状況を，仕事の意識や労働意欲と関連づけ，日本でのありようと比較してよい悪いで判断する。また，あるべき姿勢を主張することはかえって人間関係を阻害する。そこには「あり方」というものはなく，お互いが相手の社会的・文化的背景を考えて認め合う姿勢が大切であり，こうした姿勢がないと文化背景の違う看護師同士が一緒に働くことは困難になる〔Ⅳ-5-b(193頁)参照〕。

b． 基本的な看護技術

1)滅菌・消毒と清潔

(a)滅菌・消毒の方法

　日本では，滅菌設備の整った材料室や滅菌センターでガス滅菌器などで滅菌し供給された器械や使い捨ての衛生材料を十分に使い，徹底した清潔操作を当たり前とする。しかし，途上国，特に地方の病院で使われている滅菌装置は，主に高圧蒸気滅菌器であり，病棟では薬剤消毒や煮沸消毒をする場合もある。使い捨て製品の供給が潤沢でなければ，本来は使い捨てる注射器を消毒して使い回したり，本来は清潔操作で行う患者のガーゼ交換を2，3本の鑷子ですべて行うということも起こり得る。これを本来的な物不足のためと考えて物品を増やしても，必ずしも解決するとは限らない。清潔に対する意識の違いから，封を切っただけ，あるいはガーゼ缶から取り出しただけの滅菌ガーゼは未使用でも不潔扱いにする日本での考え方はなかなか伝わりにくい。

(b)清潔の意識(衛生観念)

　前述のように，清潔操作は清潔に関する知識とともに「何をもって清潔とするか」という意識(衛生観念)が影響する。個人の衛生観念には幼少からの母親の衛生教育や生活習慣が大きくかかわっている。水の供給が十分でなく，土間を裸足で走り回った幼い頃の環境，そのなかで培われた衛生観念はどのようなものかを

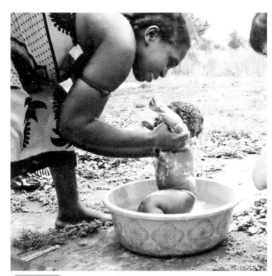

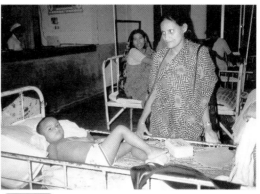

写真Ⅲ-4　熱傷は露出療法も行われる（バングラデシュ）

写真Ⅲ-3　地べたで水浴びする乳児（タンザニア）

考えてみる必要がある（**写真Ⅲ-3**）。また，病院の敷地内に動物がいる現実を，病院に犬が1匹迷い込んだだけで大騒ぎする日本の感覚から切り替えて受け止める必要がある。水でシャワーをする習慣，石鹸の使用の有無，更衣やリネン交換の頻度など，冒頭で述べた文化の違いは個人の好みよりもさらに根強いものがある。

　タンザニアなどでは国の保健政策の一環として JICA の 5S-KAIZEN-TQM 手法を導入し，青年海外協力隊の看護職が病院や保健センターで推進に協力している例がある〔**Ⅲ-2-b-1**）（**114 頁**）**参照**〕。5つのS(整理，整頓，清掃，清潔，しつけ)に対する考え方や取り組み方は，いずれも個々人の衛生観念や育ってきた生活環境が大きくかかわってくる。改善活動を継続し根づかせるためには，こうした状況も考慮する必要があるのではないだろうか。

2)創処置と免疫の力

(a)熱傷の露出療法

　バングラデシュの子ども病院を訪問したときのことである。ベッド上の少年は左上半身に熱傷を負っていたが，患部はむき出しで，ガーゼや包布は使っていなかった（**写真Ⅲ-4**）。熱帯・亜熱帯の国では，乾燥させておくために躯幹や頸部をガーゼで覆わない方法をとる。この方法は露出療法と呼ばれ，タンザニアを中心とする東アフリカでも行われている。プライマリ・ヘルスケアの実践家が保健医療従事者のために書いた手引書には，熱傷の局所治療として「モルヒネが効いている間に温かい石けん水で熱傷部を洗ってゴミや壊死した皮膚を取り除き，静かに乾燥させる。躯幹，生殖器，顔面，頸部の熱傷では，その部分を乾燥させておくために包帯や薬物を使用しない」と書いてある（三浦 1983a）。日本のように完全に滅菌されたガーゼや包布を毎日十分に用意できないことも考えられるが，中南米の看護技術書では，清拭の湯の温度は「50℃未満」もしくは「水で」とい

う記述があり(森2009)，気候の違いなどによって処置や看護の方法が異なることも認識しておかなければならない。

(b)感染に対する抵抗力(免疫の力)

　人間のもつ免疫という力に対する期待をもつことも大切である。たとえば，青年海外協力隊の看護師が活動していたボリビアの病院で，手術室の手洗い法が日本とは異なっていた。まず消毒薬に浸したブラシとヨード液でスクラブする。ブラシは使用後に消毒薬の入ったベースンのなかに戻され，ほどなく次の人が使う。皮膚に残ったヨード液は水道水で洗い流し，その後，手を滅菌水の入ったベースンに浸す。これでは完全でないと考え，ブラシの滅菌消毒や滅菌水装置の必要性について同僚の看護師に話し，手洗い法の変更を考えて行動するのも1つの方法かもしれない。しかし，その前に手術後の患者の状況に目をやることが必要である。もし多くの患者が手術創の縫合不全を起こしていたり，発熱が続いていたりすれば，完全でない手洗い法がその原因の1つであるかどうか，を検討し早急に改善が必要かもしれない。しかし，術後患者にそうした徴候がなければ，あわてて方法の変更に取りかかる必要はないであろう。感染に対する抵抗力も日本人にはない強さ，たくましさをもっていることを筆者もインドで経験している。

　今までの看護経験とは異なった看護技術やケアの場合には，「なぜそうなのか」「その結果はどうか」をよく見極め把握したうえで，そのまま維持するのか，調整あるいは修正しなければならないかを検討することが必要である。

c.　発熱の看護──ミクロネシアの病院で──

　これはミクロネシアの病院で日本の看護師が医療協力を行ったときのエピソードである。日本の看護師は，患者が高熱とともに悪寒戦慄をきたしたので掛け物を増やして悪寒がおさまるのを待った。悪寒時の冷罨法は患者の安楽を阻害するだけでなく余計に熱を放散させ負担になると考えたからである。そこへやってきたミクロネシアの看護師は，すぐに掛け物をはがし冷罨法を開始した。疑問に思った日本の看護師は，サイパン，マーシャル諸島そしてオーストラリアで看護教育を受けた看護師に聞いてみたが，彼女たちも皆，患者が寒さを訴えても熱があれば冷やす，体温の数値重視であるとの答えだった。日本の看護師は「基本的なことが私のなかで崩れてしまう」と不安になった。熱帯，亜熱帯の国では，解熱のためにできるだけ肌を直接冷やす。掛け物をかけると熱が放散しないので涼しくし，身体を冷水で洗うこともある(三浦1983b)。

d.　産育習俗(慣習や生活様式)と看護

1)お産と習俗

　妊娠・出産は自然のできごとであると同時に，文化によってかたちづくられるものであり，その際の伝統的な慣習はさまざまな国や地域でコミュニティ独自の特性をもっているといわれる(松岡1997，野村2007)。現在でも世界中の多くの国

でさまざまな習俗（慣習や生活様式）が行われている。特に産褥期に行われる産後養生や産後プラクティスと呼ばれる慣習は多くのアジア地域の国で行われている。

　ラオスでは火を用いたユーファイや食事制限をするカラム（またはカラムキン）という産後慣習が行われており，日本の助産師の体験や研究の例から，途上国における文化的慣習と看護師の対応について考える（沼澤 1994，佐山 2012a・2016，斎藤 2014）。

　沼澤によると，当時ラオスでは自宅分娩が 9 割を超えていると予測されていた。近年では病院での出産が多くなっており，病院での出産であっても 9 割以上の女性が産褥期にこの産後慣習を経験している。ユーファイは主に台所の隅などで行われ，褥婦は産後一定期間，炭火（産火（うぶび））を焚いたベッドの上あるいは炭火のそばで過ごす保温行動である（**写真Ⅲ-5**）。火は絶やさず，薬草茶を多量（1 日に 5〜10 L）に飲み，カラム（またはカラムキン）という食事制限を行う。制限の内容は家族や地域によって異なるが，ごはん（もち米）と塩しかとらない場合もある。普段は水浴びの習慣だが，日中 40℃ を超える暑い時期でも熱い湯で 1 日数回清拭したり浴びたりする。授乳しながら，こうした一連の慣習を人によって数日〜1 か月程度行う。ユーファイの効果は，循環をよくして産後の体力回復や子宮復古を助けるとされ，「このやり方で私も問題なかったし，娘にもこの方法で」という，文化集団に伝えられてきた伝統的な慣習である。しかし，なかには産火による背中や腰の熱傷により，あるいは衰弱し疲れ切って病院に運ばれる褥婦もいる。産後慣習は病院で行われることはないが，ラオス人看護師はこの伝統的な慣習が褥婦や周囲の人々にとって大きな意味をもって受け継がれているということを理解しており，その視点をもちながら，健康に問題を生じないように看護支援を行っている。

　日本に暮らすラオスの女性もユーファイやカラムなど母国の産後慣習を家族の支援や工夫により行っている例がある。しかし，心身の健康につながるこの文化的慣習をすべての褥婦が行えているわけではなく，本人の孤独感・疎外感の強い体験（在日外国人だから受け入れてもらえないと感じる体験など）がユーファイや

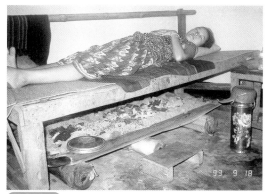

写真Ⅲ-5　産後に炭火を焚いたベッドで過ごすユーファイ（ラオス）

カラムを行うことを阻害することも考えられ，可能な範囲で工夫し支援するとともに，外国人への対応についても看護の姿勢が問われてくる。

　看護職は身体的ニーズだけでなく，こうした固有の文化的背景による習俗も理解したうえで，ケアやセルフケアの指導にあたって何ができるかを考えていかなければならない。

2）育児

　コロンビアやホンジュラスなど中南米ではカンガループログラムという，全身状態の落ち着いた低出生体重児をオムツだけの裸の立位で，大人の胸部に直接抱いて体温保持をはかる方法がある。三つ子が産まれればお母さん，お父さん（**写真Ⅲ-6**），そして親戚のおばさんが1人ずつ赤ちゃんを胸に抱いて衣服やシーツで覆い，3人のカンガルーお母さんが誕生する（斎藤1997）。これはWHOが途上国に対して，低出生体重児の保育法としてKangaroo Mother Care Programと名づけて推進した母子保健戦略であるが（カンガルーケア・ガイドラインワーキンググループ2009），電気事情，医療施設へのアクセスが困難な地域の慣習となっており，病院内の育児として推進しているところもある。日本国内でも安全に留意しながらこのプログラムを，低出生体重児の親子のきずなを強め，母乳哺育の促進などのために取り入れている（堀内1998，鈴木2012）。

　母親が新生児の安全に留意することは当然のことと考えがちだが，日本で真夏に出産した在日中国人の褥婦が，伝統的な産後の養生法を厳格に守ったことが新生児に危険をもたらした例もある。褥婦は実母が運んでくる薬膳スープしか口にせず，身体を冷やしてはならないとシャワーも浴びず冷房も入れず，同室していた新生児が極度の脱水で核黄疸一歩手前の重篤な状況になった。中国人の身体を冷やさないという一連の行動は中国医学の陰陽五行説の考え方に基づく健康行動である〔Ⅱ-1-d（47頁）参照〕。

　親が子どもを育むという基本構造はどこの国でも変わらないが，育児にかかわる看護支援も文化的背景を考慮しつつ母と子の健康と安全に配慮していくことが

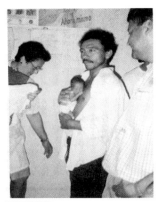

写真Ⅲ-6　カンガルーお母さん

求められる。

e. 伝統医療や信仰と看護

　途上国に限らず多くの社会で人々は伝統医療や民間療法と近代医学とを併用しながら暮らしている〔**Ⅱ-1-d(49頁)参照**〕。前述のユーファイも代替医療的要素も含んだ褥婦を保護しようという伝統的に受け継がれてきた民間療法である。カラムのような食べ物や水のとり方を制限するものはラオス，中国に限らず韓国，タイ，インドネシア，ナイジェリア，ケニアなどアジアやアフリカの多くの国で行われている（佐山 2012b）。また，薬草による療法なども一般的に個人や家庭で行われるものであるが〔**Ⅱ-1-d(49頁)参照**〕，筆者は入院治療に並行して薬草を使った民間ケアがごく日常的に行われている例を経験した。

　写真Ⅲ-7は 2012 年に南米パラグアイの地区病院に看護事情視察で訪問した際に，病院の廊下で出会った薬草売りの女性である。パラグアイでは「テレレ」という冷たい薬草茶を常用する。市場ではさまざまな薬草を山積みにした売り場を見かける（**写真Ⅲ-8**）。入院患者は病院で近代医学による治療を受けながら，毎日通ってくる薬草売りから自分の体調や好みに合わせて何種類かの薬草を買い，すりつぶして水と混ぜテレレを作って飲んでいた。病院の医師や看護師はごく自然にこの日常を受け止めていた。

　呪術師による霊的な治療はよくなると信じる精神力を与えてくれる。ヒンドゥー教徒は聖なる河ガンジスで沐浴し，水を持ち帰って重病人の身体を拭く。こうした信仰からくる精神的な意味を安易に否定することはできない。筆者が訪れたネパールの結核対策に協力していた医師は，診療所に足を運ぶよりも呪術師のところに出向く患者に対する服薬継続の働きかけを，呪術師の協力を得て行っていると話してくれた。

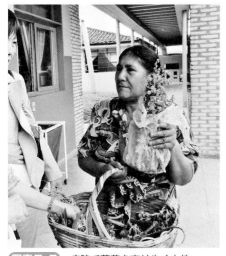

写真Ⅲ-7 病院で薬草を売り歩く女性（パラグアイ）

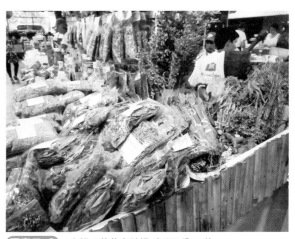

写真Ⅲ-8 市場の薬草売り場（パラグアイ）

　青年海外協力隊の助産師は，妊婦が妊娠中に胎動をあまり気にせず，胎内死亡していても何日も気づかないのは単に知識不足だけではなく，授かりものの運命は人知を超えており，自分が調整できるものでもするものでもない，と信じていることを知り，対応に悩んで助言者に指導を求めてきた。助言者も在日外国人の妊婦にかかわり，胎内死亡を「神の思し召し」だからと処置を頑なに拒んだり，仕方ないと受け止めて日本人のように悲しんだり自分を責めるような状況ではなかったという経験をしていた。「信仰あっての命でありそれを見守りながら，胎動カウントについて指導をしないと聞く耳をもってもらえないでしょう」と指導している。

　ボリビアで活動する看護師隊員は「日本では助けられても国の制度や考え方の違いで助けられない命があることを知った，大きな衝撃でした」と述べている（山本 2019）。生命にかかわる状況でも，伝統医療や信仰が優先し，神あっての命という受け止め方や考え方を見守らざるを得ない現実もある。信仰は，それが呪術や迷信と呼ばれるものでも普遍的な宗教でも，さまざまなかたちで人間の生と死の問題にかかわっている。

　ここまで文化の違いを考慮した看護について事例を通して考えてきた。看護職は人々のイーミックな知識による民間ケアやその意味づけが大きいことを認識し〔Ⅰ-2-c-2）（13頁）参照〕，その視点を尊重しながらケアを決定していくことが，文化的差異を考慮した看護であり，これは日々の課題でもある。

4 地域での看護活動

a. プライマリ・ヘルスケアとヘルスプロモーション

　プライマリ・ヘルスケア（PHC）は，対象論で述べたように健康増進，予防，治療，リハビリテーション，緩和ケアのすべてを含む〔Ⅱ-3-a-1）（68頁）参照〕。したがって，病院，診療所，地域のいずれにおいてもプライマリ・ヘルスケア活動は存在するが，地域看護活動では特に重要な視点である。

　プライマリ・ヘルスケアには，個人に対する活動と集団に対する活動とがある。個人に対する活動では，まず，地域に多い病気を治療し，必要に応じて上位の二次医療機関，三次医療機関に紹介する役割がある。つまり，一次医療である。これは必ずしも医師が行っているとは限らず，国や地域によっては看護師に一定の処方権が与えられていたり，ボランティアを訓練して限定された治療を許可していたりする場合もある。もちろん治療だけでなく，急性あるいは慢性の疾患の予防について指導することも重要である。

　個人に対するプライマリ・ヘルスケア・サービスの重要な要素として，WHOと国連児童基金（United Nations Children's Fund：UNICEF：以下ユニセフ）は，ファースト・コンタクト，包括性，継続性，調整，パーソン・センタードの5つをあげている（WHO, et al 2018）。ファースト・コンタクトとは，その治療や予

防を行う機関が国の保健システムへの最初の接点であり，上級機関への紹介の窓口であることを意味する。包括性とは，結核やHIV/エイズなど限定された疾患を扱うのではなく，地域の人々が抱えている健康問題に幅広く対応できることである。継続性とはシームレス，つまりサービス間の切れ目がないことである。日本でも，乳幼児健診は市町村保健センターが担当しており厚生労働省管轄であるが，幼稚園や学校に上がると子どもの健康管理は教育機関の役割になり文部科学省管轄となる。この移行において情報のやり取りができなかったり方針が変わったりすると，継続性のあるケアは提供できない。

　調整とは，多様なサービスを統合したり，サービス提供者間を調整したりして，一体的なサービスを提供できるようにすることである。また，パーソン・センタードとは，感染症に罹患しているとか足を骨折しているなど，病気や身体の一部に焦点をあてるのではなく，精神や社会性も含め，その人を1人の人として全体的にみてケアしていくことである。

　一方，集団を対象としたプライマリ・ヘルスケアは，たとえば地域住民全体に対し健康増進や疾病予防のプログラムを実施していくものである。公衆衛生のなかでも特にプライマリ・ヘルスケアと関連が深い活動として，WHOとユニセフは，健康保護（ヘルス・プロテクション），健康増進（ヘルスプロモーション），疾病予防，サーベイランスとその結果への対応，緊急時への備えをあげている（WHO, et al 2018）。

　健康保護とは，地域における健康リスクをアセスメントし，法律が守られているか監視し，健康被害を最小限にすることである。たとえば大気汚染や水質汚濁，廃棄物の処理，製品に使用される化学物質の制限，分煙の徹底やマスクの着用などがこれにあたる。

　ヘルスプロモーションについては，対象論でその概念を説明した〔Ⅱ-3-b(77頁)参照〕。ヘルスプロモーションの具体的活動としてどの領域を取り上げるかは，その国の状況により異なる。たとえば，日本のヘルスプロモーション事業である健康日本21(第二次)では，健康寿命の延伸，健康格差の縮小を最終目標とし，がん，循環器疾患，糖尿病，慢性閉塞性肺疾患(COPD)，こころの健康，次世代の健康，高齢者の健康など年齢や疾患に焦点をあてた目標，栄養・食生活，身体活動・運動，休養，飲酒，喫煙，歯・口腔の健康など生活習慣に焦点をあてた目標とともに，ソーシャル・キャピタルの向上，多様な活動主体による自発的取り組みの推進，健康格差の縮小など社会環境整備に関する目標も掲げている。

　疾病予防には，予防接種や健康診断などが含まれる。一般健診のほかに，がん検診や歯周疾患検診など，疾患の早期発見・早期治療も重要な活動である。

　サーベイランスとその結果への対応とは，たとえばインフルエンザなどの感染症患者を報告するシステムを整え，流行の発生を把握して適切な対応策を講じることを意味する。

　緊急時への備えとは，大規模災害や健康に影響を及ぼす重大なできごとに即時に対応できるよう，平穏時から準備をすることである。地震や風水害などの自然

災害だけでなく，紛争や工場の爆発などの人災，感染症の拡大なども緊急時に含まれる。備蓄や避難方法の検討，災害救援などのための保健医療従事者訓練などの準備とともに，災害発生を防ぎ，あるいは被害を最小限に留めるための体制づくりも必要である。

b. 地域での活動の概要

　地域での活動は，非常に幅広い領域を含んでいる。かつて途上国の地域保健といえば，その多くは母子保健と感染症対策，水と衛生が中心であった。しかし，今や途上国においても，非感染性疾患(Non-Communicable Diseases：NCDs)，精神疾患，高齢者，障害児・者など，多様な領域での取り組みが始まっている。

　国際協力における地域保健活動は，①地域住民を直接対象として活動する場合，②診療所，保健ポストなど，一次医療機関に配属されて，そこを拠点として地域活動をする場合，③行政組織に配属されて，地域における保健システム構築にかかわる場合，などがある。ここでは，初めて国際協力に携わるときに多い，①と②について説明したい。

1）地域住民を直接対象とする活動

　地域に拠点を置いた活動を，コミュニティ基盤型ヘルスケア(Community-Based Health Care)と呼ぶ。コミュニティ基盤型ヘルスケアでは住民を動機づけ，主体的に保健問題を探り，計画を立て，実施していくような力をつける(エンパワメント)ことが鍵となる。看護職はコミュニティのパートナーとして，コミュニティ自らが保健プログラムをつくり，管理することができるよう援助する。つまりコミュニティとともに保健医療をつくり，促進することが役割であって，看護職がコミュニティのために医療を提供するのではない。プログラムの中心には常にコミュニティがある(**図Ⅲ-1**)。したがって派遣された国に慣れ，住民の文化や考え方，社会の仕組みを理解していることが大切で，主旨をよく理解した現地のカウンターパートがいることが条件となる。活動のために新たな仕組みや組織を立ち上げるよりも，地域のなかにある既存の組織や活動に保健活動を

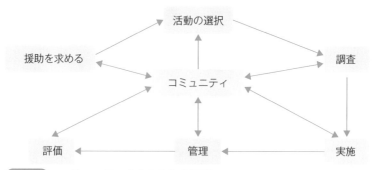

図Ⅲ-1　コミュニティを中心とした活動

〔Lankester T(2006). Setting Up Community Health Programmes. Macmillan Education Ltd より〕

乗せていくと，プログラムが成功しやすい。

　住民参加，住民主体のプログラムといっても，住民が主体的な活動に慣れていない場合は，住民参加をどのように促すかを検討しなくてはならない。地域に何度も足を運び，顔なじみになることから活動は始まる。コミュニティのリーダーやキーパーソンを訪問し，目的は何か，なぜ住民参加型の活動をしようとしているのかを明確にし，これが外国人のプログラムではなく，コミュニティのプログラムであることをはじめからしっかりと伝えておく必要がある。もちろんどんなに説明しても，最初は外国人から薬をもらったり診察してもらったりすることを期待するであろう。その時期を乗り越え，本当の住民参加を得るには，長い時間と忍耐が必要である。最初の説明と協力依頼は，この長いプロセスの第一歩くらいに考えておいたほうがよいであろう。

　リーダーの協力が得られれば，住民との話し合いをもち，住民参加型プログラムの主旨を説明するとともに，コミュニティの現状を話し合う。子どもの下痢や呼吸器感染，清潔な飲料水など，地域住民の関心の高い問題を取り上げるとよい。

　コミュニティのニーズを探っていく過程で，人々のニーズや健康問題の原因が社会的，経済的，政治的な原因であると行き当たることも少なくない。衣食住が充足されていない場合は，保健の問題よりも生活が重要であって，保健だけでは人々が関心を示さないこともある。コミュニティ基盤型ヘルスケアでは狭義の保健に限らず，人々の健康を阻害する要因を広くとらえてテーマを決めていく。

　最初に取り組むテーマは，住民がニーズを強く感じている問題，比較的短期間で目的達成が可能なもの，目的が具体的でわかりやすいものを選択するとよい。最初の取り組みで住民が成功体験をすることが大切で，うまくいかないとみんなで力を合わせて地域の健康問題を解決しようという意欲がそがれてしまうからである。

2）一次医療機関（診療所，保健ポストなど）を中心とした活動

　一次医療機関は住民の最も身近な医療機関で，診療所，保健ポスト，ヘルスセンターなどさまざまな名称で呼ばれている。そこに勤務する者も，医師であったり，看護師，助産師，研修を受けたヘルスボランティア（Community Health Volunteer：CHV，または Village Health Volunteer：VHV）であったりする。

　一次医療機関を拠点とした地域活動には，日常の診療活動と地域活動とがある。診療活動の質の向上は，診療所に勤務する看護職あるいはボランティアが村人に信頼されるかどうかが鍵である。よい診療活動ができていない看護職が村で健康教育をしても，誰も信じないであろう。看護職のトレーニングはセミナーなどに参加して行う研修のほかに，仕事をしながらのトレーニング（On-the-Job Training：OJT）も行われる。すなわち協力国の看護職が一緒に仕事をしながら指導していくものである。

　日常の診療活動をしながら，たとえば曜日を決めて地域に予防接種や子どもの成長モニタリング，妊婦健診，健康教育，巡回診療などに出向いていく。

　協力先の看護職は看護・医療の知識，技術のほかに，診療所の管理運営技術，すなわちマネジメント技術のトレーニングを必要とする場合も多い。薬剤やワクチンの管理，物品管理，予算管理，活動の計画・実施・評価，スタッフ管理，統計および報告書など，効率的な運営システムや記録を一緒につくる作業も技術協力の一部である。

　地域における技術協力において大切な点をまとめると次のようになる。
・住民との信頼関係を築くこと
・住民の文化習慣，考え方，地域社会の構造を理解すること
・住民と外国人看護職を結ぶ，よいカウンターパートがいること
・住民にとって健康問題は優先度が高いとは限らないことを理解し，生活にかかわる広い分野を視野に入れて，住民にとってニーズの高い現実的な問題から取り組むこと
・地域のリーダーやキーパーソンを活動に巻き込むこと
・地域の資源を有効に利用し，地域がもっている知恵に耳を傾けること
・さまざまな部門，機関の協力を促進すること
・結核やHIV/エイズなど焦点化された活動であっても，プライマリ・ヘルスケアの理念をもって地域に展開していくとき，地域のシステムづくりや，次の活動へのステップとなることができること
・地域のなかに存在する弱者(少数民族，貧困層，寡婦など)を考慮すること
・地域や施設のなかにある権力構造や利害関係に注意すること。ときにプロジェクトの大きな障害となることがある

　国際協力を志す人には，自立心に富み，理想や情熱に溢れている者が多いように思う。それは大きな力であると同時に，欠点ともなり得る。早く成果をあげようと焦ったり，自分の理想をコミュニティの理想と勘違いしてしまうことがあるからである。文化や価値観が違う世界では，私たちにとって正義とみえることが相手には不正と映ることもある。私たちにとっては正当な論理であることが，相手には悪意と受け取られることもある。私たちのなかには，日本の文化と価値観によって培われ，学校教育のなかで身に染みついた考え方の枠組みがあり，なかなかそれから抜け出せないのである。また現地語が十分身についていないことによる離齬や，単語の意味する概念そのものが日本と異なる場合もあり，行き違いも生じやすい。このことを自覚し，あくまで住民や相手国の看護職が主体であり，選択権は相手にあることを心に留めるべきである。プライマリ・ヘルスケアを本当に実施することができるのは，外国人ではなくその地域の住民や保健医療従事者であろう。私たちが彼らのよきパートナーとして一緒に歩むことができるかどうか，これが地域での技術協力において最も困難であり，かつ最も重要な点であろう。

c. 母子保健

　途上国の生殖可能年齢(15〜49歳)の女性へ，老若男女を問わず必要である健康保持・増進(栄養，精神衛生，疾病・けがの予防，疾病の早期発見と早期治療など)に加えて，家族計画を理解し実行できるよう，また，健康な妊娠，出産，育児のための知識を得て行動ができるよう保健医療サービスが提供されるとよい。

　途上国でも母子保健は保健医療制度の最重点領域であり，各国で最も地域に根差した保健医療サービスを提供する施設(保健ポストなどと呼ばれる)には何らかの助産教育を受けた看護職がいるところが多い。かつて遠隔地に住む人々のなかには近所の伝統的産婆(Traditional Birth Attendant：TBA)による分娩介助を受ける人が多く，異常の際に適切な手当てを受けられなかったことが死亡率が高かった理由の1つといわれる。すべての国民が助産師のいる施設で出産できるわけではないことから，伝統的産婆を排除するのではなく，彼女たちを積極的に指導し，安全な出産に必要な物品(清潔な臍帯クリップか結紮糸，かみそりの刃，石鹸など)を供給するなどの活動が世界的に推進されている。

　途上国では，妊婦は看護職の駐在する保健ポストで妊娠中1回以上妊婦健診を受けることを啓発されている。看護職は妊婦健診では妊娠高血圧症や既疾患の重症化などを予防，早期発見し，胎児の正常な発達を確認する。保健ポストにはWHOかユニセフから寄贈された身長体重計が置かれているので，これで妊娠中の体重の増減をモニターできる。またWHOの支援により「母子カード(名称は国によって異なる)」を作成し，どの医療施設でも備えている(**写真Ⅲ-9**)。このカードはその国の言語で作成され，妊婦の予防接種記録や出産時の母子の記録，乳幼児健診時の身長，体重から成長具合をモニターできる曲(直)線チャートや小児の予防接種の記録などが1枚(通常2つ折りか3つ折り)の表裏にコンパクトに記載できるようになっている。妊婦・褥婦は保健ポスト訪問時にこのカードを持参し，看護職が健診，記録する。

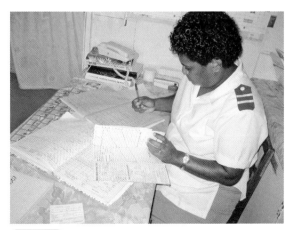

写真Ⅲ-9　看護ステーションにて母子カードに記録を記入する地域保健看護師（フィジー）

　小児の成長は，身長，体重，年(月)齢，性別で標準範囲内か範囲内から外れているかを判断できる。5歳未満児まではWHOの無料ソフトAnthro(version 3.2.2, January 2011)で調べられ，5〜19歳まではWHOのURL(https://www.who.int/growthref/en/)から年齢・性別の体格指数(Body Mass Index：BMI)(5〜19歳)，身長(5〜19歳)，体重(5〜10歳)を調べることができる。成人と異なり，小児の場合は体重が標準値を大きく超えていても肥満とは呼ばず，過体重としている。標準値を大きく下回る場合には，低体重・低身長であり，栄養不良と判断され，栄養改善プログラムの対象となり得る。エチオピアでは2011年には体重が標準範囲内に回復するまで保健センターで乳児にミルクを配給していた。標準値を大きく超える体重の児については家族の食事の内容を含めて母親から情報を収集し，体重が標準範囲内になるよう母親を教育する。注意が必要であるのは標準範囲内であった子どもが急に低体重になったときで，早急にその原因を突き止め対応することが重要である。途上国では離乳食として成人の食事に近いものを食べさせる習慣のある地域があり，そこでは離乳時期の下痢や栄養不良が多くあった。

　予防接種は小児の感染症予防に大いに効果があるので，母親に子どもを予防接種に連れてくるよう動機づけておくことは大切である。交通の便が不良な地域では，母子を待つだけでなく，可能であれば看護職が遠隔地に出かけて予防接種やほかの簡単な医療を提供(アウトリーチ)することが推奨されている。

　年齢を問わず，屋内外での事故による子どもの死傷を避けるため，母親を含めた大人への教育も重要である。特に小さい子どもはどのような行動をとるか予想がつきにくいことも多く，また女性の識字率の低い国では母親がどこの何が危険なのか，危険を想像する力が不足していることはよくみられる。そのため，絵を用いたわかりやすいポスターなどを作成し，母親たちと会話し動機づけを行いつつ注意を繰り返すことなどは対応の1つであろう。一方的な教育ではなく，住民(母親や父親)が実感をもって行動に移せるよう支援することは，時間がかかるが，看護職の重要な役割である。

d. 感染性疾患

　途上国では，人と動物が密接な環境で生活をしている(**写真Ⅲ-10, 11**)。細菌・ウイルス・寄生虫は，常に子孫を残すために宿主を求めてさまよっていて，人と動物が密接に暮らす環境は，細菌・ウイルス・寄生虫にとって常に宿主が見つかる「絶好の住み処」となる(岡田2015)。また，途上国では一世帯の人数が多く，小児から高齢者まで幅広い年齢層の家族が狭い部屋で衣食住をともにしている。近年日本においても，都市部において麻疹や風疹の流行が報告(厚生労働省健康局結核感染症課2014，国立感染症研究所感染症疫学センター2019)されているように，人が密集する場所も，細菌・ウイルス・寄生虫の「絶好の住み処」となる。

　さらに，細菌・ウイルス・寄生虫には適応能力があり，自らを殺滅しようとす

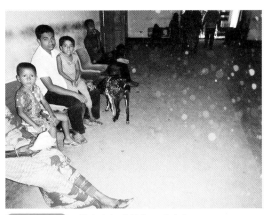

写真Ⅲ-10 待合室に犬が入ってくる
（丸山景子提供）

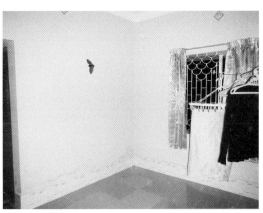

写真Ⅲ-11 家の中にコウモリがいる
（丸山景子提供）

る抗菌薬や抗ウイルス薬に打ち勝つものもいる（The Government of Japan 2016）。

　こうした前提を踏まえて，途上国における感染性疾患での看護活動には，下記の4点が重要となる。

1）衛生的な飲料水の確保と汚水との分離

　途上国の首都部以外は，下水道システムが整備されていないことが多い。生活水が確保されていても，住民は水道から流出する水を直接飲むことを避け，タンクに雨水を貯水して使用していることが多い。しかしながら，タンクの貯留水は細菌・ウイルス・寄生虫が好む環境であり，汚染されている可能性が高い。看護職は，住民がタンクに貯留させた水を飲料水として使用する際に，必ず沸騰させてから水を飲むよう指導する。また，住民が，生活全般に河川を利用しているなら，上流はきれいなもの用，下流は汚いもの用など使用用途を分けるよう教える必要がある。

　人と動物それぞれが使用するトイレは，一か所にまとめて配置することが必要となる。特に下水道の整備がなされていない場所では，住民の飲料水に使用している水と下水，排泄物が交差しないかを調査する。さらに，住民に下痢がみられる場合は，穴を掘って専用の新たなトイレを作成する工夫を行う。

2）その土地で継続できる感染対策

　感染対策には，すべての疾患，すべての人に実施する標準予防策と，感染性疾患の伝播経路によって実施する感染経路別予防策がある。看護職だけでなく，途上国の住民も継続的に感染対策を実施できなければならない。しかし，細菌・ウイルス・寄生虫は目に見えないため，途上国の住民には感染対策の必要性が伝わりにくい。

　そこで，標準予防策として最低限，食事前と排泄後に手洗いをするよう住民に

指導する。石鹸が普及しているのなら，手の汚染物を洗い流すために使用するよう促す。新生児がいる家庭では，家族が新生児に触れる前に必ず手洗いを実施してもらう。

　また，住居が常に清掃されているか，ゴミが一か所にまとめられ散乱していないかを確認する。鶏や犬などが，住居スペースに自由に出入りできないような工夫を施す。

　住民の家族に感染性疾患の疑いがある場合は，看護する家族を固定しておき，できるだけほかの家族との接触をもたせない。途上国の住居は一般的に風通しがよいところが多いが，感染性疾患を発症したかもしれない家族の看護に際しては，換気のよい場所で行うことが望ましいことから，看護環境に留意する。

　途上国の住民のなかには，感染対策で使用するマスクや手袋を見たことがない人が多い。看護職が，感染対策に必要な物品を購入し渡しても，継続的に使用できない場合がある。適当な物品が手に入らない場合，その国で販売されているものから感染対策になりそうなものへと作り変えるなど，看護職には発想の転換が求められる。

3)サーベイランス活動

　感染性疾患に侵された人々は，発熱，咳，下痢などを引き起こす。このような症状はどの感染性疾患にもみられる初発症状であるため，原因を特定することが難しい。また，途上国の人々にとっては，発熱や下痢はよくあることで慣れているため，周りに感染させるなどの知識をあまりもっていない。さらに医療機関に行くにも交通機関がなく，村の祈祷師に治療を依頼する，もしくは自然に症状がおさまるのを待つことが多い。以上のことから，途上国では容易に感染性疾患が広がる可能性がある。

　2014～2015 年にかけて西アフリカで流行したエボラウイルス感染症では，初発症状を呈したのは 2 歳の男の子であった。小さな子が命を落とすことは，途上国において日常茶飯事であり，重大な感染症が潜んでいることを予測できなかったことからパンデミックに発展した(岡田 2015)。

　人と動物が密接な生活をしている途上国において，感染性疾患の初発例を日常のなかで見逃してしまうと，感染が一気に広がる。サーベイランス活動は，感染性疾患の初発例を見逃さないため，そして細菌・ウイルス・寄生虫の存在を可視化するためにも重要な活動である。途上国の人々に感染性疾患の初期症状が出た場合に，報告するシステムが必要となる。人々に何か異変があれば，近くの診療所もしくは村長が把握し，その国の保健省に情報が届くようにする組織づくりも看護活動といえる。

4)現地のカウンターパートの活用

　感染性疾患の看護活動に限らず，地域での看護活動には現地のカウンターパートが必須となる。カウンターパートは，現地の作法を理解している。感染対策の

際も，カウンターパートが，現地の言葉を使用し，現地の作法に則り，地域住民や保健医療従事者に説明をする。つまり，私たちはカウンターパートへ正しい感染対策の教育を実施することに努め，地域住民，保健医療従事者の教育を行う際には，カウンターパートの手足となり支える必要がある。

e. 非感染性疾患

現在，循環器疾患，がん，慢性呼吸器疾患，糖尿病を中心とする非感染性疾患（NCDs）は，世界において重要な健康課題となっている。日本では，生活習慣病として知られるが，非感染性疾患は，これとほぼ同意である。

非感染性疾患対策として，2013年5月にWHOによって「非感染性疾患の予防と管理に関するグローバル戦略の2013〜2020年行動計画」が策定され，「25 by 25」目標（2025年までに非感染性疾患による30〜70歳の死亡率を25％削減すること）が設定された。その目標のもと，国・地域・グローバルレベルでの分野部門を越えた協力に基づく6つの政策（**表Ⅲ-6**）の実現に向けて，取り組みが進められている（WHO 2013a）。

非感染性疾患は政策と対策が科学的根拠に基づくことが必要なため，自国の現状把握モニタリング評価が極めて重要となる（野村，ほか2016）。近年，非感染性疾患が急増している低中所得国における戦略として，WHOは具体的な介入案を提言している。2010年に発表された「資源に乏しい環境のプライマリヘルスケアにおける基本的な非感染性疾患介入策の包括的計画」（Package of Essential Noncommunicable disease interventions for Primary Health Care：PEN）は，資源に乏しい環境において非感染性疾患の一次医療をプライマリ・ヘルスケア（PHC）に組み込むために，最小限必要な医療基準を示している（WHO 2010）。

その後，2013年にPENの具体的実施手順が発表されている（WHO 2013b）。PENは，資源に乏しい環境の一次医療において非感染性疾患に対応するための基本要素になり得る。PENの実施にあたり，保健医療サービスを提供するNGO

表Ⅲ-6　非感染性疾患の予防と管理に関するグローバル戦略の2013〜2020年行動計画6つの政策

1. 国際協力および政策提言を通じ，国・地域・グローバルレベルでの行動計画，および国際的に合意される開発目標において，NCDsの予防と管理の優先順位を引き上げる。
2. 各国のNCDsの予防と管理への対応を加速するため，各国の指導力・対応能力，実行力とともに分野部門を越えた行動と連携を強化する。
3. 健康を増進する環境を整備し，NCDsの危険因子（喫煙，不健康な食生活，運動不足，過度の飲酒）とその背景にある社会的要因を減少させる。
4. 患者中心のプライマリヘルスケアおよびユニバーサル・ヘルス・カバレッジの実現により，NCDsとその社会的要因の予防と管理のために保健医療制度を適合させ，強化する。
5. NCDsの予防と管理のための各国の高品質な研究開発力を強化し，サポートする。
6. NCDsの傾向とその要因をモニタリングし，予防と管理の進捗状況を評価する。

〔WHO（2013a）. Global Action Plan for the Prevention and Control of Noncommunicable Diseases 2013-2020 より〕

| 表Ⅲ-7 | PEN 実施に参画すべき自治体や中央レベルのプログラム，サービス，部門 |

人材開発部門	PEN の技術プロトコールとツールの使い方に関する職員研修用教材作成，現職者研修コースの運営や研修活動の評価など
必須医薬品プログラム	医薬品の調達と配布など
検査サービス	検査手順に関するガイドラインの発行，器具や試薬の供給など
必須医療機器プログラム	血圧計，パルスオキシメーター，ネブライザーなどの調達と配布
保健医療教育部門	患者，家族，地域社会向けの啓発資料の開発と制作
広報部門	啓発活動戦略を立案・実施。PEN の監視と評価に必要な情報の検討
看護サービス	NCDs 予防・管理の統合的アプローチにおける看護師の役割に関する指針の策定
医学・看護学教育機関	医学および看護学のカリキュラムに，NCDs 予防・管理の統合的アプローチにおける指針を組み込む。

〔WHO（2010）. Package of Essential Noncommunicable（PEN）disease interventions for Primary Health Care. Framework for implementation of WHO PEN in primary health care より作成〕

や海外の提携医療機関との連携も重要となる。多国間組織や，二国間協力機関との協力，一般的な保健医療プログラムと連携することにより，活動資金の確保が可能となる。また，このことは，特定の自治体や地域での実施に有益である（WHO 2010）。

　PEN の実施に参画すべき自治体や中央レベルの保健省の主な支援プログラム，サービス，部局を**表Ⅲ-7** に示す。

　また，WHO が 2011 年に発表した「ベストバイ」（From Burden to "Best Buys"：Reducing the Economic Impact of Non-communicable Diseases in Low- and Middle-Income Countries）（WHO 2011）は，科学的根拠と費用対効果があり，低中所得国の脆弱な保健医療システムにおいても実施可能性がある介入案を示している。さらに WHO は 2017 年に「ベストバイ」の取り組みを費用対効果ランク別に公表している（WHO 2017）。

　国家レベルでの非感染性疾患予防対策が整備されていない国々は多く，特に途上国の非感染性疾患予防対策への国家的な取り組み状況については十分に明らかとなってはいない（三浦，ほか 2017）。三浦ら（2017）は，各国の健康戦略を示す国家保健計画を収集し，非感染性疾患予防対策に関する記載状況を国家所得レベルごとにまとめた結果，調査対象国の国家保健計画には非感染性疾患予防対策に関する十分な記載が認められなかったことを明らかにしている。特に中所得国の国家保健計画に非感染性疾患予防対策をしっかりと位置づける必要があることが示唆されている。

　非感染性疾患が急増している低中所得国に共通している問題は，各国が国家レベルでの非感染性疾患予防対策を始めたばかりである点，国民の非感染性疾患に対する認知度の低さ，医療レベルの地域格差，保健医療従事者の人員不足，保健医療スタッフの知識不足などである（服部，ほか 2018，Mizutani M, et al 2017, Higuchi M, et al 2016）。ほかにも，市民に浸透する文化的神話の存在（Krishnamurthy J, et al 2019）や，非感染性疾患に関するデータへのアクセス困

難(Higuchi M, et al 2016)などの問題もあげられている。これらのことから，非感染性疾患予防対策を実践していくうえで，対象国の地理的条件や経済的条件を考慮しつつ，対策が継続していけるだけの保健財政の確保も課題となるため，複数機関との連携が必要となる。また，各国，各地域で多様な文化が根づいており，それぞれの文化がもつ生活，食習慣，健康観を踏まえた調査分析や地域診断が行われるべきであり，コミュニティ基盤型のプライマリ・ヘルスケアでの対策が求められる。さらに非感染性疾患予防対策において充足した保健医療スタッフの存在は不可欠であり，人材育成と人員確保に向けた体制整備が急務であるといえる。

　対象国で活動する保健医療従事者は，その国の人々が非感染性疾患予防や健康管理など，自ら健康に関する運動を起こすことを促す役割を担っている。そのために大事なことをクラッセ(2010)は4つのCで説明している。

・クリア(Clear)アンダースタンディング：人々に目的を理解してもらうように考える
・コミット(Commit)：いかに人々が行動に関与できるか考える
・ケイパブル(Capable)：人々がやり方を可能にする方法を知るように考える
・確信(Conviction)：人々が確信をもつように考える

　出発点は目的を明確にすることであり，目的がはっきりとわかってくると，人々のリーダーシップは開発されて，確信をもってヘルスプロモーションに参加するようになる，と述べられている。

　非感染性疾患予防対策の活動に携わることは，プライマリ・ヘルスケアを今一度，丁寧に実践することにほかならない。

（事例）途上国における非感染性疾患の広がり

　筆者は，2003～2005年の2年間，青年海外協力隊員として，エルサルバドルで主に集中治療室での看護活動を行った。配属先であった国立サンタアナ病院は，西部地域の約130万人をカバーする二次病院であった。活動していた集中治療室では，医療器材も少ないなか，重症感染症(腹膜炎や敗血症)，急性心筋梗塞，脳梗塞といった患者が多く入室していた。器材が少ないとはいえ，血圧計がないことに驚いたのを覚えている。血圧をモニタリングする必要性が認識されていなかったのである。

　また，基本的には集中治療室で活動していたため，一般病棟の患者の様子は詳しくは知らなかったが，院内を歩いていても，下肢を切断している患者の多さと，透析室の多忙な様子には疑問を抱かずにはいられなかった。その後，多くは糖尿病患者であったことがわかった。

　エルサルバドル保健省のデータによると，保健省施設で診察された非感染性疾患の件数は増加傾向にある。糖尿病は，2007年267,008件から2017年413,119件に増加，高血圧症は2007年505,006件から2017年759,158件に増加，腎疾患は，2007年16,464件から2017年362,840件と20倍以上増加している(MINSAL 2012-2013，2017-2018)。

　協力隊活動中はホームステイであったため，現地の人々と寝食をともにしていたが，非感染性疾患が増加する要素は多分に見受けられた。たとえば，栄養素の偏った食生活(トウモロコシをはじめとした炭水化物摂取の多さ，飲料に含まれる糖分摂取の多さ，油を使用した調理方法での脂質摂取の多さ)や，運動習慣の少ない生活(学校教育でも体育の授業はなかった)など。筆者は，派遣当時，集中治療室で重篤化して運ばれてくる患者の対応に注力していたが，非感染性疾患を重症化させた患者を医療施設で待つのではなく，非感染性疾患予防のための健康教育や国をあげての対策がいかに必要であったかと痛切に感じる。

　対象国で活動するうえでは，現地の看護職・保健医療従事者とともに，非感染性疾患に関する理解を深めていくことが必要であり，国や地域の文化や人々の生活に健康習慣が取り込まれ，罹患率や死亡率を低下させていくには長期的な支援活動が必要とされるであろう。

引用・参考文献

Ⅲ-1　国際協力に一般的に必要とされる能力
・勝原裕美子(2019)．第4章人材の育成と活用．井部俊子監修，手島恵編(2019)．看護管理学習テキスト第3版 第3巻 人材管理論．日本看護協会出版会，100.
・国際協力機構(2005)．青年海外協力隊40周年活動の軌跡．国際協力機構青年海外協力隊事務局，1.
・国際協力機構(2019)．帰国後の進路 経験がキャリアになる．mundi，64：18-19.
・鍋倉健悦(1998a)．異文化間コミュニケーションへの招待．北樹出版，3.
・鍋倉健悦(1998b)．異文化間コミュニケーションへの招待．北樹出版，38.
・パトリシア・R・アンダーウッド著/南裕子監修(2003)．パトリシア・R・アンダーウッド論文集「看護理論の臨床応用」．日本看護協会出版会，341-342.
・古田暁監修(1996)．異文化コミュニケーション〈改訂版〉．有斐閣，225-226.
・古田暁監修(1996)．異文化コミュニケーション〈改訂版〉．有斐閣，211.
・古田暁監修(1996)．異文化コミュニケーション〈改訂版〉．有斐閣，23-24.
・星野命(1983)．荻野恒一，星野命編(1983)．カルチュア・ショックと日本人．有斐閣，249-250.
・堀内勝夫(2015a)．グローバル人材育成のポイント―グローバル人材に関する調査速報版．産業能率大学総合研究所グローバルマネジメント研究所，1-4.
・堀内勝夫(2015b)．グローバル人材育成のポイント―グローバル人材に関する調査速報版．産業能率大学総合研究所グローバルマネジメント研究所，21.
・山崎節子(1995)．家族と一緒にフィールド勤務．西崎真理子，中満泉，佐藤由利子，ほか(1995)．国際協力を仕事として―開発・人道援助や飛び立つ女性たち．弥生書房，42.
・横田雅弘(1997)．石井敏，久米昭元，遠山淳，ほか編(1997)．異文化コミュニケーション・ハンドブック．有斐閣，226.

Ⅲ-2　途上国で必要とされる看護の知識・技術・態度
・INFJ(2008)．Nursing in the World 5th Ed.
・JICA(2019)．きれいな病院プログラム．
　https://www.jica.go.jp/activities/issues/health/5S-KAIZEN-TQM/index.html(2019年5月5日閲覧)
・WHO(2001)．5. Skin preparation prior to injection. Best infection Control Practices for Skin-Piercing Intradermal, Subcutaneous, and Intramuscular Needle Injections.
・華表宏有(1995)．地域活動の強化．郡司篤晃(代表編者)(1995)．テキストブック国際保健．日本評論社，106-109.
・草野クララ朋美(1998)．日系人からみた日本とブラジルの看護・看護教育．看護教育，39：310-313.

- 志摩チヨ江(1998)．GHQ のもたらしたアメリカの文化と看護．看護は文化—国際化時代に求められる看護—．メヂカルフレンド，60-65.
- 杉田由香里：看護系大学の現状と課題．
  http://www.janpu.or.jp/wp/wp-content/uploads/2018/06/monbukagakusyou20180618.pdf
  (2020 年 1 月 16 日閲覧)
- 田中博子(1997)．体験から考える日本と他国の看護の違い．看護教育，38：1019-1022.
- 戸塚規子(1997a)．青年海外協力隊事業の概要と看護職の派遣．開発途上国から医療協力のために求められてきた看護職に関する研究(第 19 回国際協力学術奨励研究報告書)．29-38.
- 戸塚規子(1997b)．開発途上国で保健医療協力に携わる看護職の活動上の問題—青年海外協力隊員の求める技術支援の分析から．開発途上国から医療協力のために求められてきた看護職に関する研究(第 19 回国際協力学術奨励研究報告書)．39-42.
- 戸塚規子(1997c)．看護職による国際保健医療協力の現状と課題(4)—青年海外協力隊員の病院における活動．婦長主任新事情，28：56-57.
- 吹浦忠正(1999)．素手の実力．国際看護，331：2.
- 宮越幸代，高田恵子，辻村弘美，ほか(2008)．日本と開発途上国の看護技術の差異に関する研究—中南米と日本で発行された看護技術書の分析—．Kitakanto Med J，58：43-54.
- 森淑江，戸塚規子，柳澤理子，ほか(1997)．開発途上国から医療協力のために求められてきた看護職に関する研究—青年海外協力隊派遣要請の分析から(第 19 回国際協力学術奨励研究報告書)．6-21.
- 柳澤理子(1997)．看護の国際協力のイメージと実際．看護教育，38：1014-1018.

Ⅲ-3　文化の違いを考慮した看護

- カンガルーケア・ガイドラインワーキンググループ編(2009)．根拠と総意に基づくカンガルーケア・ガイドライン．国際母子保健研究所，4.
- 齊藤恵子(2014)．在日ラオス人女性の妊娠・出産に関する文化的慣習の伝承．埼玉県立大学紀要，16：47-53.
- 斎藤直子(1997)．未熟児対策「カンガルーお母さんプログラム」を紹介します．クロスロード 1997.12．青年海外協力隊事務局，39.
- 佐山理絵(2012a)．ラオスにおける産後プラクティスの実施状況に関する研究．母性衛生，52(4)：516-519.
- 佐山理絵(2012b)．各国の産後プラクティスに関する文献検討．日本母子看護学会誌，6：60-63.
- 佐山理絵(2016)．ラオスにおける産後慣習に関する看護の探索的研究第一報—産後慣習の文化的理解—．母性衛生，57：71-73.
- 鈴木俊治(2012)．出生直後におこなう「カンガルーケア」について．第 50 回記者懇談会，日本産婦人科医会報，1.
- 沼澤広子(1994)．ラオスにおける地域母子保健の現状と問題点—家庭訪問と伝統的産婆(TBA)の聞き取り調査による考察．青年海外協力隊報告書．
- 野村真利香，高橋謙造，チェッダブット ワラポン，ほか(2007)．東北タイにおける，出産にまつわる食禁忌とユーファイ．国際保健医療，22(1)：28.
- 長谷川敏彦(2013)．長谷川敏彦，カランダゴダ W 編著(2013)．5S-KAIZEN-TQM 三段階戦略による病院経営変革．国際協力機構，3, 6.
- 堀内勁(1998)．第 1 回カンガルーケア・ミーティング．聖マリアンナ医科大学横浜市西部病院院内報，10.
- 松岡悦子(1997)．出産の文化人類学［増補改訂版］．海鳴社，4.
- 三浦規(1983a)．三浦規，吹浦忠正監訳，熱帯における子供のプライマリ・ヘルス・ケア．国際看護交流協会，276.
- 三浦規(1983b)．三浦規，吹浦忠正監訳，熱帯における子供のプライマリ・ヘルス・ケア．国際看護交流協会，293.
- 森淑江(2009)．看護の基本と国際看護．INR 日本語版，32(2)：16.
- 山本貴子(2019)．JICA 海外協力隊がゆく．mundi, 66：24.

Ⅲ-4-a　プライマリ・ヘルスケアとヘルスプロモーション

- WHO, UNICEF(2018). A vision for primary health care in the 21st century：towards universal health coverage and the Sustainable Development Goals.

Ⅲ-4-b　地域での活動の概要

・Lankester T(2006). Setting Up Community Health Programmes. Macmillan Education Ltd.

Ⅲ-4-d　感染性疾患

・The Government of Japan(2016). National Action Plan on Antimicrobial Resistance（AMR）2016-2020.
　https://www.mhlw.go.jp/file/06-Seisakujouhou-10900000-Kenkoukyoku/0000138942.pdf(2019年10月5日閲覧)
・岡田晴恵(2015)．エボラ vs 人類終わりなき戦い―なぜ二十一世紀には感染症が大流行するのか．PHP 新書，PHP 研究所．
・厚生労働省健康局結核感染症課(2014)．麻しん患者の増加について(情報提供及び協力依頼)．
　https://www.mhlw.go.jp/seisakunitsuite/bunya/kenkou_iryou/kenkou/kekkaku-kansenshou/rubella/dl/140415_1.pdf（2019年10月5日閲覧)
・国立感染症研究所感染症疫学センター(2019)．風疹流行に関する緊急情報：2019年9月25日現在．
　https://www.niid.go.jp/niid/images/epi/rubella/2019/rubella190925.pdf(2019年10月5日閲覧)
・玉城英彦(2017)．手洗いの疫学とゼンメルワイスの闘い，人間と歴史社．

Ⅲ-4-e　非感染性疾患

・Krishnamurthy J, Swaroop N, Arin K, et al(2019). Design a comprehensive Non-Communicable Diseases(NCD) programme for hypertension and diabetes at primary health care level：evidence and experience from urban Karnataka, South India. BCM Public Health, 19：409.
・Higuchi M, Chandani L(2016). Primary Healthcare Providers' Perceptions of Non-communicable Disease Prevention and Control in the Western Province of Sri Lanka：A Qualitative Study. J Int Health, 31：113-121.
・Ministerio de Salud(MINSAL). Informe de lobores 2013-2014.
　https://w2.salud.gob.sv/servicios/descargas/documentos/Documentaci?n- Institucional/Memorias-de-Labores/Memoria-de-Labores-2013-2014/ ?(2019年8月23日閲覧)
・Ministerio de Salud (MINSAL). Informe de labores 2017-2018.
　https://www.salud.gob.sv/informe-de-labores-y-rendicion-de-cuentas-2017-2018/(2019年8月23日閲覧)
・Mizutani M, Tashiro J, MAFTUHAH(2017). Community Health System Assessment for Noncommunicable Disease Prevention and Health Promotion in Indonesia：A Nursing Perspective. 滋賀医科大学雑誌，30：17-24.
・WHO(2010). Package of Essential Noncommunicable （PEN） disease interventions for Primary Health Care.
　https://www.who.int/nmh/publications/essential_ncd_interventions_lr_settings.pdf(2019年7月31日閲覧)
・WHO(2011). From Burden to "Best Buys"：Reducing the Economic Impact of Non-communicable Diseases in Low-and Middle-Income Countries.
　https://www.who.int/nmh/publications/best_buys_summary.pdf(2019年7月31日閲覧)
・WHO(2013a). Global Action Plan for the Prevention and Control of Noncommunicable Diseases 2013-2020.
　https://apps.who.int/iris/bitstream/handle/10665/94384/9789241506236_eng.pdf(2019年7月31日閲覧)
・WHO(2013b). Implementation tools：Package of Essential Noncommunicable disease interventions for primary health care in low-resource settings.
　https://www.afro.who.int/sites/default/files/2017-06/9789241506557_eng.pdf(2019年7月31日閲覧)
・WHO(2014). Noncommunicable disease and mental health Global status report on noncommunicable disease 2014.
・WHO(2016). Global Health Observatory(GHO)data Risk factors.
　https://www.who.int/gho/ncd/risk_factors/en/(2019年8月23日閲覧)

・WHO（2017）．'Best Buys' and other recommended interventions for the prevention and control of noncommunicable diseases; TACKLING NCDS Best Buys. https://apps.who.int/iris/bitstream/handle/10665/259232/WHO-NMH-NVI-17.9-eng.pdf（2019 年 7 月 31 日閲覧）

・クラッセ＝チャナウォン（2010）．プライマリヘルスケアの理念と実際．松田正巳，奥野ひろみ，菅原スミ，ほか（2010）．変わりゆく世界と 21 世紀の地域健康づくり第 3 版．やどかり出版，222-230.

・野村真利香，三浦宏子，石川みどり（2016）．太平洋島嶼国における非感染症疾患（Noncommunicable diseases：NCDS）対策の現状と課題．国際保健医療，31：309-321.

・服部希世子，宇田英典，人見嘉哲，ほか（2018）．ベトナムの非感染性疾患対策の現状と課題．日本公衆衛生誌，65：170-178.

・三浦宏子，大澤絵里，野村真利香（2017）．National Health Plan における非感染性疾患（NCD）対策の現状と課題．保健医療科学，66：409-414.

Ⅳ 方法論　応用編

1 技術協力

a. 地域

1) 地域看護の対象

　地域看護の対象は，住民個人と住民が居住しているコミュニティ，そして医療施設に勤務している看護師・保健師・助産師といった保健医療従事者である。つまり，直接住民やコミュニティに働きかける場合と，カウンターパートが住民へ保健活動を実施できるように支援する場合の2通りある。対象の特徴や対象を取り巻く環境については，Ⅱ-3(68頁)を参照。

2) 地域看護の場

　まず，派遣先の国や保健省といった行政が掲げる保健医療政策を理解する。そうすることで国や県・州が重点を置いて取り組んでいる課題を知ることができる。また，保健省や国連児童基金(United Nations Children's Fund：UNICEF：以下ユニセフ)などの Web サイトや刊行誌で得られる情報から，派遣国の医療状況を他国と比較することで現状が理解できる。

　活動はいずれかの郡県や市町の保健センターや NGO に入って行うことになる。配属先を保健医療システムにおける組織的視点でとらえたときに，組織の目的や他機関との関係性を理解しやすい。保健医療システムとは，人々に保健医療サービスを提供するための総称であり，資源，組織，経済，管理の組み合わせである(Roemer MI 1991)。配属先の他機関との連携や，住民とのかかわり，それらが機能しているか知るために保健医療システムを学習することが大切である。

　保健医療政策は多くはトップダウンで施策され，保健センター，保健ポストで直接住民への啓発や対策が行われている。組織の連携がとれていない場合や住民への対策が実施されていない場合は，政策が保健衛生状態の改善につながらない。政策が住民の健康に影響を与えている要因に対応できておらず，それが取り組むべき課題となることもある。

　筆者の活動の実際から政策がいかに住民の生活に反映されているか，保健医療システムがどのように関連しているか，そして看護活動としての取り組みをみていきたい。

事例　赴任先の状況と看護活動

　筆者は2012～2014年までフィリピンのギマラス州ブエナビスタ町（人口約5万人）に保健師として派遣された。配属先は町立保健センター[注1]で，36の村の保健ポストを管轄している二次医療機関である。保健ポストでは妊産婦健診や予防接種を実施し，保健センターにはセンター長である医師を筆頭に，歯科医師，助産師，看護師，検査技師などが勤務していた。筆者への要請内容は母子保健における施設分娩の推進，妊婦への啓発活動および教材作成であった。

　当時，妊産婦死亡率の減少が保健省の戦略の一環であった。そして，妊婦が助産師による妊婦健診を出産までに最低4回受けることを目標とし，産前産後ケアの改善をはかっていた。保健センターの管理下，保健ポストで担当の助産師が妊婦健診を実施していたが，4回の妊婦健診率は高くない状況であった。筆者は，同僚らの妊婦健診への同行や聞き取りを通して，若年の妊婦や保健ポストから遠い地域に住んでいる住民，先住民が健診を受けずに出産していることが課題であると抽出した。さらには，金銭的理由により，助産師ではなく伝統的産婆（Traditional Birth Attendant：TBA）の介助あるいは介助のない状態で出産していたこともわかった。過去に伝統的産婆介助下での死亡例があり，妊婦健診の実施や助産師介助下での出産は，より安全な出産につながると筆者は考えたが，それらができない住民が多くいた。保健省の政策が地元住民に行き届いておらず，目標に取りかかっていない状況といえた。妊産婦死亡率は高くはなかったが，安全ではない出産も行われていたため，このなかに取り組むべき課題があると筆者は考えた。

　助産師は定期的に保健ポストに赴き，妊婦健診を実施していた。助産師の指導のもとで保健業務に携わる保健ボランティアは助産師の補助を行っていた。主に計測と児心音の聴取はしていたが，個別の相談に対応している様子はみられなかった。各村には村長をはじめ，教育や財政管理をするスタッフなどの役職があった。3年ごとに実施される選挙により，スタッフが総入れ替えとなることがあり，継続的，また発展的に保健活動を実施することが難しい状況にあった。

　ここで筆者は妊婦健診率が高いとはいえない状況であることに加えて，伝統的産婆の介助を受けている要因として以下の5つを抽出した。①妊婦への教育的かかわりが不十分，②貧困，③学校教育を受けていないこと，④先住民への差別，⑤インフラが未整備なことである。

　保健センター長は，保健省の政策に則った研修やミーティングを通して施設分娩への移行や妊婦健診の必要性を助産師に教育している。また，死亡・罹患状況を毎月州政府保健局[注2]へ提出している。しかし，保健センターまでは政策が伝

注1）一次医療と二次医療（母子保健，栄養改善などの指導含む）を提供している。技術的ガイダンスは州政府保健局から受ける。

注2）州政府が設けている，三次医療施設の一部と二次医療施設（州病院）を有している。町立保健センターの情報を集約し，保健省地域事務局へ送っている。

達されているが，妊婦にまでは行き届いていなかった。

　筆者の実際の活動は保健行動の課題に取り組むことであったが，経済的および社会的問題も複雑に関連していた。同僚らと話し合った際，貧困が根底にあるという堂々巡りで改善策を見出せなかった。

　原因を探ると，保健医療のみが対策を講じても解決できないと気づくことが多い。保健医療システムと現場の実情を知ることで，住民が社会・経済・政治といったさまざまな影響を受けながら保健行動をとっていること，そして1つの問題に焦点をあてても解決困難な場合があることがわかる。たとえば，交通手段がなく妊婦健診を受診できないことや，金銭的余裕がないために伝統的産婆の介助下で出産することも，インフラや教育，労働環境，社会保障制度の未整備が背景にある。自分自身の取り組みに限界を感じることもあるが，そういった状況から看護活動として実践できることがある。取り組む課題を明確化するために，現地を歩いたり，さまざまな活動や催しに参加することで，調査を実施したり湧き上がる疑問や考えを同僚やカウンターパートと共有するとよい。

3) 地域看護活動の流れ

　赴任前からの活動から赴任後の評価までの流れをみていく。以下は活動の大まかな流れであるが，前後することや繰り返して実施することもある。
・派遣国，派遣先の概況の学習
・現地語の習得・信頼関係の構築
・課題の発見，抽出
・計画策定
・実施・評価

派遣国，派遣先の概況の学習：

　可能な範囲で派遣国や配属先の文化や風土を事前に理解する必要がある。これは前述のとおりである。

現地語の習得・信頼関係の構築：

　活動は，カウンターパートや協力者との協働なしには遂行できない。コミュニティに足を運び，地域住民との交流を深めることで，現地語を習得できるとともに信頼関係の構築や情報収集につながる。地域住民から得た情報は所属施設からは得られない貴重な内容であることが少なくない。

　また，人々の生活や文化に入り込み，現地の人々と顔見知りになることで，風土や習慣を肌で感じることができる。貧困層やインフラが整っておらず医療にアクセスできない人々の状況をうかがい知ることもできる。住民と顔見知りになることで自身の活動計画を実施する際に，彼らを巻き込み，現地のニーズに沿った支援活動が可能となることもある。

課題の発見，抽出：

　派遣当初はカウンターパートや現地の人々との意思疎通も困難な状況で，何が課題かわからないが，彼らとの交流が深まることで疑問や課題が徐々にみえてく

る。日本での生活環境と比較していくと多くのことが課題と感じられるだろう。しかし，住民にとっては，それが当たり前のことであり，対策すべき課題としてあがらないこともある。逆に，住民らの伝統に根差した習慣であり，課題ではなかったと後に知る場合もある。課題のすり合わせをする際には，カウンターパートや住民との会話から病気や，子どもや妊産婦の死亡例など，具体的に話し始めるとよい。「なぜ？」「何が原因？」「どのように？」と聞きながら健康信念や根本の原因を探る方法が，デイヴィット・ワーナーら(Werner D, et al 1993)によって紹介されている。

　また，調査を実施することで課題が明らかになることもある。赴任期間や予算，活動規模，住民も必要性を理解しているか否か，ということも加味して課題を選定する。いくつか出てきた課題から優先度の高いものを見出す。優先度の上位には，死亡率や罹患率の高いもの，住民への健康被害の大きいもの，住民自身が改善を必要と感じているものがあげられる。

　ここで忘れてはいけないことは，地域に根差した看護活動を実践することであり，派遣者の活動が終了しても現地スタッフが主体となって課題に取り組めるように支持する姿勢である。そういった観点から取り組みやすい内容や短期間で実施できるものから取りかかるとよい。

計画策定：

　現地スタッフができる活動内容や自身の活動期間を考慮して目標を設定する。加えて，その目標を達成するための活動内容を計画する。具体的な目標，目標の達成期日，資源，スタッフ，運営方法を明らかにし，計画書を作成する。また，上司や同僚の不在，会議のキャンセルなどの理由で計画どおりに進まないことが多々あるので，計画実施までの日程に余裕をもたせるとよい。

　計画策定後もさまざまな影響により予定が中止となることもあるため，目標や期日が修正となる。そのため適宜，見直しと修正を行い柔軟な対応と心構えで活動する。

　計画を策定する段階で，活動の協力者を得ておくとよい。日々，配属先の同僚や上司とコミュニケーションをとるうちに，誰が理解者で協力して作業を進められるかがわかってくる。できれば赴任時より日々の活動を共有する協力者を得ると，その後の計画も実行しやすい。また，町長や村長といったリーダー的存在が活動への理解を示し，共同で作業できれば住民参加を得やすい。

実施・評価：

　課題に基づいて計画した内容を実施する。ここでは，自身が主体的に活動することが必要な場合もあるが，自身の離任後も継続して活動することを考慮してスタッフが数回のプロセスのなかで，主体的に取り組むことができるように支持的にかかわることが重要である。

　活動中に中間評価を実施する。同僚と話し合い，反応を確認しながら活動内容を見直し，修正し実施再開，継続する。

　最終評価では，目標を達成した内容と今後現地で引き継いで実施可能な内容，

実施が難しかった活動を振り返る。実施したスタッフらと今後の方向性と，離任後の具体的な活動内容を話し合う。

　筆者の活動事例を参考に活動開始から実施・評価の流れをみていく。

事例　地域看護活動の実際

　赴任直後，配属先の保健センター長より，施設分娩移行のための施設建設費を補助してほしいという申し出があった。その必要性を感じてはいたが，ボランティアとしての活動範囲や持続可能性といったその後の発展を考えたとき，金銭的支援は筆者の業務ではないと判断した。そして現地の状況を調査して施設の一員としての活動可能な内容を行いたいと伝え，保健センター長の了承を得た。

　最初の数か月は筆者がスタッフとの信頼関係を構築する時期であった。現地語を習得できていないためコミュニケーションがままならず，自身の役割も不明確で訪問客のような状況であった。当初は貧困地域に支援をしてほしいと割り当てられた村の保健ポストに加え，それ以外の村のできるだけ多くの保健ポストへの訪問を申し出，助産師らに同行した。妊婦健診や乳幼児の予防接種で来所する親子や保健ボランティア，地元住民とコミュニケーションをとり，現地語を学びつつ人々の生活や働きぶりを知った。カウンターパートである保健師からは，毎月州政府保健局に提出するデータのコンピュータへの入力が忙しく，筆者と向き合う時間はとれないと言われた。その代わりに，活動上のカウンターパートを保健センターの助産師，看護師とした。彼らと村の保健ボランティアらから主に情報収集を行った。保健ポスト訪問やセミナーなどで住民らとの交流を重ねることで以下4点の課題や疑問を抽出した。

①若年で出産した女性は産前産後の身体的変化や出産の準備についての説明を受けていなかった。ある10代の母親は，「母から心を強くもったら出産できると言われた。出産が恐かった。もしも準備できることがあるなら知りたかった」と筆者に話してくれた。また，筆者が見学した村の妊婦健診では，妊娠中の生活や出産に向けた教育的かかわりは行われていなかった。→ 妊婦への教育的かかわりが必要である。

②伝統的産婆による死亡例が数年前に起きていた。赴任時，伝統的産婆介助下の出産は全体の約20％を占めていた。→ 助産師による安全な出産介助が必要である。

③保健センターで検査した妊婦はほぼ貧血状態や栄養不良にあり，保健省から供給があれば鉄剤を無料で配布していたが，その後のフォローアップはされていなかった。→ 妊婦の貧血，栄養不良の改善・サポートが必要である。

④妊婦健診で食事や生活の説明をしている助産師と，していない助産師がいた。保健ボランティアへの教育的かかわりを行っている村と行っていない村があった。→ 助産師と保健ボランティアへの教育が必要である。

　これらの課題や疑問に触れる内容の質問紙調査と，妊婦健診の記録を閲覧した。目的は，統計的に収集した結果をカウンターパートと話し合う材料とし，課

題の明確化をはかることであった。筆者の現地語のレベルは調査用紙の作成と調査実施に不十分であったため，現地看護師の協力を得た。彼らの協力を得ることで意見交換し，保健医療従事者の考えを知る機会になった。

質問紙調査での結果を筆者の疑問とともに助産師，看護師と考察し，対策を検討した。結果と疑問を共有することで，計画実施を共同して進めることを意図していた。また，質問紙調査の結果については保健センターのスタッフミーティングで報告して意見を求めた。

筆者は実際の妊婦健診では教育的かかわりは不十分だと感じたため，各助産師の認識を把握したかった。筆者よりも熟練で年齢が上の助産師ばかりであったため，説明や認識の聴取に関してはセンター長の協力を得て行った。妊婦健診はマニュアルに従い行っており，妊婦への教育的かかわりを実施していると助産師らは述べていた。

また，貧血や栄養不良の原因は，貧しくて十分な栄養をとれないことというのが助産師と看護師の見解であった。改善策は野菜の摂取や鉄剤の服用の促進を提案すること，という意見があった。そのほか，妊婦の尿路感染症や，人工乳を与えている褥婦が多いとの声が聞かれた。彼らの意見を統括して，妊婦・褥婦の生活全般に関する教育ツールの作成が必要となった。ツールの運用は妊婦健診や予防接種の際，保健ボランティアが使用できる内容を目指したが，筆者の意図は，保健ボランティアだけでなく，助産師らも健診や教室を開催する際に活用することであった。というのも，妊婦に説明を行っているという助産師の妊婦健診を見学したところ，計測のみで終わっていたからであった。調査中，質問紙を読むことができない妊婦がいたため，イラストを多用した妊婦用教材と，保健ボランティアや助産師が妊婦に十分説明できるよう説明文を多く記載した教材の2つを作成した。

教材作成後，できるだけ多くの村を担当の助産師，看護師らと訪問した（**写真Ⅳ-1**）。保健ボランティアに運用の手順を説明し，来所した妊婦へ説明してもらったところ，保健ボランティアは栄養と妊婦の陰部の保清や新生児の臍帯の保清方法に，また，妊婦は妊娠期の身体の変化に興味を示していた。

評価としては，教材の運用が活動終盤で開始となり，教材の使用を一度試みただけであったため，効果的な教育ツールとなったとはいえない。なかには教育的かかわりの必要性を実感している助産師や保健ボランティアがいたが，運用の効果や妊婦の実際の生活に反映されたかを知ることはできなかった。

このように，1つの活動をカウンターパートと実行するためには試行錯誤で成し遂げなければならない。日本での労働環境と比較すると，派遣国でのゆったりとした時間の流れにいら立ちや焦りを感じることもあるかもしれない。要請内容やニーズのみに集中して目標達成を目指すのではなく，遠回りに感じるかもしれないが，同僚との信頼関係を築いたり，さまざまな活動や催しに参加することで文化や人となりを知ることが活動を効果的に実施する鍵となる。

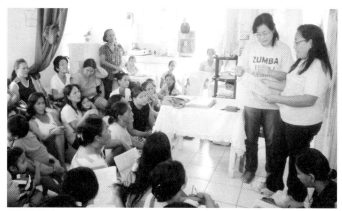

写真IV-1　助産師による保健ボランティアへの教材運用の説明

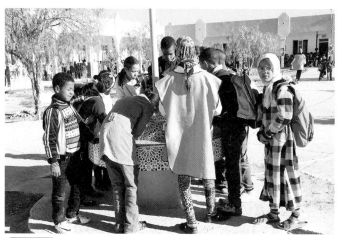

写真IV-2　Child-to-Child（モロッコ）

4）学校保健

　子ども同士で保健に関する知識を伝え合う Child-to-Child[注3]という手法が世界中で広く用いられている（**写真IV-2**）。この手法は学校で上級生が下級生に知識を伝え，教えられた子どもがその知識を家庭に伝えることにより保健の知識が広まっていくことを期待する方法である。このような子どもの影響力を活用して地域住民の健康向上に取り組んだ事例を紹介する。

　筆者は北アフリカのモロッコ王国（以下モロッコ）に青年海外協力隊看護師隊員として 2013 年から 2 年間，派遣されていた。筆者は「県内小学校における保健教育の普及」という要請内容に基づいて活動を行った。モロッコ国民の多くはイスラム教徒であり，イスラム教は人々の生活に根づき，生活のあらゆる場面で大きな影響をもたらしている。モロッコには保健室や養護教諭は存在せず，保健に特化した授業はない。しかし，イスラム教の授業内容には手洗いの必要性などが

注3）1978 年にロンドン大学の専門家を中心に提唱。主に途上国を対象に始められた。
　　 http://www.childtochild.org.uk/

盛り込まれている。また，地域保健センターに児童の健康管理，主に定期健診担当の看護師が存在する。筆者は自身の任地であるエルラシディア県に同様の要請内容で派遣された看護師隊員や，教育省の職員，小学校の教職員や児童の健康管理を行っている保健センターの看護師などとともに活動を行った。主な活動は，(a)任地の現状把握，(b)児童に対しての保健教育，(c)小学校の教員と専門学校の生徒を対象に定期的な講習会の実施，(d)対象学校同士や学校と保護者との情報交換の場づくり，の4つである。

(a)任地の現状把握

　最初に任地の現状を把握するため，児童を対象に手洗いなど知識がどの程度であるかアンケートを実施し把握しようと試みた。しかし，教員にアンケートの必要性と正確に記入することの重要性を入念に説明するも，教員が生徒に正解もしくは理想の答えに誘導していた。また，知識として身につけても行動変容が生じない，そして習慣化まで至らないといった問題があったため，児童の衛生行動を日頃から観察することで現状把握を行った。

(b)児童に対しての保健教育

　小学校教員は児童とその保護者からの信頼を得ており，現地の生活習慣にも精通しているため，衛生教育を実施する立場として適した存在であった。保健教育に関心のある教員もいたため，主にその教員とともに授業時間や放課後の時間を利用し，保健教育や清掃などの施設の環境整備を行った。一方で，「学校は算数や語学を教えるところであって，歯磨きや掃除を教えるための場ではない」と保健教育に否定的な教員も存在していた。

　保健教育はまず高学年の児童に対して教員とともに行った。高学年の児童はそこで得た知識を低学年の児童に指導することによって，自分自身が見本となるように意識し，低学年はその高学年を見習うという効果がみられた。前述したChild-to-Childの実践である。ここでの保健教育の内容は手洗い，歯磨き，トイレの使用方法，結膜炎などに関する知識とそれに対する予防法であった。これらの教育内容が児童を通して家庭や地域に普及してゆくことが期待された。

(c)小学校の教員と専門学校の生徒を対象に定期的な講習会の実施

　対象の小学校の教員だけでなく，ほかの小学校の教員にも学校保健の有用性とその実践例を共有することを目標とし，筆者は定期的に講習会を実施した。指導経験の豊富な教員が多く参加していたため，彼らの指導技術を学校保健にも活用しながら知識と技術の共有ができるよう配慮した。また，今後，教員として児童にかかわっていく予定である専門学校の学生に対しても同様の講習会を実施した。専門学校の学生はまだ教育経験がないため，保健教育の重要性も受け入れやすいのではないかと考えたためである。

(d)対象学校同士や学校と保護者との情報交換の場づくり

　小学校によって，保健教育の方法や学生委員（構内清掃や手洗いなどを低学年に指導する役割）の活動方法が異なっていた。また，学校全体の学校保健に対する関心度も異なっていたため，各学校の教員が自らの学校での取り組みを発表する機会を設けた。これにより，保健教育や学生委員活動を積極的に行っている学校はさらに模範の学校となるべく，継続して保健教育に取り組んだ。学校同士の情報共有だけでなく，児童の健康管理を通して家庭での健康管理の意識を変えていくため，児童の親とも情報共有の場を設けた。小学校を卒業しておらず，文字が読めない母親もいるため，印刷物を配布するのではなく，実際に集まり情報共有を行った。保健センターの看護師と小学校教員から，児童に対する保健教育が学校・家庭において継続的に必要であること，学校で指導したことを家庭でも行動に移し習慣化できるように働きかけてほしいことを話し合った。

　このような主に4つの点から活動を行った。学校保健活動は，健康な子どもをつくり，家庭や地域の健康意識向上に関連するとともに，将来の健康な大人をつくるための重要で効果的な活動である。

b. 病院

　病院で看護職が活動する場は，大きく分けて2つある。1つは，患者に適切な看護を提供できるよう，「ヒト・モノ・カネの管理，看護ケアの評価」を行う看護管理部門，もう1つは，実際に患者と接し，看護サービスを提供する病棟や外来部門である。また，退院患者のフォローのために訪問診療部門をもつ病院もあるが，今回はより一般的に看護の国際協力で活動することの多い前者について触れることとする〔**Ⅲ．方法論/基本編参照**〕。

　どの部門で，どのような立場で活動を行うかは，相手国の病院が看護のどのような問題を解決したいかによる。たとえば相手国の病院が，ある一病棟（ICU/CCUや手術室，小児病棟など）での特殊な看護技術のレベルアップを求めているとすれば，活動は病棟看護師を対象とした働きかけになるであろう。その場合には，協力国の看護職もその病棟に所属し，病棟看護師，あるいは主任看護師として入ることが望ましいであろう。目標が病棟レベルでの看護管理の改善であれば，師長としてが望ましい。また，病院全体の看護管理に関するものであれば，活動の場は，病院全体が見渡せる看護部が適切であろう。いずれにしても，種々の情報を収集・分析して，病棟師長や看護部長らの管理者に助言・提案するのが主な役割となるので，それに見合ったポジション（アドバイザーなど名称はさまざま）に就くことになろう。看護管理の内容は，①看護体制の評価，②適切な人員配置，③患者ケアのアセスメント，④院内教育，⑤業務改善，⑥それにまつわる物・予算の管理，などである。

　活動を開始するにあたり，まず，その病院組織を把握する必要がある。どのような部門があり，それぞれの部門がどのような働きをしているのか，どのように

連携しているのか，役職のもつ責任範囲と権限，指示命令系統を押さえることが必要である。規模の大きな病院では，看護部のなかに「看護業務担当」や「院内教育・研修担当」など，役割を細分化して役職を設けているところもある。このように目標達成に向けて，看護部組織内の最も適したポジションに就くと仕事を進めやすい。

　実際の活動では，日本人看護師が孤軍奮闘で物事を進めていくことは決してなく，活動目標・計画をともに立案し，進めていくカウンターパートと呼ばれる相手国の中心者を軸に展開される。特に，問題に対する活動計画を立てるときには，どのような方法が適しているかを具体的にするうえで，相手の立場から貴重な意見をもらえる。支援をする側の看護職は，限られた任期で活動にあたる場合が多く，いつまでも協力活動ができるわけではない。自分の任期が終了した後もいかに持続されるかが重要で，その点からもカウンターパートの育成は欠かせない。

　途上国では，患者のケアを直接担うスタッフレベルの看護職は，看護管理職者に比べると，圧倒的に研修を受ける機会が少ない。スキルアップのための新しい情報や知識などの刺激が少ないままでは，問題解決へと意識を高める変化が生まれない。しかし，赴任した日本人看護職の存在は，毎日病棟でケアにあたる姿そのものや，何気ない会話や意見交換などでも何らかの刺激を与えることができる。相手国の病院の多くも，青年海外協力隊看護職に対して，看護業務の支援や改善以外にスタッフ指導を期待している（森，ほか1997）。日本と比較し不足点にとらわれることなく，相手国の看護師の研さん意欲を昂揚できるようなかかわりを大切にしたい。

　青年海外協力隊の派遣要請にあたっては，相手国の病院が，病院の抱える看護の質を向上するうえでの課題を認識していることが基本だが，そもそもの課題が明確にされていない場合もある。また，派遣要請と現場の状況が異なっているこ

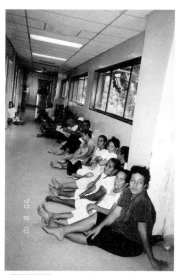
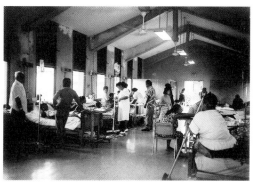

写真Ⅳ-3　手術を待つ家族の様子　写真Ⅳ-4　病棟の現状

ともある。病院側が，看護職隊員に準備した職位では，問題解決には効果的でないこともあろう。自分の目で見て，確認をして，必要があれば，活動の場・部門（どの病棟か，または管理部門か）と職位を再検討し，調整することも必要となろう。活動に際して，まず責任者（看護部長など）と十分な打ち合わせが必要である。

　相手国の医療制度，看護制度，教育制度はもちろんのこと，さらに現地での生活を通して，生活習慣や文化を理解することが，看護を提供するうえでも，また見出した問題をより深く理解し，具体的な活動へ結びつけるためにも重要である。筆者の経験した国では，男性の身体に触れられるのは，妻，母親，または近い肉親の女性だけであり（子どもを除く），清拭などの身の回りの世話は，家族に委ねられていた。途上国では，患者の家族が 24 時間，寝具や鍋などの炊事道具持参で付き添っていることが多い。患者の病状の変化に気づくのも家族が一番早い。家族へのケアの指導や，家族からの情報収集など，家族とのかかわりも大切であり，できるだけ現地語を用いることが，患者と家族との関係性を築くには有効である。

　衛生観念も日本人とは大きく感覚が違い，滅菌・消毒法や清潔に関して，日本での経験と現場との違いから，戸惑いを感じることが少なくない。これには気候・環境やインフラ基盤（上下水道，電力事情，病院設備など），文化的背景をも考慮してとらえる必要がある（戸塚 1997）。

　また，よく直面するのが，スタッフ不足，スタッフの無断欠勤，物品不足，物品管理の不備である。看護に必要なモノを確保できるかどうかも自分の活動を大きく左右する。特に，病棟で日常使用される医療器具（剪刀や膿盆，鑷子など）は紛失しやすい（田中 1997）。使い捨て製品は現地では高価なため，場合を選んで使用している。医薬品はもちろん，酸素ボンベに充填する酸素を海外から輸入している国もある。血圧計などの日常的に使う器材に加え，水や電気，紙も貴重である。ある国では，日本から供与された人工呼吸器とその国の酸素ボンベを接続するバルブを，日本人看護師がいろいろな店を探し回り，部品を見つけ手作りしたという例もあったと聞く。病棟での物品管理と，あるものを最大限に，そして，大切に利用する節約・工夫の知恵と精神が重要である。

　「物品や医療機器がないから，十分な看護ができない」と相手国の看護師のつぶやきを聞くこともあるかもしれない。日本では，医療や看護ケアに必要な物品が日常的に不足することはまずない。しかし，物や器械に囲まれていると，知らないうちに忘れてしまうものもある。外国での協力活動は，看護で大切なものは何かを再認識させてくれる。

事例　ミクロネシア連邦での病院での活動事例

　筆者は，1990〜1992 年の 2 年間にわたり，青年海外協力隊員として，ミクロネシア連邦で看護師として活動した。配属先であったポンペイ州立病院は，ポンペイ州（人口約 3 万人）唯一の医療機関である。ベッド数 90 床，医師 8 人，ミクロネシア地域でのみ診療可能な準医師 5 人，看護師約 80 人（外国人 3 人含む），

助産師3人が構成スタッフであった。

医療水準は，消化器系や婦人科系の簡単な手術（胆嚢摘出術，虫垂切除術，子宮摘出術など）が可能だが，より高度の医療技術を要する場合は，海外（主にフィリピン，ハワイ）へ搬送される。

当時の看護教育体制は，看護師と准看護師の2種類であった。ミクロネシア連邦には看護学校がないため，隣国のマーシャル諸島の看護学校（3年課程）を卒業した者を看護師，3〜6週間の病院での実習を終えた者を准看護師と呼び，病院での両者の構成比は，ほぼ半々であった。病棟看護師の業務内容は，医師の回診時の通訳（外国人医師が英語で患者に問診をするため），与薬，血管確保，点滴液作製，配膳，検温，家族への対応・身体ケアの指導，病気の説明などである。両者ともに同じ業務をしていたが，看護師は管理的役割があり，准看護師への業務指示と，医師からのオーダー受けをしていた。

派遣要請書には，青年海外協力隊看護職隊員に期待する役割として「病棟看護師として，人手不足の解消とスタッフナースの指導」と記されてあった。その一文からでは，具体的に何についての指導を期待しているのか，どの病棟の配置になるのか，などをくみ取ることができなかったため，現地で活動を開始するにあたり，まず看護部長にこれらについて確認する必要があった。

ところが，派遣要請書を作成した看護部長は留学中で，1年間は不在ということで要請内容を確認できなかった。よって，自分自身で取り組めそうな問題を見つけることと，病棟を決めることが最初の課題であった。

そこで，病院運営，概要，組織を知り，どの病棟で，何を中心に活動していこうかを探るためと，さらに人間関係を築くために各病棟を訪れた。その間，辞書と首っ引きの毎日で，現地語と英語の習得にも努めた。内科，外科，救急外来，手術室を8か月かけて回り，業務を把握しながら，自分が取り組めそうな問題として，清潔操作の不備と看護業務分担の2点に集約し，外科病棟に腰をすえることにした。

清潔操作の不備：

外科と内科の病棟でローテーションをしていたとき，看護師たちの患者への看護の光景にいくつかの違和感を感じた。たとえば，日本であれば，患者の状態観察のときには，バイタルサイン，ガーゼの汚染状況，点滴滴下のチェック，患者の訴えなど一連の観察をするものだが，ここでは，1つひとつが別々のナースにより，不定期の時間に行われることが多く，筆者には，いつ，誰が，何をするかが明確になっていないように感じられた。また，研修医が包帯交換をした後は，どんなにガーゼの上層まで滲出液で汚染されていても看護師はガーゼ交換をしなかった。ガーゼ交換に使用する鑷子類は，毎朝病棟で煮沸消毒されていたが，鑷子の錆つきがひどく，煮沸後の水はいつも錆で濁っており，煮沸時間も水の量も決まっていなかった。包交時には，研修医が使い捨て手袋で綿球を消毒薬びんのなかから手づかみで取り出し，そのまま傷に塗布している。外科病棟の入院患者の多くは蜂窩織炎や広範囲膿瘍で切開・排膿しており，傷のケアが治癒の促進に

直接つながり，また，術後の清潔創でも二次感染の頻度が高かったことから，清潔操作，特に看護師によるガーゼ交換が重要ではないかと考え，外科病棟で活動をすることにした．具体的には，滅菌された器具を用意することと，清潔操作の原理を看護師に伝えることを考えた．

　しかし，器具を用意といっても，病棟では，鑷子は5~6本しかなく，またよく紛失する．ローテーションした手術室には使われていない有鉤鑷子が山ほど引き出しに眠っていることを思い出し，病棟用に分けてもらえないか頼んでみることにした．残る問題は，どこで滅菌するかである．手術室の主任に，サプライ室にある高圧蒸気滅菌器と乾熱滅菌器を使わせてもらえないか，相談してみた．はじめは，この申し出に対して，①不特定多数の病棟看護師がサプライ室に出入りするとますます物品が紛失する，②機械が故障する可能性が高くなる，との理由で渋い顔をしていた．①に対しては，器具滅菌担当の看護師を決めることで了解が得られ，最初のうちは筆者が行うことにした．②については，乾熱滅菌器のみ随時使わせてもらいたいと頼み，了解を得ることができた．これにより，病棟用の滅菌済み鑷子が確保されることになった．以降，回診が終わったら，毎日器具を洗浄して手術室で乾熱滅菌にかけ，ガーゼは10枚ずつ紙で包み，2~3日ごとに高圧蒸気滅菌にかけた．これを続けているうちに，滅菌器具の使用を，外科病棟だけでなく，他病棟や救急外来へも広めたいと思うようになった．効率よくガーゼを滅菌できる，日本で使っているようなガーゼカストや鑷子類があれば，もっと滅菌物の管理がしやすくなると考え，必要器具の見積もりを出し，器具を病院側に購入してもらった．

　物品到着後は，各病棟単位でどのように管理してもらうかがポイントであった．日本では，滅菌材料の整備・保管は滅菌材料室に集中化されているが，ここではそのようなシステムはない．器具が確保できたら，次は看護師に滅菌器具の使い方を習得してもらわなくてはならない．そのために，当初は「清潔操作の原理を看護師に伝える」と活動目標を計画していたが，まずは，患者の傷の手当てを毎日行っている研修医を対象に使い方を説明することにした．その理由は，①看護師は3年間の看護基礎教育を受けているのに対し，准看護師は数か月の実務研修というように，看護基礎教育が大きく異なっていること，②それぞれが受けてきた看護基礎教育の内容を筆者が把握できなかったこと，③包交時には，通訳も兼ねて，必ず看護師も1人回診についているため，その操作方法を実際に見てもらい，随時説明を加えていくほうが，自然な流れで看護師にも身につくのではないかと考えたためである．

　こうして，研修医には，清潔に傷を扱ってもらうことが定着していった．しかし，看護師については，筆者が声をかければやるが，不在のときはやらないという状況であり，任期中に看護師に定着させることはできなかった．これは，現地の看護師の看護基礎教育の内容を把握したうえでのアプローチ方法をとらなかったため，清潔操作の方法と意義・目的が十分に理解されなかったものと思われた．看護部のなかに「継続教育」の担当者がいたので，彼らと相談し，特に准看

護師を対象とした院内教育プログラムを作成するなど，組織的に取り組めるような方策も検討すべきであった．

看護業務分担：

　朝の業務は医師からのオーダー受けに始まり，回診介助，処置，注射，与薬，検体採取，家族への病気の説明や励まし，家族から患者についての情報収集，供血者集め（患者が輸血を必要とする場合，ラジオ局へ連絡し放送してもらい，ドナーを確保する），緊急時の医師探しなどが同時進行で行われていく．しかし，毎朝，誰が何を担当するかの打ち合わせが全くなかった．主任が医師のオーダーをカルテから拾い，准看護師はそのほかの業務をするなど大まかには分担されており，打ち合わせがなくても看護師たちは三々五々出勤した流れで自然に業務を始めているように見受けられた．最初の頃，筆者は看護師たちとやり取りしながら，何の業務が終わり，何がまだなのかを把握していた．現地では，業務の打ち合わせなしでも，あうんの呼吸でやれているのかと思ったこともあった．しかし，実際には，処置・検査漏れやミスが頻発していた．業務分担を行わず，誰が何をするのかが不明確であったことが原因であったが，ミスに対する改善策も立てられないため，日々同じことが繰り返されていた．そこで，業務分担をし，受け持ち患者を決め，1人ひとりの責任を明確にすれば，決まった範囲の業務を集中してこなすことができ，ミスも減少するのではないかと筆者は考えた．さらに，回診時に受け持ち患者のガーゼが汚染していれば，自主的に看護師によるガーゼ交換がされ，また，使い終わった器具や便器などの後片づけまでを，一連の受け持ち患者のケアと考えることで，使った人が責任をもって次に使えるように整頓もされるのではないかと考えた．

　そこで，病棟ミーティングをもち，日本で行っているような，担当患者や業務の割り振りをすることを提案をした．この提案に全員異口同音に「それはいい考えだ」と賛成してくれ，翌日から，主任が毎朝，業務分担表を作成することになった．

　翌日，主任が受け持ち患者と業務分担を記した簡単な一覧表を作成し，壁に貼った．ところが，看護師たちはその一覧表をただ一瞥しただけで，誰もそのとおりに業務を行わず，今までどおりの，いきあたりばったりの動きを始めてしまった．特に業務分担表について，わかりにくいとか，不公平だとか不平不満を述べる者は1人もいなかった．一覧表を作成した主任も，看護師たちが今までと変わらない動きをしていることを，気にする様子もなく，何事もなかったかのように平静でいるのだった．

　このような様子を目のあたりにし，分担を決め，役割を明確にすれば，人が動くというわけではないこと，ミスに対する問題意識が，看護師たちと筆者の間では大きく違うことに気づいた．

　では，なぜ筆者は分担を決めれば人が動けると単純に判断してしまったのだろうか．役割と責任をはっきりさせて物事に取り組むのは，筆者にとって当然のことであった．それは，集団や組織のなかでどのように自分が動くかを幼い頃から訓練され，集団や組織のなかで動けるようになったからではないかと思い至っ

た。日本の気候，風土で生きるには，集団で力を合わせることが生きる知恵だったのだろう。一方，ミクロネシアの人々の生き方はどうか。1年中変わらない熱帯雨林気候のなかで，水と太陽と海の恵みを存分に受けている。日本人と考え方や判断根拠，すなわち文化が違って当然であろう。そのことに，改めて気づかされた。

　また，現地の看護師たちのミスに対する問題意識を把握しておらず，筆者だけが問題だと考えていたこともある。患者の生命を守る看護師として，ミスが生じることをどう考えるか，ミスが起きやすい背景とはどのようなことかについて看護師との意見交換を十分にしないまま，役割分担という方法に飛びついてしまった。これでは，看護師たちのなかから"なんとかしよう"という雰囲気を醸成することを妨げてしまいかねない。看護師たちの問題意識や，"自分たちの看護をよくするためにどうしていきたいか"を大切にし，時間をかけて"ともに"対応策を考えていくことが必要だったと思う。

　現状では，看護師たちには新たな知識や技術を学ぶ研修を受ける機会も，看護に関する情報もほとんどないため，研さん意欲をもつことが難しいようにも思えた。刺激の少ないところでは，現状のままで満足してしまうことも無理からぬことである。筆者の存在が，何らかの刺激になるという意識で，看護師たちに接することも大切である。

　筆者には，国際協力機構（Japan International Cooperation Agency：JICA）を通じて日本へ研修生を推薦する機会が与えられたので，真面目に仕事に取り組む1人の看護師を，日本での長期研修へ送り出した。そのような機会も積極的に利用して，現地看護師の研さん意欲の向上に貢献したい。筆者自身がミクロネシアでの看護実践経験からさまざまなことを感じたのと同様に，彼女にとって日本で生活をするという異文化経験や日本の臨床現場での看護実践経験が，自国の看護に変化をもたらす原動力となることを願っている。

c. 看護教育

1）看護教育の重要性

　看護職は世界中の保健医療従事者のなかで半数以上を占める集団であり，看護職の優秀な人材を育成することが国民の保健医療の向上に直結する。看護教育に関する国際協力の意義は大きい。

　また，看護教育は男性と女性の「固定的役割分担や，ジェンダー格差を生み出す制度や仕組みを変革しようとするアプローチ」であるジェンダーと開発（Gender and Development：GAD）の視点からも重要である。これは男性の役割にも注意を払いつつ，社会・経済的に不利な立場に置かれがちの女性のエンパワメント（潜在的にもっている力を引き出す）を促進しようというものである（外務省 2005）。看護職は圧倒的に女性が多い職業であるが，途上国では女性が手にすることのできる数少ない職業である場合が多く，男性に比べて教育を受けることの少ない女性（広野，ほか 1996）に数少ない高等教育の機会を提供し，女性の地

位を高めることになる(高澤 1995)。女性が対象の大半となる看護教育への国際協力は女性のエンパワメントに貢献するものなのである。

2)看護教育に関する国際協力の際に理解しておくべき点

看護教育に関する国際協力を行うにあたって、その国の看護制度や看護教育制度がどのようになっているのか、看護職の役割は何か、どのようなことが看護と考えられているのか、などをよく把握しておく必要がある〔Ⅲ-2-b(113頁)参照〕。

現在、世界中の看護基礎教育は大学化に向かいつつある(INFJ 2008, 日本看護協会国際部 2010)〔Ⅲ-2-b-4)(118頁)参照〕。そのため従来はODA(政府開発援助)による二国間協力として看護学校レベルの教育改善が中心に行われてきたが、大学教育としての看護基礎教育や、継続教育として大学院開設に関する助言を求められることもある。したがって、看護教育に関する国際協力活動を効果的に実施するためには、日本の看護教育のあり方、大学教育や大学院教育全般などについての理解が求められることもある。

3)看護教育における協力形態

ここでは、看護師・助産師・保健師という職種やそれぞれの活動を看護師もしくは看護という言葉で代表させる。

これまで看護教育に関する技術協力は**図Ⅳ-1**に示すように、(a)看護教育を管轄する行政機関に対する助言、学校を主な活動場所として(b)直接学生の教育にあたる場合(ボランティアレベルの活動)と、(c)看護教師への技術指導を通して教育を改善していく活動が行われてきた。従来(a)はごく少数であったが、2000年頃より増加している。これはその国の看護全般を改善する必要性が理解される

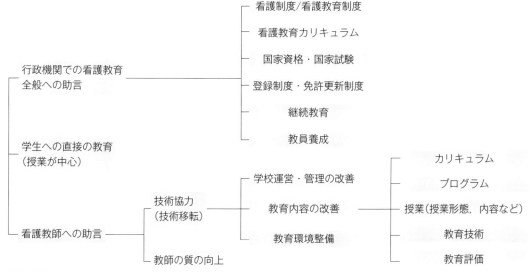

図Ⅳ-1　看護教育に関する技術協力の概要

ようになったためと考えられる。最近では世界の看護教育の大学化の流れを受けて，(d)看護教育を行う教師の質を高める協力も求められるようになった。それぞれについて説明していく。

(a)看護教育を管轄する行政機関に対する助言

　看護教育を管轄する行政機関は保健省(専門学校レベルを担当)か教育省(または高等教育省。大学を担当)となるが，最近は看護の質の担保について看護評議会(看護協会とは別の機関)を置いている国が多い。保健省もしくは教育省は看護評議会と協力して，その国の看護全体の方向を定める役割を担っており，技術協力としては以下の点に対する助言を行うことになる。その際，必要に応じて根拠となる法整備にも携わる場合もある。

看護制度/看護教育制度：

　多くの国が加盟する国際看護師協会(ICN)や国際助産師連盟(ICM)が提示するような，看護・助産のあり方に留意しながら助言する必要がある。しかしその国の社会，保健医療上の課題，教育背景などによって望ましい看護師像は異なるため，たとえ多くの国で看護教育の大学化が進んでいても，その国での実現の可能性を考えてそれとは異なる助言をすることもある。

看護教育カリキュラム：

　担当の省や看護評議会がその国で共通のカリキュラムを定めている場合もあれば，個々の看護教育機関が独自に定めている場合もある。国で共通のカリキュラムがある場合には，日本の保健師助産師看護師学校養成所指定規則に該当する法令について検討することになるが，その内容は望ましい看護師を養成するために必要な教育内容を検討することに関連する。

　看護教育はその国の歴史・社会・政治・経済・文化などのほかに，保健医療政策や看護師に何が期待されているかによって大きく影響を受けるため，これらについて熟知しておく必要がある。特に1978年以降は，プライマリ・ヘルスケアを具体的に実現するために看護教育の改善に力を入れている国も多い。2018年にアルマ・アタ宣言から40年を記念して開催されたプライマリ・ヘルスケアに関する国際会議では，ユニバーサル・ヘルス・カバレッジ(Universal Health Coverage：UHC)と持続可能な開発目標(Sustainable Development Goals：SDGs)を目指してアスタナ宣言が出された(WHO 2018)。そこには依然としてプライマリ・ヘルスケアの重要性が強調された。このことからプライマリ・ヘルスケアの考え方が今後も看護教育に影響を与えると考えられる。

国家資格・国家試験：

　看護師の資格を認定する機関は国によって異なる。学校を卒業することで資格が得られる国，資格を得ても看護協会のような職能団体に所属しないと看護師として就職できない国，国家試験を課している国などさまざまである。イギリスの影響を受けた国ではイギリスと同様に国家試験制度がない場合が多いが，最近では卒業生の質を一定に保つために導入する国が徐々に増えており，日本人看護師

がネパールで多くの困難を乗り越えて看護師国家試験制度の導入に尽力した例がある(森 2012)。

登録制度・免許更新制度：

　登録制度はその国の看護師需給バランスを確認し，どのくらい看護師を養成すべきか検討する材料となる。数年ごとに免許更新制度を設けている国では，その数の把握を免許更新の申請の有無で行うことができる。通常免許更新制度を導入している国では，一定時間の研修を課しており(日本看護協会国際部 2008)，これは質を保つために重要である。

継続教育：

　看護師を専門職として位置づけるのであれば，常に一定水準の知識・技術を保つための継続教育が求められる。日本では病院や看護協会などで研修の機会を提供しているが，免許更新制度のある国では，管轄する省が継続教育の内容を定めておくことになる。

教員養成：

　看護師としての業務経験だけでは看護教育を担うことは不可能である。学歴，看護師としての経験などの条件を定めていたり，看護教員養成制度を設けている国もある。

(b)直接学生の教育にあたる場合

　これは現地の看護学校で看護教師の1人として学生を教育する場合である。学生にとっては外国人教師との接触が大いに刺激となることもあるが，教える内容が現地の事情，文化などに合わなかったり，コミュニケーション上の問題から十分理解されずに，学生が学習すべき課題を達成できないおそれもある。その一方で，日本人よりも心を開いて接触してくれる学生との交流は楽しく，学生の成長する様子をみることに日本で看護教師をするよりもずっとやりがいを感じるかもしれない。

　活動には現地語が十分できることが前提となるが，そのほかに日本の看護に関する知識と経験があること，教師役を務められるように教育計画を立てて，その計画達成に向けて授業を行っていける能力が要求される。

(c)看護教師への技術指導

　これは看護教師に対する技術協力を行い，教師の資質を高めることによって学生に対する教育の向上をねらいとしている。この方法は技術移転と呼ばれている。技術移転の相手である現地のカウンターパートに対して知識，技術などを指導し，それについてカウンターパートが理論，必要性などについて十分納得し，現地の教師にカウンターパートが自ら指導することができて初めて，技術移転が成功したということができる。

　看護教師となる者は何らかの点でほかの看護師より優秀と考えられる者であり，自尊心が高い。現地語の習得が十分でなく，そのために看護の経験や知識も

自分よりどの程度優れているのかわからない，現地の事情もよく知らない，しかもたいていは年齢が若い外国人の言うことに従おうとする看護教師はまずいない。どの分野の国際協力についてもいえることだが，現地の人にどのくらい信頼されるかが成功の鍵である。看護教師への指導に際しては看護のほかの領域（臨床，地域など）よりも質が高いカウンターパートが多いだけに，うまくいけば大きな成果があげられるが，逆に優秀なカウンターパートが得られないと，指導しようとする方法は現地に全く根づくことがない。技術移転は成功すれば非常に効果があるが，そこに到達するまでにかなりの困難が伴う。

　看護教師への技術指導は大きく3つに分けられる。なお，直接学生に教育する場合にもこれらの内容を考慮しなければならない。

学校管理・運営に関すること：

　これは学生の募集，受け入れに始まり，入学試験，成績や学籍簿の管理など学生に関するものから物品管理，教師の会議の管理，学生および教職員の健康管理や入学式・卒業式などの行事まで多くの要素を含む。カウンターパートは学校長かそれに準ずる教師となる。途上国ではどこの部門においても物品（血圧計，聴診器，教材から机，椅子までありとあらゆるモノ）の紛失が大きな問題となり，紛失した場合には管理者が責任をとることが多く，学校運営のなかで最大の関心事となっていることがある。日本国内とは異なる事情をよく理解しておく必要がある。

教育に関すること：

　学生教育そのものに関することで，これには教育カリキュラム，プログラム，授業，教育技術，教育評価の改善が含まれる。

教育カリキュラム：関係機関と協力しながら進める作業となる。各学校で組まれているカリキュラムがその国の目指す方向と一致しているかどうか検討し，授業展開の際に考慮することが必要である。

　筆者は国際協力事業団派遣専門家として，2年間中米ホンジュラスで看護教育強化プロジェクトに従事した。この国の准看護師養成カリキュラムは1992年よりプライマリ・ヘルスケアに則した科目が設けられた（**図IV-2**）。学生も保健医療政策推進の人的資源として動員されたり，地域での実習に多くの時間が割かれ，社会参加の重視から住民との会合に力を入れ，ヘルスワーカーや伝統的産婆らへの教育，住民への栄養教育，食料を確保するための動植物の育て方を看護職が指導するなど，日本では看護職の仕事とみなされない内容が多く含まれていた。赴任当初は日本の看護教育との違いに驚いたが，やがてカリキュラムを分析する過程でプライマリ・ヘルスケア推進の視点から改善されたものであることに気づいた。

プログラム：これはカリキュラムと関連するが，年間計画や修業年限（看護師養成課程ではたいてい3〜4年間）のなかで授業の進行がほかの授業と効果的に組まれているか，無理のないものであるかなど検討することである。

授業：それぞれの科目がどのように展開されているかを知り，授業形態（講義，

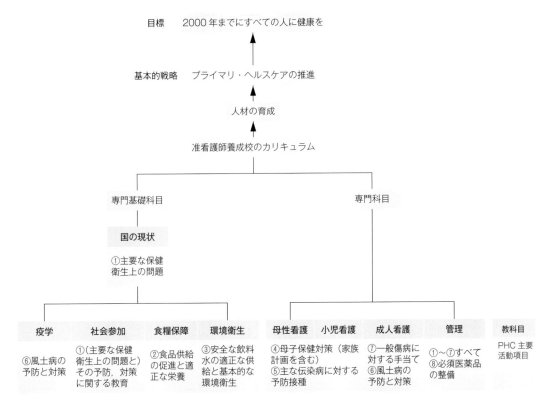

図Ⅳ-2 プライマリ・ヘルスケア戦略と准看護師養成校カリキュラムとの関係（ホンジュラス）

〔森淑江（1994）. 総合報告書. JICA より一部改変して転載〕

演習，実習）や量が適切か，教科内容がその国の目指す看護や看護師の役割に一致しているか，学生のレベルに合っているかなど，検討すべき課題はたくさんある。教科の内容が印刷物として残されていない場合には観察することから始めなければならない。

教育技術：教育技術の改善は最も力を入れる技術指導の 1 つである。途上国では教科書や教材を使用せず，教師が読み上げることを学生が一言一句ノートに書き写すという授業を行っている姿をしばしばみかける。これは物品の不足という理由だけではなく，それが伝統的な教育方法であるため，ほかの方法の利点を知らないことにも起因する。教材を使えばわかりやすい授業がどのように展開できるか実際に示してみたり，経済的な負担にならない方法を考えながら教師とともに教材を作成し，利用方法を指導する。視聴覚教材は本や写真，模型などの教材よりも学習効果を上げることがあるが，カウンターパートが技術的に使いこなせるか，電力供給が安定しているかなどの点も考慮して適切な方法を選ばなければならない。

　途上国では教材どころか教科書さえなかったり，あっても現地語ではない外国語の教科書で学生教育には実際に使用できないこともある。その場合，自分たちで教材や教科書を作成しなければならない。国際協力活動を円滑に進めるために

教具・教材・教育機器を日本側が提供し，教師に利用を勧めることがあるが，日本人がいなくなった後に消耗品の購入ができないとか，故障したら修理に莫大な費用がかかるなど維持費の問題から使われなくなることがある。日本で使用されているものだからと安易に考えずに，現地の実情に合っているかどうか見極めなければならない。

　授業計画の立案，実行，評価も重要な教育技術であるが，計画的に物事を進める訓練ができていないことが往々にしてあるため，この指導についてはかなりの労力を必要とするかもしれない。

　授業形態については，教育効果というよりも不足した看護職員を補うために，あるいは学校に実習用具が不足していて学内実習ができないために，講義時間を少なくしてその分を実習に振り当て，実習場で半ば患者を相手に練習しているような国もある。日本の講義，演習，学内実習，臨床実習という順番で行われる教育に慣れていると，入学して間もない学生が病院実習を行っている姿を目にすると驚くであろう。患者や学生自身の身を守ることに配慮しながら，その国の事情を考え合わせ，教育効果を最大限に上げられるような授業形態をカウンターパートとともにつくり上げることが重要である。

教育評価の改善：学生の合否判定のみに評価を用いている例をみかけるが，学生の学習到達度をみるために評価は学習の最初(診断的評価)，途中(形成的評価)，終了時(総括的評価)に行い，教師の教育方法改善の参考にも使用できるものであること，評価の視点，評価の方法などについて指導する。

教育環境の整備：

　学生が学びやすいように勉強できる空間を確保し，図書の整備をしたり，実習場(病院，実習施設，地域など)の整備を行うことはどこの国でも必要とされる。学校といっても教室が不足して屋外で講義する場面は珍しくないが，ときには教師とともに空間(教室)を確保するための交渉に走り回ることもある。

　図書を使う習慣がなかったり，あっても他国からの寄贈図書で現地語で書かれていないため利用できなかったり，紛失を避けようと学生が利用しにくい仕組みになっていたりすることもあるため注意を払う必要がある。

　看護教育に実習は不可欠である。対象に対してよい看護が行われ，十分な臨床指導を受けられるように実習場の改善をはかることで適切な看護教育が提供されることになる。

(d)看護教育を行う教師の質を高める協力

　看護教育の大学化に伴い，途上国での大学教育や大学院教育に関する協力が要望されているが，ODA(政府開発援助)としては優先度が高いとはみなされていない。しかし実際にはこれらの協力を望む国は決して少なくない。

4)看護教育に関する国際協力の体験より

　筆者はホンジュラス，スリランカ，ニカラグア，ウズベキスタンで国際協力事

業団(現国際協力機構)派遣専門家として看護教育の改善に携わってきた。どの国でも看護教育の改善のために限られた期間で精一杯力を尽くしたが，常にその後の各国の看護教育の行方が気がかりであった。

事例　ニカラグアでの活動例

筆者は1999〜2000年に国際協力事業団(現国際協力機構)専門家として派遣され，ニカラグア国立自治大学マナグア校保健学部で学部長アドバイザーを務めた。

ニカラグアでは1998年に20世紀最大級のハリケーンによる甚大な被害があり，その後も大地震，火山噴火，ハリケーンなどさまざまな災害に見舞われ，途上国として世界中の支援を受けてきた。しかし支援を受けるだけでなく自分たちも災害に備えなければならないと，大学は卒業生を対象とした1日研修会を計画していた。ちょうどそのときに筆者がアドバイザーとして派遣され，研修会で地震の際の看護について講演し，研修会後には研修会の内容をまとめた冊子を全国の大学と看護学校に配布した。さらに災害看護という科目を新年度に設けることまでかかわり，筆者は帰国した。この科目の内容の検討にかかわれなかったことを残念に思いつつ方法を模索していたが，災害看護学教育に関する科学研究費の補助金を得た。共同研究というかたちでニカラグアでの災害看護学教育を提案することができた。

事例　スリランカでの活動例

スリランカでは国際協力事業団による看護教育プロジェクトの専門家として主に臨床実習の改善にかかわる活動を行った(森1998)。臨床実習改善の一環で病院看護部と協力してセミナーを開催したことがきっかけとなり，病院では看護職員を対象としたセミナーが定期的に開催されるようになり，筆者と看護部長や同副部長，そして各校看護教員とは筆者の帰国後も交流が続いていた。

筆者としては各国が看護教育を大学化しようとしているなかで何か手伝えることがないかと模索していた。2000年代に入り，スリランカでは関係者の努力が実り2007年に看護教育を行う大学が出始め，筆者が専門家として活動していた当時の看護学校校長の紹介で2つの大学を訪問して看護教員と意見交換を行った。そのなかでわかったことは看護教育や看護教員が大学レベルとみなされていない現状であった。看護教員は学士号しかもたないため常勤職として雇用されない，学科長は看護にかかわったことのない農学系教員，医学部であっても保健学科学生は医学科の教室は使えない，臨床実習病院は実習の場として使えない(この件では裁判まで行われた)など驚くべき実態の数々であった。この現状を打開するためには看護教員が研究能力をつけて大学院を修了し，大学内でほかの専門家と同等とみなされることが重要だと筆者は考えた。そのため共同研究の実施(辻村，ほか2014)，海外留学のための推薦状の作成，ビデオ通話を利用して5年間研究指導をした教員に博士号を取得させるなどの支援を行った(**写真Ⅳ-5**)。その結果，大学院を修了した看護教員が増え，看護教員が看護学科長となる大学

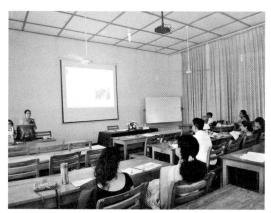

写真Ⅳ-5　大学での研究成果発表（スリランカ）

も出てきた。

　ここに記載した筆者の体験は古いものもあるが，いまだに基礎教育レベルの協力を必要とする国もある。一方，最近は看護学の発展をともに目指すための共同研究や，留学生として受け入れて研究者として育てる協力が必要とされている。いずれにせよ，国際協力ではどんなに豊富な知識や高い技術をもった人であっても，受け取る側にそれらを学びたい，改善したいという動機がなければうまくいかず，本当に困っていることについて「今までどこの国から来た技師も解決してくれなかった問題を解決してくれた」（伊能 1989)と感じさせる技術協力こそ必要だと，これらの国際協力の経験を通じて実感した。

d.　政策
1)政策にかかわる国際協力

　政策にかかわる国際協力とは，その国の保健省や地方自治体の行政機関に所属し，保健医療政策にかかる整備計画（**表Ⅳ-1**)の立案や実施，あるいは評価について技術協力を行う場合である。

　政策に直接かかわる例は，その国の政策に基づき JICA 技術協力プロジェクト

表Ⅳ-1　ホンジュラスの保健医療政策「保健計画(2010～2014 年)」

保健計画(2010～2014 年)は，「保健省組織強化」「保健医療サービス提供の委託と地域開発」「保健プロモーション」「マネジメント能力を強化した保健モデル」の 4 つの政策的戦略の下，治療を中心とした保健医療システムから，包括的な保健医療システムへの移行を図っている。「国家保健モデル」は，上記に基づき導入する，地域住民の健康のために，医師や看護師等の保健医療従事者からなる家庭保健チームを基盤に，家庭を単位として，予防，プロモーション，治療，リハビリテーションを包括的に含んだモデルで，マネジメント，財務，保健サービスの 3 つの観点（各観点を「コンポーネント」と呼ぶ)からめざすべきモデルである。

〔国際協力機構人間開発部(2014)．ホンジュラス共和国「国家保健モデル」に基づくプライマリーヘルスケア体制強化プロジェクト詳細計画策定調査報告書より転載編集〕
http://www.jica.go.jp/project/honduras/002/outline/index.html

や保健政策アドバイザーなどの専門家が協力する形態が多い。JICA の青年海外協力隊などによる技術協力は，専門家の提言による改善活動に協力する，あるいは技術協力プロジェクトに協力して研修・啓発活動などのより実践的な活動を行っている場合が多い。所属は保健省などの上部機関や，地域の保健事務所などの地方自治体の下部機関などさまざまである。また，行政機関所属ではないが，地域や病院で技術協力を行っているなかで，協力内容が発展し，保健行政にかかわる場合もあり，協力の形態は必ずしも同じではない。

　このように，政策にかかわる技術協力は，(a)行政機関に所属し，保健医療整備計画や保健行政にかかわる場合と，(b)地域や病院での協力活動が行政にかかわる活動に発展する場合の2つの形態に分けられる。以下に具体例をあげながら説明する。

(a)行政機関に所属し，保健医療整備計画や保健行政にかかわる場合

　これは保健医療行政を司る機関に配属され，JICA 技術協力プロジェクトによるプライマリ・ヘルスケアの実施・推進を行ったホンジュラスのレンピーラ県保健事務所での技術協力の例である。

　ホンジュラスでは家庭保健(家庭を単位とした保健，医療)を基盤とするプライマリ・ヘルスケアを推進する国家保健政策を実施しており，JICA は 2013 年から 5 年間の予定で「『国家保健モデル』に基づくプライマリーヘルスケア体制強化プロジェクト」(**表IV-2**)によって，保健医療行政やサービス機関の実施体制，実施基準などの整備を目的に協力活動を実施した(国際協力機構 2014)。レンピーラ県は，人口約 35 万人，国内でも貧困率の高い県で，医療アクセスの悪さや妊産婦，乳幼児の死亡率が高く，母子保健の強化が必要とされており，プロジェクトの対象地域の 1 つである。青年海外協力隊の助産師は，プロジェクトによって導入されたマニュアルや研修内容を，管轄地域の保健所へ普及・促進する実践活動が期待され，**表IV-3** のような活動を行った(国際協力機構 2018a)。

　また，ラオスでは，地域母子保健改善プロジェクトの終了後に，助産師隊員が 5 回にわたって，ビエンチャン特別市の郡病院に所属し活動を継続，健康教育・

表IV-2　「国家保健モデル」に基づくプライマリーヘルスケア体制強化プロジェクト活動(ホンジュラス)

目的	国家保健モデルの確立と実践的な導入を行い，必要な保健医療行政及びサービス機関の実施体制や実施基準などの整備を目的とする。
上位目標	国家保健モデルの保健サービスコンポーネントの導入により，エル・パライソ県，レンピーラ県の住民の健康状態が改善する。
プロジェクト目標	エル・パライソ県，レンピーラ県の対象地域において，国家保健モデルの保健サービスコンポーネントの有効性が実証される。

〔国際協力機構 (2019).「国家保健モデル」に基づくプライマリーヘルスケア体制強化プロジェクトより転載編集〕
https://www.jica.go.jp/project/honduras/002/outline/index.html

表Ⅳ-3　県の地域事務所に所属する青年海外協力隊員に期待される活動の例（ホンジュラス）

プロジェクトで導入されたマニュアルや研修内容を，管轄地域の保健所へ普及，促進する
1. 配属先が企画する県内の医療従事者を対象にした研修会の教材作りの実施や支援を行う。 2. 市内の医療施設において妊産婦を対象にした健康教育・啓発活動の実施を支援する。 3. 市内の教育機関等において，思春期妊娠対策のための講習会の企画・実施を支援する。 4. 地域保健チーム活動の支援をする。

〔JICA 海外協力隊（2019）．募集要項より転載編集〕

妊婦指導・保健指導・栄養指導など，地域に密着した包括的な健康啓発活動を行っており，地域住民への保健医療サービス向上とアクセス改善が期待されている例もある（国際協力機構 2018b）。

　同じラオスで専門家に協力した例では，保健省に要請された保健政策アドバイザーの専門家が，ユニバーサル・ヘルス・カバレッジ〔Ⅱ-3-a-6）**(76頁)参照**〕達成のために保健分野全般を対象に，制度改革や人材育成についての政策提言，技術支援などを行った。その際に，JICA が協力を続けてきた母子保健の分野を重視し，県・郡病院で活動する青年海外協力隊の助産師・看護師の実践活動や知見，ネットワークを活用するなど，地域の実情を把握し活動している隊員たちの意見も取り入れて，母子手帳の改善に向けた提言をまとめている（国際協力機構 2018b）。

　一般に行政機関における技術協力というと，計画の立案や医療統計処理などのデスクワークをイメージしがちである。しかし，実際は上記のように管轄地域を巡回して実情を把握し，実践を通しての技術指導やセミナーを開催する，あるいはフィールド調査を行うなど，現場の視察や実践的な業務が多くを占めており，コーディネータとしての役割を期待される状況もある。

　中央の行政機関ではないが，地域の保健所など地方自治体の下部機関あるいは町役場などに所属して保健行政に関するアドバイスを行う場合は，さらに実践的な内容が多くなる。

　たとえば，チリのサンティアゴから 170 km ほど離れた地域での協力活動の内容は，地域内のフィールド調査を実施して問題点を把握し，保健行政に関するアドバイスを行うだけでなく，住民の健康に対する意識向上のために，学校や母親，高齢者を対象とした講習会を開いたり衛生状態の改善を行うなど，地域住民のための実践活動も行っている。

　こうした現状を考えると，途上国において政策にかかる技術協力を行う場合には，企画調整能力や統計処理能力だけでなく，幅広い看護実践能力やリーダーシップも併せて必要になってくることがわかる。

(b)地域や病院での協力活動が行政にかかわる活動に発展する場合

　行政機関に所属して活動するのではないが，地域や病院での協力が発展して公衆衛生活動の実践にかかわるなど，日常は地域保健や病院看護を行いながら，配

属場所や所属団体を越えて保健医療計画の実施に協力する活動の仕方もある。

（事例）地区の学童健診が県内に発展した例

　南米パラグアイの地域病院で，住民の健診と健康教育活動を中心に技術協力を行うなかで，病院の方針もあり学童健診を計画した。病院管轄の14診療所のスタッフに対する公衆衛生と集団健診の研修も兼ね，最初はその地域の小学校を対象に健診を始め，校長も責任者として参加するようになった。検査結果は診療所と校長が保管できるようにし，親にも指導をまじえて直接渡すようにした。健診を希望する学校は口コミで徐々に増えて健診区域が拡大し，県や市から協力も得られるようになり体制も整って定着していった。

　この例は，現場の協力活動が行政機関の目に留まり発展していったが，こうした協力のかたちはすべてが発展的でよい結果につながるとは限らない。特に協力する側が問題提起をする場合には，十分な検討が必要である。本来の協力活動との直接的なかかわりと協力効果，自分の所属とその問題の担当行政機関との関係などをよく検討したうえでないと，日本的な発想で計画してもよい結果にはつながらない。

　たとえば，途上国でもゴミ処理問題は深刻である。日本の助産師が地域看護の技術協力を行うなかで市のゴミの実情に問題を感じた。ゴミは分別されないまま捨てられ，街はずれの空き地に市が委託した業者が運んで投棄している。ゴミは悪臭を放ち，ハエや蚊の発生原因にもなる。そこで自分の活動地域をモデルケースにして，ゴミ処理計画に取り組み，将来的には市全体のゴミ処理対策につなげたいと考えたとする。この場合，次のような疑問が湧く。

・対象となる住民の人間関係，価値観，衛生観念や病気観などを理解しながら，ゴミ問題について直接対話したのだろうか。住民全体がゴミの分別を理解し実行することは日本でも難しい。

・助産師の地域活動と社会のつながりは，子どもにとっての安全で健康な環境づくり，地域の衛生状態の改善，女性の労働などであり，ゴミ問題は本来の活動から逸脱してはいないが，具体的に何をやるのか。モデルにする地域とはどの範囲で，行政区分との関係はどうか。

・行政のゴミ処理問題に対する取り組みの将来計画はどうか。政策決定機関と所属機関とのつながりはあるのか。

　この例では，行政のゴミ政策につなげることを考えるよりも，まずは地域活動のレベルで，母親や子ども，学童などに対して母子衛生あるいは衛生教育などの啓発活動をするほうがよい。そうしたなかでゴミ処理問題にかかわるとすれば，ゴミの量を減らす方法として，家庭から出る生ゴミを利用して堆肥を作り，野菜や豆の栽培をすることを勧める。そのほうがより子どもの安全と健康につながる助産師としての力量を活かした活動になるであろう。

2)協力にあたって理解しておくべき点

　活動の形態がどのようであっても，協力活動がその国の行政に直接関係する場合には，まず保健・医療・衛生関係の行政組織や現状がどのようになっているかを理解する必要がある。自分の所属あるいは関係する機関の機能を知り〔Ⅱ-3-c（79頁）参照〕，そのうえで自分の担当する活動が保健医療計画のどこに位置づけられているのか，目標は何か，何を指標とするのかを把握する必要がある（国際協力機構 2014）。

　活動にあたっては，国民の健康状態を示す乳児死亡率などの保健医療統計や予防接種率，主要疾患や感染症，医療施設・保健医療従事者数あるいは教育システムなどさまざまな医療事情の現状と問題点を把握したうえで活動することが重要である。たとえば子どもの死の半数は栄養不良の影響を受け，栄養不良は，マラリアや下痢症などの直接原因の疾患だけでなく，母親の知識不足などの世帯・家族レベルや人的・経済的・組織的資源など社会レベルが影響している〔Ⅰ-3-a（15頁）参照〕。

　また，途上国では経済状況，交通手段，教育レベルなど保健医療を取り巻く環境が日本と大きく異なり，日本の経験がそのまま応用できるとは限らないことも考慮しなければならない。

　さらに，行政組織は，ほかの機関が介入して権限あるいは権利，それに付随する利益が損なわれることを嫌う傾向がみられる場合もある。一般に組織のリーダーのプライドや体面を失うことにも敏感である。したがって，活動する際にはこうしたことに十分な配慮が必要となる。また，リーダーが交代すると，それまで行われていた計画や予算が変更され現地スタッフがいなくなるなど，不安定な状態があることも認識しておく必要がある。

　政策にかかわる技術協力では，協力する立場にある者が計画の決定者になろうとしたり，活動に協力的な同僚が組織と自分の板挟みになるような行動をとることがないように協力の姿勢について十分に配慮し，協力者としての限界を認識して行動することが求められる。すべてにおいてその国自らが維持していくことができる政策プログラムへの協力ということである。

2 緊急援助

a. 災害支援

1)国際的な災害支援の流れ

　他国で災害が発生した場合，相手国または国際機関からの要請に応じて日本政府は国際緊急援助隊（Japan Disaster Relief Team：JDR）を派遣する（派遣に関係する実務は JICA の国際緊急援助隊事務局が担当）。医療に関する活動は国際緊急援助隊の5チーム（医療チーム，救助チーム，専門家チーム，自衛隊部隊，感染症対策チーム）のなかの医療チームが担う。医療チームは外務省職員が団長を，

JICA職員と医師が副団長を務め，事前に登録した医師，看護師，薬剤師，医療調整員により26人程度で1チームとなる。他国で大規模な自然災害が発生し，JDRの派遣が想定された場合に，登録者に連絡が行われ，連絡に応じた登録者によってチームが構成され，2週間派遣される。必要な場合には二次隊，三次隊と続いて派遣されることもある。

災害支援には赤十字社をはじめ多くのNGOがかかわっている。NGOによる派遣は相手国の要請を待たずに可能であり，災害発生の比較的早期からの活動が可能である。

2）活動の展開

通常，日本を出発する直前に被災地の事情，被災状況，活動内容などに関するブリーフィング（打ち合わせ）が行われる。現地に到着後に活動現場の設営を行い，その後に活動を開始するが，相手国政府による要請からチームの招集，現地到着まで災害発生から数十時間，ときに数日間かかる。そのため，災害発生から現地での活動開始時点では救命率が急速に下がるといわれる72時間を超えていることがあり，その場合は救命救急を過ぎた以後の看護活動が求められることになる。

緊急援助では最初に派遣される一次隊は災害急性期の対応を行い，その後は慢性期の対応をすることになる。支援者がいつまでも留まることは被災地の自立を阻害するため，少しずつ現地の人材を指導しながら，業務を移行してゆく配慮が必要である。

派遣される看護師が複数いる場合には，リーダー（チーフナース）とメンバーとで構成される。リーダーは診療が順調に行われるようにスタッフの調整，人員の配置，資器材の管理，スタッフの健康管理などを行い，メンバーの看護師が活動しやすいように活動環境を整える。メンバーはリーダーの調整のもとに診療の補助や看護活動を行う。看護師の業務としては，①診療所の設営・管理，②機材や薬品の管理，③感染症予防活動，④排泄物や医療廃棄物の処理，⑤記録・報告書の作成，⑥現地スタッフの指導などがある（矢島 1999）。

3）活動上の留意点

世界中で大災害が発生しているなか，支援者が必ずしも現地の言葉ができるとは限らず，通訳を介してコミュニケーションをはかる場合が多い。現地語と日本語の通訳を得られない場合には英語を介して現地語への通訳を依頼することになる。そのため災害支援を行う保健医療従事者には英語力が必須である。

災害支援の対象国は途上国であることが多く，医療レベルは支援国の水準とは異なることを想定しておく必要がある。その場合には現地の医療レベルを考慮し，医療チームの活動終了後でも維持できる内容に留めておくことになる。世界保健機関（World Health Organization：WHO）必須医薬品モデルをよく理解しておいたり，煮沸や火炎（灼熱/燃焼）滅菌法を知っておくとよい。

　災害発生国は日本にはない熱帯病や風土病があることを想定して，これらの知識を普段から得ておくことが求められる。

　被災国には異なる文化，生活があり，現地の文化の尊重が求められる。生命を守るために進めようとした処置が現地の文化に合わないことがある。宗教上の理由から，手や足を切断すれば天国に行けなくなるからと死を覚悟して治療を拒む場合もある。

　国際的な災害支援は通常は短期間に終了して現地の人材に業務を委ねることになるが，全チームが引き上げた後のことを想定し，活動中に現地人材を育成することが望ましい。また，復興活動は長期にわたるため，救急医療の手法だけでなくプライマリ・ヘルスケア活動の推進も念頭に置いて人材を育成するとよい。

　災害支援を行う看護師は，甚大な被害を受けて多くの死傷者が出るという悲惨な状況のなかで活動するというストレスだけでなく，日本とは異なる生活環境や文化のなかで，言語が異なるためにコミュニケーションも十分にとれないという日本国内での災害支援よりもさらに過酷な環境で活動することになる。また1人でも多くの人をケアしなければいけないと寝る間も惜しんで活動しようとする。そのため精神的にも肉体的にも過酷な活動となりがちである。その日に体験したこと，感じたことを話すデフュージングを行い，活動について必要な休養をとりつつ，看護師自身の心身の平衡を保ちながらの活動が望まれる。活動前の任務に関する説明を受けるブリーフィングや終了時に行う活動時の体験や感情を分かち合うデブリーフィングもストレス対策として重要である（高岸 2013）。

事例 日本国内とは異なる海外での災害支援

　筆者（兵藤）はJICAの国際緊急援助隊（JDR）活動にこれまでに3回参加した。その1つであるタイのプーケットへの派遣は，2004年12月26日にインドネシアのスマトラ島沖で発生した地震により世界各地で広範に津波災害が発生した際のことであった。発災3日後に派遣要請の連絡を受け，8分後に受諾の回答を行い，翌日の午前9時30分には成田空港から現地に向かっていた。

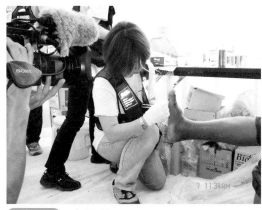

写真Ⅳ-6　診療風景

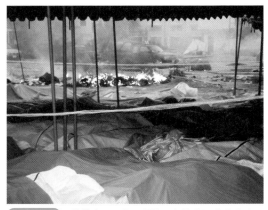

写真Ⅳ-7　遺体をテントで保管，無造作に火葬する

　現地到着時は発災からすでに6日が過ぎていたため，至る所で避難生活が始まっていた。そこでJDRは3つの医療班に分かれて活動を開始した。現地語はタイ語であるため，タイに派遣されていた青年海外協力隊（JOCV）の協力を得て通訳してもらった。日本と現地の生活習慣の違いは大きく，現地の人ががれきをサンダルで歩く，うがいをしないなどが気になった。

　緊急援助隊として最大の不手際であるが，持参した一部の医薬品が期限切れで使えず，急遽現地で調達することになった。打ち身や筋肉痛が多かったため，タイガーバームを購入したが，現地では「効かない薬剤だ」と言われ拒否されたため，筆者が日本から持参した薬剤容器に移し処方薬のようにしたところ，良薬という評判に変わった。

　宗教のことは理解していたつもりだったが，思いがけないことが起こった。テーラワーダ（上座部）仏教の男性が私たちのテントを訪れ，けがの処置を受けたときのことである。女性隊員が触ろうとすると，僧侶は涙を流した。どうしたのかと尋ねたところ，「女性が上層部の僧侶を触れることは厳禁であり，地位を失うからだ」と言われた。

　災害支援では隊員自身もストレスにさらされる。遺体を身元不明のまま次々と燃やすため，悪臭などで隊員も健康被害や精神的ストレスを受けた。また以前，筆者がほかの災害支援に行ったとき，現地でともに活動していた青年海外協力隊員が連絡の取れない同僚夫妻を気にしていた。その後，子どもを庇うように母親が，さらにその上に父親が重なり合った様子でがれきの下から発見されたとの連絡を受けた隊員がショックにより活動ができなくなったことがあった。

　日本の避難所は大きな施設に多数の家族がいるのに対して，海外はテントでも個人のプライバシーが保てる状態であり，活動する側としては集団感染を防ぐ意味で違いを感じた。2週間という短期間だが，被災者に文化の違いを考慮しながら生活指導も行う。お互いの信頼関係が築けると，相手の習慣すらも変える影響があることを知ることができた体験だった。

　災害支援の現場では常に新しい医療や災害支援の方法が取り入れられており，2015年のネパールの大地震の際には，国際緊急援助隊医療チームが初のフィールドホスピタル（野戦病院）を展開して滅菌室や入院ベッドを備え，初の手術を行った（JICA 2017）。そのような医学的な支援も重要であるが，この事例に示されたような衛生習慣の違いの考慮，日本とは異なる文化や宗教的背景の尊重などはいつになっても看護師が災害支援活動を行う際には重要な点である。

b．難民支援

　戦争・紛争に巻き込まれたり迫害を受ける人々は生命の危険を感じ，安住の地を求めて避難をする。あるいは，貧困や飢餓から脱するため，豊かな生活や食料を得ようと非自発的に移動しなければならない人々もいる。戦禍に巻き込まれてけがをしたり，着の身着のままで長い道中を歩き，あるいは簡素なボートで海を渡ってくるなかで病気になったりする人もいる。身体の疲労のみならず，生命や

自由を奪われるという恐怖を経験し，祖国や財産などすべてを失って無力感・不安感に苛まれ，精神状態も極限に達している。そのような難民を庇護する場所として難民キャンプがある。

難民の支援の際には「人間の安全保障」〔Ⅰ-1-b-4)(6頁)参照〕の理念に則り，難民支援の実践では，スフィアの「人道憲章と人道対応に関する最低基準」などをもとにそれぞれの分野と連携をはかりながら活動を行う。また，国連機関や庇護国政府が主催する定期的な会議が設けられるので，そこで難民キャンプ運営の指針を確認したり情報や意見の交換を行う。

難民キャンプに到達した人々に対し，国連難民高等弁務官事務所(UNHCR)は身分保障のための登録とIDカードの発行などを行う。この登録に基づいて世界食糧計画(World Food Programme：WFP)が世帯ごとに食糧を振り分け配布する。また，多くのNGOが学校教育や診療所を開設・運営している。

難民キャンプを出て第三国定住を希望する人や，母国の状況が安定した場合には帰還を選択する人もいるので，そのための支援も行う。難民の8割が女性と子どもであり，難民キャンプを出た後に安全で安定した生活が送れるように，職業訓練や子どもの里親探しも行われる。

筆者が難民支援として活動した内容を以下に紹介する。

（事例）ザンビアでの難民支援

ザンビアには1971年に，アンゴラ，モザンビーク，コンゴ民主共和国，ナミビアなどから流入してきた難民のためにキャンプが設置された。

難民キャンプ内にはザンビア人の管理者や保健医療従事者が居住するヘッドクォーター地区があり，そこに入院設備のある診療所が1つあったが，NGOの協力によりさらにもう1つ保健ポストを建設することとなり，そのために筆者が派遣された。

まず，キャンプ内の学校やコミュニティを何度も訪問し関係性を構築しながら，人々がキャンプに来た経緯や現在の生活状況や思想を知るよう努めた。クリニックにおいて治療や分娩，健診の手伝いをしつつ，疾病構造や治療方法，医療システムを学んだ。並行して，保健ポストの建設・管理運営についてザンビア人と話し合いをもち，保健ポストのレイアウトや必要物品，費用をともに考えた。建設にあたっては，キャンプ内で死亡した人の棺桶を作るために元木工芸職人の難民に大工として働いてもらうように交渉するなどしていた。計画はすれど遅々として進まず本件は次の派遣隊に任されることになった。

ほかに，キャンプ内で発生する急病人に対応してクリニックに搬送したり，そのクリニックから100km離れた町の総合病院に患者を移送することや，その総合病院で死亡した難民をキャンプ内に連れて帰ることなども看護師の仕事としていた。患者や遺体とともに軽トラックの荷台に乗って，ときには走行中に心肺蘇生を行うこともあった。

国連難民高等弁務官事務所(UNHCR)が難民に登録証を発行することになった

ときは，職員のアシスタントも行った。また，日本人スタッフの日々の健康管理
や，マラリアや寄生虫などの感染症，下痢や風邪などの日常的な病気への対応も
担っていた。

（事例）バングラデシュでの難民支援

　1990年代からミャンマーではイスラム系少数民族のロヒンギャ族がさまざま
な制約・差別・迫害を受け，難民化している。2016年からの掃討により現在約
74万人がバングラデシュに逃れてきている。筆者はNGOにより保健医療支援を
目的に看護師として派遣された。現地では，①簡易クリニック/移動診療での診
療介助，②現地視察，③国連やバングラデシュ政府開催の会議・研修への参加，
④コミュニティでの調査，⑤カウンターパートとの協議などを行った。現地での
状況を踏まえ，医療支援だけではなく，調査結果を分析し得られたニーズに基づ
く保健分野での支援について提言を行った。

　国連難民高等弁務官事務所（UNHCR）が示す支援内容（UHHCR 2019）に沿って
ロヒンギャ難民キャンプの様子を紹介する（**写真Ⅳ-8，9**）。

食事と栄養：

　世界食糧計画（WFP）により，登録された世帯ごとに乾物の食品が配給される。
そのほかNGOらが炊き出しの食事を配布している。家庭訪問により，調理場の
環境を視察し，どのような食材と栄養を摂取しているのかを調査した。

環境と衛生：

　大量の難民の流入により，いくつもの山を切り崩して難民キャンプを作ってい
る。そのため患者や妊婦らは受診のために山を上り下りしなければならない。家
屋は竹とビニールシートだけで作られ，雨風や熱気を十分に防げるものではな
い。雨季には地滑り・洪水により，家屋が倒壊したり，コレラなどの感染症が蔓
延するリスクが高まる。キャンプ内に運ばれる竹や樹木の伐採，キャンプ外に持
ち出されるゴミの処理など，環境問題への対策が追いついていない状況にある。

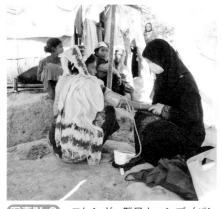

写真Ⅳ-8　ロヒンギャ難民キャンプ（バン
グラデシュ，筆者撮影）

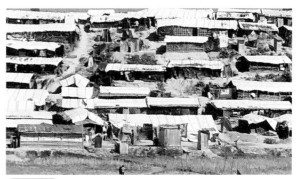

写真Ⅳ-9　ロヒンギャ難民キャンプ（バングラデシュ，筆者
撮影）

医療：

　バングラデシュの医療機関や，世界各国からの医療系 NGO がそれぞれに簡易クリニックを設営しており，難民らは無料で診療を受けることができる。WHO による会議や研修にそれぞれの団体が参加し，情報共有を行い，協力しながら保健医療を行っている。

教育：

　ユニセフや NGO により，学校が設置され低学年の子どもたちが読み書きや算数を習っている。読み書きでは，英語やミャンマー語，ロヒンギャ語などを教えられている。高学年の子どもたちは母国でも教育を受けていないうえ，難民キャンプでも通学せずにいる。

自立への道：

　難民キャンプでは経済活動が禁止されている。そのため難民の自尊心を喪失させ財産の確保ができず，帰還後の母国での生活の維持につながらない。母国へ帰還後の経済的自立を支援するために職業訓練を行うことも必要となる。

子どもたち：

　大量殺戮や母国が破壊される様を目撃したり，子ども自身が兵士となって殺人の経験をすることもある。さらに過酷な移動を強いられるなかで心的外傷後ストレス障害（PTSD）となる子どもたちへの精神保健ケアが必要となる。また，両親を失い孤児となる子どもも多いので里親探しなどをするとともに，労働力とされたり性的搾取の対象とならないために引き取られ先での生活状況を確認することも重要となる。

女性：

　夫や父親など男性の家族が兵士となったり，迫害する側から殺されたりした女性が多く，レイプや暴力の被害者，社会的差別の対象となりやすい。母子家庭となり養育が困難となる例も多くある。キャンプ内でもそのような女性だけの区画がある。迫害や殺戮を行った兵士の子どもを身ごもったり養育している女性もおり，心身および社会的なケアが必要となる。

帰還支援：

　ロヒンギャ難民の問題では，ミャンマー政府が難民の帰還を開始すると発表したり，バングラデシュ政府が無人島への移住計画を発表したりした。しかしながら，難民への説明が十分に行われ，難民自身が自由意志により行く先の決定ができなければ，安定した生活を得ることは難しい。これら難民が帰還する先，その後に待つ生活を見越した援助が必要となる。

庇護国での定住支援：

　第三国定住を望む場合，その手続きに則って再移住をするが，家族そろって移住できる確証はない。再移住先では，身寄りがない，言葉がわからない，文化が違う，差別を受けるなどの社会問題が存在する。庇護国での生活・安全の保障が課題であるとともに，難民として経験した精神的苦痛や新しい生活環境での不安を緩和するカウンセリング，経済的自立のための職業訓練などが必要である。

　　難民キャンプで活動する看護職は，難民の安全と安寧を確保し，健康の維持増進のために努め，文化的配慮に留意しつつ日常生活を把握しアセスメントしながらニーズを充足するように活動計画を立て実施，評価する。その際，国連や受け入れ国政府の方針や難民キャンプ全体の状況を知るための情報収集を怠らない。実際的なケアにあたることもあるが，派遣終了後も健康・生活支援が継続されるようなシステムづくりをすることも多い。また，過酷な環境での活動となるため，看護職自身の感染症予防や健康維持も重要でそのための事前準備も十分に行う必要がある。

3 在日外国人の医療と看護

a. 在日外国人と訪日外国人

1）在留外国人の現状と在留資格

　　在日外国人の多くは在留外国人とも呼ばれ，中長期在留者と特別永住者に大別される。中長期滞在者とは，3か月以内の短期滞在，外交や公用での滞在，および特別永住者に該当しない在留資格のある外国人である。特別永住者[注4]とは，第2次世界大戦の終了前から日本に住み在留が認められた外国人で，韓国籍，朝鮮籍や台湾籍が大多数を占める（法務省 2018）。本項では，在留資格のある外国人を在留外国人，在留資格のない不法滞在者を含む場合には在日外国人とする。

　　在留外国人のうち，日本に住む中長期在留者数は，2018年12月末時点で240万9,677人，特別永住者数は32万1,416人であり，在留外国人の総数は273万1,093人（日本総人口の2.16％）となり，過去最高となった（図Ⅳ-3）。また，在留外国人の出身国は195か国に及んでいる（法務省入国管理局 2019）。

　　日本に暮らす外国人には「出入国管理および難民法（以下，入管法）」によって，在留資格が決められている（表Ⅳ-4）。在留資格は外国人が日本に滞在する法的根拠になるものであり，この資格をもたない，あるいは資格を失った在日外国人の状態を不法滞在（オーバーステイ）という。

　　在留資格では，永住者[注5]が約77.1万人（28.3％）と最も多く，留学生約33.7万人（12.3％），技能実習生[注6]約32.8万人（12.0％），特別永住者が約32.1万人（11.8％）と続き，近年では技能実習生が急増している（法務省入国管理局 2019）。

　　戦前から居住していた特別永住者はオールドカマーとも呼ばれ，戦後から1965年頃まで90％近くを占めていたが，年々減少している。一方，1980年以降に来日した外国人はニューカマーと呼ばれている。1990年入管法の改正によっ

注4）第2次世界大戦の終了以前から日本に在留している韓国人・朝鮮人・台湾人などの法的地位の安定化をはかるための，「日本国との平和条約に基づき日本の国籍を離脱した者等の出入国管理に関する特例法」第3条・第4条・第5条に該当する者。
注5）法務大臣が永住を認める者に与えられ，在留期限はない。
注6）外国人技能実習制度により在留が認められた者に与えられ，在留期間が定められている。

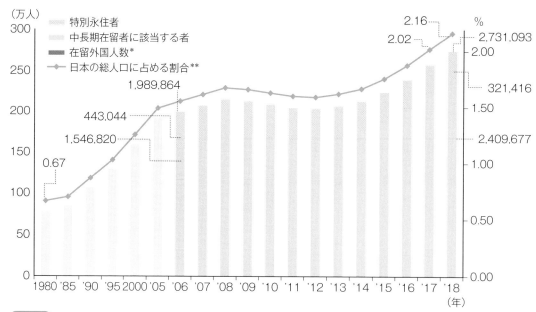

図Ⅳ-3　在留外国人の推移と日本人に占める割合

＊　「在留外国人数」は，2005年までは外国人登録者数，2006〜2011年までは外国人登録者数のうち中長期在留者と特別永
　　住者の数，2012年以降は中長期在留者と特別永住者の数
　　以上の数値は法務省 在留外国人統計 統計表の各年12月末現在の統計
＊＊「日本の総人口に占める割合」は，総務省統計局「国勢調査報告」と「人口推計」（平成30年10月1日現在までのもの）に
　　よる各年10月1日時点の数値をもとに算出

表Ⅳ-4　在留資格一覧表

種別	在留資格
就労が認められるもの	外交，公用，教授，芸術，宗教，報道，高度専門職，経営・管理，法律・会計業務，医療，研究，教育，技術・人文知識，国際業務，企業内転勤，介護，興行，技能，特定技能＊，技能実習
就労の可否が指定されるもの	特定活動（ワーキングホリデー等）
就労が認められないもの	留学，研修，家族滞在，文化活動等
身分・地位に基づくもの	永住者，日本人の配偶者等，永住者の配偶者等，定住者

＊改正入管法により新たに創設された
〔法務省出入国在留管理庁（2020）．在留資格一覧表（令和元年11月現在）より〕

て，在留資格が再編された。日系3世まで単純労働を含む就労可能な地位が与えられ，日系人の入国が容易になったことを契機に来日者数が増え，国際結婚，留学，技能実習などで滞在している者が多い。

2）在留外国人の出生

「平成30（2018）年人口動態統計」によると，2017年における母が外国人（父日本人/母外国人，父母ともに外国人）の出生数は25,340人（全出生数の2.6％）であり（**図Ⅳ-4**），このうち両親ともに外国人による出生数は16,666人（全出生数の1.7％）である。母の出身国は，中国が38.3％，フィリピン13.4％，韓国・朝鮮9.2％，ブラジル7.3％，ペルーが2.0％となっている。

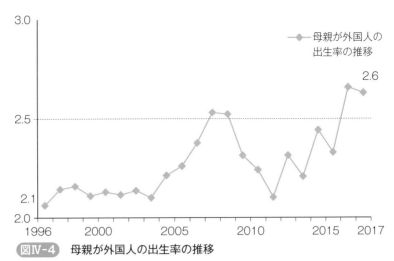

図Ⅳ-4　母親が外国人の出生率の推移

注：日本人の出生数に「父母が外国籍」の出生数を加え，出生率を算出
〔厚生労働省（2019）．平成30年人口動態統計（確定数）の概況「日本における外国人の人口動態」，および人口動態統計年報「父母の国籍別にみた出生数の年次推移」より〕

3）在留外国人における高齢化と死亡数

65歳以上の在留外国人の総数は，2018年に17万5,789人（全在留外国人の6.4％）であり，過去最高となった。65歳以上の在留外国人のうち，韓国，朝鮮が12万5,985人であり，71.7％を占めている。また，65歳以上では特別永住者が11万1,505人（63.4％）と多数を占め，そのうち約9割は韓国，朝鮮である（法務省2019）。特別永住者，特に韓国と朝鮮籍における高齢化が著しい。

1955年の在留外国人の死亡総数は3,875人であったが，「平成30（2018）年人口動態統計」（厚生労働省2019）では7,158人と増加が顕著である。このうち韓国・朝鮮が4,749人（66.4％）を占めており，オールドカマーの高齢化が関連している。

4）訪日外国人の定義と推移

訪日外国人とは，主に観光や短期ビジネス，医療などを目的として一時的に日本を訪れる外国人であり，在留資格をもたない。1995年に約335万人だった訪日外国人は，2013年に1,000万人，2016年に2,000万人を超え，2017年には2,869万人まで増加し，過去最高を示した。2015年以降は日本人の出国者数を上回っている（観光局2019）。2011年に創設された医療滞在ビザで，治療を目的に来日する医療ツーリズムの訪日外国人も増えている。

5）住民基本台帳法による身分の証明

2012年に「住民基本台帳法の一部を改正する法律」が施行され，外国人住民も日本人と同様に住民基本台帳法が適用となり，外国人住民は各自治体の地域住民の一員であることが法的に明確化された。これに伴い，1952年から60年続いた「外国人登録法」は廃止となった。

　「住民基本台帳法の一部を改正する法律」により，3か月以上日本で暮らす外国人住民は，日本人と同様に住民票が交付される。また，これまでの外国人登録証明書に替わり，在留カードが法務省入国管理局から交付され，戦前から日本に住む旧植民地出身者には特別永住者証明書が市区町村から交付される。在留カードは，法務大臣が日本に中長期間滞在できる在留資格および在留期間をもって適法に在留する者であることを証明する身分証明書としての性格をもつ。

b. 在日外国人の健康問題

1）在日外国人の抱えやすい健康問題

　在日外国人および訪日外国人における医療機関受診の理由として，呼吸器系（感冒，上気道炎など），外傷（捻挫，骨折など），消化器系の疾患が多く，続いて，妊娠・分娩や精神疾患などがあがっている（須崎，ほか2019，高階，ほか2017，島，ほか1999，国井，ほか1993）。訪日外国人は特に，急病やけがによる救急診療の利用が多い。以上には，出身国と日本との気候，生活習慣，社会規範の違いや生活環境が関連していると推測される。

（a）結核

　外国出生者の新登録結核患者数は2017年に1,530人であり，前年から192人増え増加傾向にある。日本人も含めた全新登録結核患者のうち外国出生者の占める割合は9.1％となっている。また，20～29歳の新登録結核患者数における外国出生者は前年から5.2ポイント増加し，62.9％である。入国5年以内の発症者は738人で，48.2％を占めている（厚生労働省2018）。

　結核登録者数はベトナム，ネパール，インドネシア，ミャンマーなどの増加が著しく，これらは2012年以降に技能実習生や日本語学校生が増えた国々である（沢田2019）。2018年3月，結核有病率の高い出身国から長期のビザを取得して来日する場合，結核検診を受けることが義務化された。しかし，在日外国人の結核の半数以上が入国後5年以上経過してからの発症であることから，このような入国時の管理に加え，日常的な受診のしやすさや，完治までの徹底した支援が求められる。

　結核の治療は長期にわたり費用も高額になることから，在日外国人の結核は，治療中断も大きな問題としてあげられる〔Ⅳ-3-d-3）（185頁）参照〕。不十分な治療は再発の危険性が高い。また，不法滞在者は無保険で検診の機会もないことから，発症しても受診につながりにくく，感染の拡大につながる可能性がある。不十分な治療，または未受診の状況で母国に帰国する場合もある。

（b）精神保健

　異国の日本で外国人は，言葉の問題，生活習慣の違い，労働環境の問題，異文化によるストレスや抑うつなど，精神保健の問題を抱えている（深谷2002）。一般に異なる文化の国に移住した際の精神保健上の危険因子として，移住に伴う社

会的・経済的地位の低下，移住した国の言葉が話せないこと，家族との別離，受け入れ国の友好的態度の欠如，同じ文化圏の人々と接触できないことなどがあげられている（高畑 1998）。外国人は異国での生活で生じるストレスなどが原因で精神疾患を発症しやすい。また，在日外国人は，経済的な問題や無保険も関連し，受診が遅れ，精神科救急の事例となることが多い（阿部 1999）。

(c)労働者の健康問題

肥満，高血圧症，糖尿病や心臓病などの生活習慣病は，在日外国人にとっても重要な問題である。

長野県で行われた外国人健診の結果によると，約6割の受診者に何らかの疾患が疑われ，その内訳は，高血圧症，脂質異常症，肝機能障害などであった。また，男性48.8％，女性26.8％に肥満，約2割に高血圧症がみられた（畔柳 2008）。

在日外国人労働者の多くは，夜勤も含めた長時間労働を強いられ，それに伴い睡眠不足や不規則な食生活になりやすい。出身国にもよるが，母国での食習慣を継続し甘い飲み物や肉料理，油の多い料理を摂取する頻度が高いことや，価格の安いインスタント食品やファストフードの利用も多いこと，運動習慣の少なさが高血圧症や肥満といった健康状態に関連していると報告されている（畔柳 2008）。ニューカマーの定住化が進み在日年数が長期化するにつれ，日本人の死因構造に類似していくといわれている（李 2004）。このため，日本人よりも非感染性疾患（いわゆる生活習慣病）を抱えるリスクが高まることが予測される。

在日外国人は製造業に従事している者が多く，筋骨格系の疾患をもつ者が少なくない。機械操作による外傷から労働災害につながる事故が多い。日本の労働環境に不慣れであることや，言葉や文化の違い，安全対策の不備などが関連している（阿部 2019，早川 2019，冨田 2019）。

(d)母子保健

在日外国人は在日年数の短い時期に出産を経験することが多く，コミュニケーションの問題からも，日本の保健医療福祉サービスに関する情報へのアクセスが難しく，検査や出産，処置や手術などに関する説明や，相談の場面で医療通訳の必要性が高い。

日本での妊娠期の過ごし方，妊婦健診の回数，分娩の方法，新生児のケア方法，産後の入院日数や慣習などが，在日外国人の母国と異なることが多い。例をあげると，イスラム教徒や中国出身の人にとっては，男性の産婦人科医が分娩を扱うことは考えられない（南谷 2014）。家族に見守られた家庭分娩が普通であるフィリピン出身者は，家族と離れて初産の陣痛に耐えることは，孤独感，孤立感が大きい。同じくフィリピンでは産後のシャワーは禁忌となっており，看護師にシャワーを勧められても，実際にはシャワー浴をせず，看護師にはシャワーを終えたと偽った報告をしたという事例もある。また，産後に冷水に触れることが禁忌となっている韓国では，産後に家事を担うことに対し過度の不安や恐怖心を抱くこ

とがある(鶴岡 2008)。予防接種の種類や時期，離乳食の概念の有無，時期や食材など，国によって違いがある。

　成人になって来日した在日外国人は，自国文化の価値観，信念，生活様式が根づいた後で日本文化と接触するため，特に在日外国人の母親の場合，彼女らがもっている妊娠・出産・育児に関する母国の伝統や慣習などが日本のそれと異なることから，日本での妊娠・出産・育児に際して，ジレンマや葛藤，孤独感，恐怖心などをもちやすい(川崎 2012，歌川 2012，橋本 2011，鶴岡 2008)。

2)在日外国人にみられる健康問題の影響要因

(a)コミュニケーションの困難性

　コミュニケーションツールの1つである共通言語がないということは大きな問題となる。日本での滞在期間が短ければ短いほどコミュニケーションがとりにくく，在日外国人が日本国内で医療を受ける際，あるいは専門職が看護を提供する際に最も障害となるのが言葉の問題である。言葉の壁により，在日外国人は，病状，検査や治療の説明，栄養や運動などの指導や精神的支援などの援助を十分に受けることが困難になる。

　医療現場で外国人は自身の症状や意思を伝え，一方，保健医療従事者は病状，検査や治療の説明などの情報提供を十分に行う必要があり，外国人であっても安全で倫理的な医療・看護を提供するために，インフォームド・コンセントは重要である。専門用語にも対応可能で正確な意訳が必要な場合は，医療通訳を活用することが望ましい〔Ⅳ-3-d-4)(186頁)参照〕。

(b)保健医療福祉制度に関すること

　日本の医療は，国民皆保険制度が基本となっており，3か月以上日本に住む場合は，日本の公的医療保険(国民健康保険，または社会保険)に加入する必要がある。

　公的医療保険に加入すれば，基本的に日本人と同様に医療や保健・社会保障制度を利用できる。しかし，この制度を知らない，あるいは保険料の支払いや給料からの引き落としになじめないことから，公的医療保険に加入していない例や，未払いや滞納している事業所に就労している例など，さまざまな理由で無保険となっている外国人が多い。不法滞在の場合は，国民健康保険には加入できない。こうしたことから，医療機関を受診する際に，全額自己負担となる。

(c)文化や宗教の違い

　在日外国人は慣れ親しんだ母国の文化と異なる日本の食事，食材，生活習慣の違いなど，日常生活でも入院生活でも支障をきたしやすい。たとえば，イスラム教徒の場合，豚肉やアルコールが含まれている食べ物は禁止されており，その禁止は調味料や添加物に含まれるブタやアルコール成分にまで及ぶ(中村 2018，一戸 2016)。入院中の病院食を提供するときは，対象に合わせた食材や調理に配慮が必要である。宗教的禁忌には特に注意が必要となる。

(d)心の壁（李1999）

　日本の多くの医療機関では，多言語に対応できるスタッフや通訳体制が整っていない。保健医療従事者の異文化コミュニケーション能力の不足に加え，保健医療従事者が「外国人」への偏見をもつことや，対象が「外国人」であることを意識しすぎて，特別視や「外国人は苦手」という意識から，気軽に声をかけられず敬遠してしまうことは支援の壁となる。保健医療従事者は，人々の健康な生活の維持・増進を本来業務としている。基本的には日本人と同じような対応やケアが求められる。

c. 在日外国人と災害

　1995年1月17日に起きた阪神・淡路大震災では，外国人の死亡率/負傷率が，それぞれ0.27%，2.12%と，日本人の0.15%，0.89%に比べて高く（都市防災研究所国際防災の10年国民会議事務局1995），内閣府も後に教訓情報として特記している（内閣府2006）。この数字からみて，外国人は災害弱者であるといえるだろう。

　内閣府は，災害弱者を次のように定義している（国土庁1991）。

・自分の身に危険が差し迫った時，それを察知する能力がない，または困難な者。
・自分の身に危険が差し迫った時，それを察知しても適切な行動をとることができない，または困難な者。
・危険を知らせる情報を受け取ることができない，または困難な者。
・危険を知らせる情報を受け取ることができても，それに対して適切な行動をとることができない，または困難な者。

　災害対策基本法第8条第2項では，「国及び地方公共団体は，災害の発生を予防し，又は災害の拡大を防止するため，特に次に掲げる事項の実施に努めなければならない」として，「高齢者，障害者，乳幼児その他の特に配慮を要する者（以下「要配慮者」という。）に対する防災上必要な措置に関する事項」をあげている。さらに外国人や旅行者なども含まれるとされる。

　労働目的で在留している外国人は，貯金や母国への送金などのために老朽化した賃料の安いアパートで共同生活をしている者が多く，災害時のリスクが高い。地域や職場，学校では日本人とのコミュニケーションがとれず日常的に情報や支援を得にくい。また，彼らの多くは母国で防災・減災教育を受けていないことも多い。在日外国人のなかには，有効な在留資格を所持していない人もおり，その場合は不法滞在者となり，当然のことながら公的なサービスを受けることはできない。健康保険や失業保険に加入していなければ，被災後に利用することもできない。以上のような状況から，外国人が災害時に弱者あるいは要支援者とみなされると推測できる。

　実際に災害時に外国人が困ることとして，言葉の問題で必要な情報が得られず情報難民になる，経済的な困窮に陥ったり家屋の確保や就職・就学の継続が難しい，公的なサービスや保険の給付を得にくい，医療機関の利用/支払いが困難と

なる，日本人と協力しにくく生活再建が遅れる，母国との連絡がとりにくくなる，帰国の意思決定に葛藤を生じる，などがあげられる。

　阪神・淡路大震災以降，このような状況に対し，公的には在留資格を問わない罹災証明の発行，行旅病人及行旅死亡人取扱法の適用，長期無利子生活資金貸付，多言語での情報提供，外国人相談窓口の設置などがされるようになった。ほかにも自治体の国際交流協会や民間ボランティア団体がより詳細な情報を提供したり，避難所巡回や無料診療を行っている。文化や宗教上の戒律に配慮して食事や礼拝，儀式などにおいても気配りがされるようにもなってきた。その多くは被災地外の団体・組織との連携によるものとなっており，平時からのネットワークの構築が活かされている。

　しかしながら，阪神・淡路大震災以降も度重なる災害に見舞われてきたにもかかわらず，日本における災害時の外国人への支援は一律に発展しているとはいい難い状況にある。情報の多言語化に対応されるようになってきているとはいえ，限られた言語のことが多く，その地域に暮らす外国人が使用する言語に対応している例は多くはない。災害を経験した地域では善後策が検討されても，それらをほかの地域が取り入れるところまでは至っていない。地域の特徴や在留資格の違いによって被害状況は異なるが，個々の被災外国人に対応できる細やかで切れ目のない支援策を確立していくことが課題である。

　災害時の外国人への看護としては，上記のことを踏まえ，身体的・精神的・社会的な健康の維持と回復・増進を考慮する。避難所や役所などの提示物や配布物，新聞やテレビ・ニュースなどの報道による情報を伝え，サービスが利用できるようにする。そのためには被災地でどのような組織・団体が外国人向けにどのような情報を流しているかを知る必要がある。公的サービスについては災害に関連する法律に拠るものであり，当該災害に適応される法令もあるので，常に留意し確認しておく。避難生活においてもできるだけ平時の日常生活に近い状況で過ごせるよう，最大限のサービスを利用できるように介入をする。

　"備えの時期"における災害看護には防災教育が含まれる。日本人による心ない言動が外国人被災者を傷つけることにもなるので，平時より日本人の理解が得られるよう地域での防災教育に外国人支援の内容を盛り込んでおくとよい。

d.　外国人への具体的対応
1) 多文化共生の理解と支援の基本

　2006年，総務省は多文化共生社会の構築を打ち出した。さまざまな外国籍の住民が互いの文化的違いを認め合い，対等な関係を築き，地域社会の構成員としてともに生きていこうというものである。国や地方自治体では，健康保険への加入促進，医療通訳者の育成・派遣システムの構築，保健医療従事者への研修，多言語による問診票の作成などの取り組みが進められている。

　国や各自治体が取り組みを進める一方で，看護職自身が異なる国の文化や言葉をもつ人々の理解と，彼らも看護の対象であることの認識をより一層深め，国籍

や民族の差別なく，在日外国人をともに生きる地域住民の一員としてとらえることが重要である。

　在日外国人への看護は決して特殊な領域ではなく，基本的に日本人に対する看護と同じである。日本人でも人それぞれ多様な文化をもっている。私たち日本人の文化を「世界の常識」として思い込まないよう注意し，「異文化」を個性の1つとしてとらえることが重要である。外国人個々が大切にしている文化，宗教，生活習慣などを尊重する姿勢が求められる。

　さらに支援の基本となるのが，保健医療従事者としての倫理的責務である。日本国憲法のほか，日本が批准している国際人権条約，難民条約，子どもの権利条約，人種差別撤廃条約など，すべての個人に対し「内外人平等」「非差別」の原則が適用される。よって，在日外国人への支援においては，これらの人権条約を踏まえ，本来業務を倫理的責務に則り行う。看護職は在日外国人に対し本来業務を行うなかで，対象のもつ文化への配慮や工夫が求められる。

2）在留外国人の受けられる保健医療福祉サービス・制度の理解
(a)利用可能な医療保健制度

　在留資格をもつ外国人であれば，利用できる保健医療福祉制度は日本人と同等であり，さまざまな公費負担や減免の制度を利用することができる。

　一方，在留資格がなく，住民登録ができない外国人であっても，母子健康手帳の交付，入院助産，定期予防接種，公立小中学校への入・通学などは受けられる（**表Ⅳ-5**）。

(b)外国人受け入れ体制の整備された医療機関

　厚生労働省は2014年から，外国人が安心・安全に日本の医療サービスを受けられる体制を充実させるため，「医療機関における外国人患者受入れ環境整備事業」を開始した。

　この事業では，外国人患者受入れ医療機関認証制度（Japan Medical Service

表Ⅳ-5　国籍や在留資格に関係なく適応できる制度

種類	制度
適応しなければならないもの	感染症法(1, 2類感染症の予防・治療)，精神保健福祉法 労災保険
適応可能なもの	入院助産，母子健康手帳交付，養育医療，療育・育成医療，予防接種(定期) 公立小中学校への入・通学
適応できるが地域により差があるもの	更生医療(自立支援医療) 行旅病人及び行旅死亡人取り扱い法

〔外国人のHIV予防対策とその介入効果に関する研究班(2013)．外国人医療相談ハンドブックH25年改訂版．シェア＝国際保健協力市民の会，24-28より〕
参照：参議院議員 大脇雅子．「外国人の医療と福祉に関する質問主意書(2000年4月28日)および政府答弁書」
http://www.sangiin.go.jp/japanese/joho1/kousei/syuisyo/147/touh/t147026.htm

Accreditation for International Patient : JMIP）を設け，日本国内の医療機関に対し，多言語による診療案内や，異文化・宗教に配慮した対応など，外国人患者の受け入れに資する体制を第三者的に評価することを通じて，国内の医療機関を受診するすべての外国人に，安心・安全な医療サービスを提供できる体制を構築することを目的としている（日本医療教育財団2019）。前述の JMIP は 2019 年 4 月現在，61 施設が認証を受けている。この整備事業の普及により，医療通訳・外国人向けの医療コーディネータの配置，多言語による診療案内や資料の作成も進められている。

(c)医療情報提供サービス

　日本の観光局（JNTO）の Web サイトでは，全国の都道府県が選定した外国人旅行者の受け入れが可能な医療機関を検索でき，不慮のけがや病気になった際に役立つ医療機関のかかり方を掲載している。受診時に活用できる症状・病状説明のための指差しシート，アレルギーや治療中の疾患，内服薬の有無，宗教，使用言語など，受診者の情報を書き込むシートも掲載されている。このほか，各自治体の国際交流協会では，各自治体の特性や実情に応じ，医療やサービスに関する情報を提供している。

・外国人旅行者が不慮のけがや病気になったときに役立つ Web サイト（JNTO）
　https://www.jnto.go.jp/emergency/jpn/mi_guide.html

(d)外国語対応の医療相談と資料

　通訳の利用が難しい場合でも，電話による相談を行っている団体がある。対応可能な言語，曜日や時間帯などは，団体により異なる。代表例をあげる。

・東京都保健医療情報センター "ひまわり"　　・AMDA 国際医療情報センター
・シェア＝国際保健協力市民の会　　　　　　・多文化共生センター
・名古屋国際センター NIC　　　　　　　　　・兵庫県国際交流協会労働組合
・APFS（Asian People's Friendship Society）　・CHARM

(e)多機関との連携・協働

　在日外国人への支援を充実させていくために，支援者である看護職は，非営利機関（NPO）や非政府機関（NGO）（民間団体，ボランティア組織，教会，寺院など）を含め，地域にある社会資源やサービスを日頃から把握しておくことが重要である。そして，その資源を対象へのケアに有効活用し，その支援実績を 1 つずつ丁寧に積み重ねることによって，在日外国人への支援のネットワークが広がり構築されていく。不足している資源・サービスについては，ときとしてその必要性を関連部署へ提言し，新たなサービスを創り出していくことも看護職として重要な役割といえる。

3) 健康課題と対応

(a) 結核

　結核は感染症法に基づき，医療費の公費負担制度や従業停止，入院勧告，入院措置などが定められている。これらは，感染拡大を防ぐためにも不法滞在を含めたすべての外国人に適用される。言葉の壁や納得のいかない強制的な治療への抵抗感，不安定な経済状況による治療の遅れなどの問題が考えられるため，結核を発病した外国人患者の在留資格や就労環境，経済状況などを把握する必要があり，保健医療従事者，特に保健師やソーシャルワーカーができる限り医療通訳を介して患者と面談できる体制が望ましい。保健医療従事者自身が在日外国人の結核罹患に関連する背景や問題，公的制度を理解し，相談できる窓口を確保していくことが必要である。

(b) 精神保健

　早期発見・早期治療が望ましいのは精神疾患も同様である。受診が遅れがちな精神科受診では，外国人の背景や受診までの経緯における苦悩をイメージし，たとえ受診が遅れても精神科の診療や治療を受け入れたことを支持することが重要となる。

　言葉の問題もあり，精神疾患の診断は困難である。外国人の家族歴や生育歴，病歴などを把握することが重要である。自身の自覚症状に気づきにくく，ほかの疾患を疑い他科を受診しても，言葉の問題も関係し納得のいかない診察結果を受けることが多く，精神科受診につながりにくい。

　文化により，精神保健のとらえ方や症状の表現方法，相談方法などに違いがあることに注意を払う必要がある。

　不法滞在者の場合でも，状況により解決の糸口につながることもあるため，各自治体の「こころの相談」やソーシャルワーカー，支援組織(NGO/NPO含む)に相談，紹介することも重要である。

(c) 労働者の健康問題への対策

　非感染性疾患(いわゆる生活習慣病)において，食事，運動，休息に関する生活習慣の改善が重要となるのは日本人と同様である。在日外国人が日本において母国語で得ることのできる健康関連情報は限られている。健康教育には言葉の支援や多言語によるパンフレットの用意が重要となる。

　外国人労働者の労働災害を予防するには，啓発活動と労働環境の整備が必要といえる。啓発活動には各都道府県の労働局，中央労働防止協会が提供している安全のガイドやテキストが活用できる。

(d) 母子保健

　在日外国人は妊娠届，母子健康手帳交付を機に，日本の保健医療福祉サービスを使い始めることが多い。看護職にとっては，在日外国人母への支援のスタート

となる。

　日本家族計画協会や母子保健事業団が，外国語併記の母子健康手帳を発行している。日本家族計画協会発行のものは，日本語のほかに5言語(英語・ポルトガル語・タガログ語・中国語・韓国語)が併記され，母子保健事業団発行のものは9言語(ベトナム語・英語・韓国語・中国語・タイ語・タガログ語・ポルトガル語・インドネシア語・スペイン語)に対応しているため，在日外国人母は日本の保健医療福祉に関するさまざまな情報を，母国語で理解することができる。

　産前教育，妊婦学級などを通して，子育てに関する情報交換や相互に相談できるような仲間づくりを，妊娠期から日本の母親をまじえて進めていくことが重要となる。また，対象の出身国の"先輩ママ"に協力を得て，母国語で相談できる支援者を対象者につなげるような支援も，在日外国人母の孤立感，孤独感や不安の軽減につながる。

　在日外国人母のニーズを把握する際には，対象が日本と異なる母国の慣習をもつことを推測しながら情報を収集することが必要となる。

4)医療通訳

　増加する外国人患者に対し，医療機関は多言語による案内板の表記，会話集を用いた外国人患者とのコミュニケーション，宗教に配慮した入院食の提供などを行っている。また厚生労働省はWebサイト上に外国人向け多言語説明資料一覧を載せており(https://www.mhlw.go.jp/stf/seisakunitsuite/bunya/0000056789.html)，医療機関が必要であれば自由に使用できるようにしている。

　病状説明など複雑かつ専門的な説明が必要なときには，通訳者を呼ぶなどして対応している。しかし，訓練された医療通訳者を呼んで対応している病院は少なく，多くの病院は外国人患者の知人や家族のなかで日本語が話せる人に通訳をさせている。このような通訳者をアドホック(ad hoc)通訳者といい，彼らに通訳をさせることで重大な誤訳をし，誤診や不適切な治療につながること，プライバシーの侵害につながることが指摘されている。また言語習得能力の高い子どもに，学校を休ませ両親の通訳をさせることも少なくない。子どもに通訳をさせることで，学習面への影響が生じたり，重篤な疾患だった場合，両親の予後を子どもが告知することの問題などがある。

　医療通訳とは，日本語が不自由な外国人患者が医療機関を受診した際，医療に関する専門知識を活かして通訳することで，保健医療従事者と外国人患者の言葉の壁をなくすことが期待されている。医療通訳者を介して，治療・看護の説明を行うことで，外国人患者の疾患・治療・療養に関する理解が深まり，効果的かつ継続的な治療・看護につなげることができる。また医療通訳の導入が，早期診断へとつながり，無駄な検査やドクターショッピングを回避することで，医療費の削減に効果があるといわれている。

　医療通訳の依頼方法は，自治体やNPOによって異なるが，基本的な方法としては，3～5日前に自治体やNPOの事務局に予約を入れ，コーディネータが場面

や状況と，通訳の経験や能力に照らし合わせて派遣する通訳者を選定し，予約日に医療機関へ派遣をするといった流れである。医療通訳の利用料は，3時間で3千円程度と交通費の上乗せが平均的である。費用は，医療機関，または医療機関と患者の両者で負担されている。

　日本国内においても，その存在は徐々に認知されつつあるが，日本の医療通訳にはさまざまな課題もある。全国で統一された資格，教育制度，登録制度がないことや，報酬などの面で改善していかなければならない。

　厚生労働省は2017年に「医療通訳育成カリキュラム基準」を改定し（https://www.mhlw.go.jp/stf/seisakunitsuite/bunya/0000177507.html），医療通訳教育を行うにあたっての教育訓練ガイドラインを定めた。ここには，修了までの研修期間や研修形式などが記載され，受講にあたっての条件や，医療通訳者として必要な倫理についても規定されている。また日本医療教育財団は「医療通訳技能認定試験」を設定した（https://www.jme.or.jp/exam/sb/index.html）。この技能認定試験は，「医療通訳育成カリキュラム基準」に準拠した養成課程をそれぞれの自治体もしくはNPO団体で修了した者が受験できるとしている。このように，全国で統一されているわけではないが，徐々に日本の医療通訳における資格・教育の制度も整いつつある。

　現在ではインターネットや電話を利用した遠隔医療通訳の導入も広がりつつある。インターネットを利用した遠隔医療通訳を利用することで，限られた医療通訳者をさまざまな医療機関が依頼できるようになることが期待されている。

4 在外日本人の医療と看護

a. 在外日本人の現状

　2017年10月1日時点で，海外在留邦人数は1968年以降過去最多となり，135万人を超えた。このうち3か月以上の長期滞在者64%，永住者36%の割合で，男女別では女性が男性を上回っている。年齢別では20歳未満と40代を合わせると全体の4割以上を占める。国別では米国，中国，オーストラリア，タイ，カナダの順で多く，これら上位5か国で海外在留邦人数のおよそ6割を占める（外務省2018a）。

b. 在外日本人の健康問題と看護

1）渡航前

　海外渡航前には医療保険への加入，健康診断の推奨，渡航前の破傷風，狂犬病，A型肝炎，黄熱病[注7]などのワクチン接種や熱帯病（マラリア予防など）に関する教育，健康管理および慢性疾患の管理方法についての情報提供が必要である。

注7）入国時に予防接種証明書を求める国へ渡航する場合。

　海外では日本のような国民健康保険制度がない地域も多く，保険未加入の場合や歯科・慢性疾患の治療については，その費用が全額自己負担となり，現地での治療が難しい傷病の場合には，近隣国あるいは日本へ航空機などで患者を救急移送する場合がある。この費用を自己負担すると高額になることが多く，保険未加入者では必要な治療が十分に受けられない可能性がある。なお，海外旅行保険には，被保険者を現地から日本に移送する費用を含む「救援者費用」を付帯することができる。また，滞在先で発症する傷病については，ほとんどの医療費が海外旅行保険でカバーできる。保険の種類も多数あり，長期滞在者向けの海外旅行保険への加入を促すことが大切である。永住者は旅行者用の保険に加入できないことがあるため，滞在先で利用可能な医療保険への加入を勧める。

　慢性疾患があり継続治療を必要とする者は，渡航前に日本の主治医に相談し，渡航先でも入手可能な薬に変更したり，治療内容を英文で記した書類を用意するといった準備を整えておくと，現地での治療がスムーズになり不安も軽減できる。また，歯科保健の分野は保険が適用されず，日本と異なる治療方法の場合も多いため，渡航前に日本で治療を終えておくことが重要である。

　母子保健については，日本語や英語での妊婦健診・乳幼児健診が可能な医療機関の所在を確認し，必要時は英文の母子手帳や紹介状を持参する。

　ワクチン接種によって予防可能な感染症については，トラベルクリニックなどで接種スケジュールを相談し，可能な限り渡航前に接種を終えておく。

　現地の情報は外務省 Web サイトの「海外渡航・滞在」に関するサイトや JICA の「世界からのニュースレター」などから収集することができる。また，渡航先で注意すべき感染症については，厚生労働省検疫所（FORTH）の Web サイトから情報を入手できる。このような情報源を活用し，感染症予防への準備や心構えをすることが大切である。

2）海外滞在中

（a）保健医療システム

医療機関受診：

　在外日本人の医療や健康に関する問題への対応は，それぞれの地域の医療環境や文化的背景によって異なる。そのため，保健医療システムの違いによる煩わしさや言葉の問題などから，医療機関の受診をためらい，受診遅延や受診回避につながり，重症化する例もある。シンガポールやフィリピンなどのいくつかの国では日本人を対象とした診療所が開設されていたり，日本語での診療が受けられるように通訳を配置している病院が存在する国もある。

　海外で看護に携わる際は渡航地域の医療環境や文化について事前に情報収集したり，在外日本人の実際の声に耳を傾け，必要な医療・看護について考えることが大切である。また，医療機関を受診した後も患者の健康状態を確認するなど，継続的支援によりコミュニケーションをはかることで患者の不安を軽減する。慢性疾患については日本の主治医と現地の医師とが連携し相談しながら治療にあた

り，健康状態の確認を定期的に行える環境をつくることが大切である。その橋渡しができるのが，看護職である。

予防医療・健康教育：

　海外では日本で受けられるような健康診断やがん検診・健康教育などが受けられない，あるいは，日本語での案内がなく正しい情報が得られないことから，予防医療や健康教育を長期間にわたって受けていない状況が懸念される。

　これらに対しては，日本人会など日本人が多く集まるコミュニティを活用して，定期的に健康教室や健康相談を実施するなど，在外日本人が日常生活のなかで自分の健康を意識して生活できるような支援活動が必要となる。また，インターネットの掲示板やSNSなどを利用して医療情報を継続的に発信して支援することも可能である。

(b) 感染症対策

　日本ではあまりみない感染症として，海外ではマラリアやデング熱，チクングニヤ熱のような蚊が媒介する疾患や，アメーバ赤痢や腸チフスのように経口感染する疾患がある。蚊が媒介する疾患については，肌の露出が少ない服装を心がけ，蚊よけスプレーの使用などの対策を行うことが重要である。また，アメーバ赤痢や腸チフスなどは，現地での水や食べ物に注意し，衛生環境が整っていない屋台などでの飲食は避ける，手洗いを徹底するなどして感染予防を行うことを推奨する。

　在外日本人が罹患する感染症の多くは，日本でもみられるような細菌やウイルスに起因する下痢症や風邪である。その予防法として，生水は飲まないこと，原則として十分に加熱調理された食べ物を食べることが重要である。

(c) 精神保健

　「2017年海外邦人援護統計」（外務省2018b）によると，援護件数の事例内訳のうち0.9％が精神障害によるものである。また救援にまでは至らないが，精神保健の問題を抱えている在外日本人の存在が多数予測されることから，在外日本人の精神保健の問題は見過ごしてはならない。

　在外日本人の精神面の問題の1つに，異文化不適応の問題がある。横川ら（2002）は異文化適応の説明のなかで，「異文化の中での生活は，人々にカルチャーショックを生じさせ，自己のアイデンティティ喪失の不安を感じさせる。そのため，異文化の否認や心理的混乱，葛藤を引き起こしやすい」と述べている。このような異文化の否認・葛藤などが続き，適応が困難な異文化不適応者は，高ストレス状態が続くことで心身の不調を引き起こす。この異文化不適応による急性ストレス反応には個人差はあるものの，抑うつ傾向や幻覚・妄想など統合失調症のような症状を呈する例も存在する。在外日本人の精神保健に関する研究では日本からの派遣労働者や独身者，同居者がいない一人暮らしの場合，現地採用の労働者・既婚者・同居人がいる者より抑うつ傾向が高くなるという結果が報告されている（依田，ほか2017）。

　滞在先で外国人への治療が可能なシステムがない場合は，各地域に存在する在外公館と連携し，症状が重篤あるいは改善が見込めないときは日本へ帰国して治療することを勧める。また異文化適応の段階には，長期滞在を経て日本に帰国した際の自文化への再適応段階があり，この段階で適応が困難になると再び心身の不調を訴え症状が悪化するケースもあるため，帰国後のケアの必要性にも目を向ける必要がある。

3) 帰国後

　長期滞在後，あるいは一時帰国中に，マラリアやデング熱などの感染症を発症する例がある。渡航先から帰国後しばらくの間は，健康状態に留意し，感染症の徴候がみられた際は，すみやかに医療機関に連絡をとり，適切な手順で受診することが重要である。また，長期にわたって健康診断などを受けていない者や，気になる症状を抱える者については，すみやかに医療機関を受診することを推奨する。

（事例）バリ島での看護実践経験より

　筆者はバリ島の日本人対象のクリニックで勤務した経験をもつ。バリ島の在外日本人は，就労目的や結婚あるいは定年退職後の移住などさまざまで，年齢層も乳幼児から高齢者まで幅広い。筆者がクリニックで実践していた看護としては，電話対応も含めた日本語での医療相談・アドバイス，乳幼児を含む滞在者すべての年齢層に必要な予防接種の計画，デング熱・腸チフスなどの感染症ケア，慢性疾患患者の定期管理，受診後の個別対応や入院が必要となった場合の現地医療機関との連携など多様であった。

　バリ島の医療の特徴は，医師が複数の医療機関に勤めることが可能で，医師の勤務状況の詳細な情報を得ることが難しいことである。そのため，この医師の診察を受けたい（あるいは受けよう）と思っても，いつ・どこの医療機関にいるかわからず受診が遅れたり，そのまま我慢して症状を悪化させる例があった。

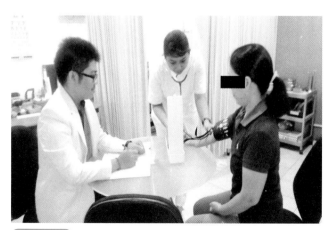

写真Ⅳ-10　日本人対象クリニックでの診療の様子（バリ島）

　精神保健に関する例では，バリ島に長期滞在の予定で来た日本人が，自分が思い描いていたリゾート地とは異なる街の様子にショックを受け具合が悪くなり，空港に着いたその足でクリニックを受診し，「このまま日本に帰りたい」と涙を流して訴えたことがあった。また，経済的理由や生活環境などから他者とのかかわりが少なくなり，ひきこもりがちになっていた人が，自宅で孤独死する例もあった。

　このような経験から，在外日本人が渡航先で心身ともに健康で安心して過ごせるように，渡航前からできる準備を含めた医療・看護が必要であると感じた。

5 外国人看護師との協働

a．看護師の国際的移動

1）国際社会の動向

　看護師が出身国や労働している国を離れて他国で就労する現象，すなわち看護師の国際的な移動は世界的に広くみられるようになった（日本看護協会 2015）。高齢化などで看護師不足に直面した国々は国外に看護師を求め，キャリア開発の機会や職業満足度などを求めた看護師が国を移動していった（Kingma M 2006）。看護師を送り出した国では看護師不足が深刻化し，特に途上国では，病棟や病院の閉鎖を余儀なくされる，あるいは将来の国のリーダーを失うなど，保健医療システムの混乱やサービスの質の低下が発生した。また，多くの国では看護師養成に多額の国費が投入されており，その養成費用を受け入れ国が搾取しているという，倫理的疑義ももちあがった（Bach S 2006）。

　これらに対し国際機関も強い関心をもち，ICN は，倫理的な看護師の採用についての意見書のなかで，倫理的な採用とは何かについて示した（ICN 2007）。また，世界およびアジアを対象とした2つのワークフォースフォーラムを毎年開催し，各国の労働力に関する情報を集約し検討している（ICN 2019）。WHO では2010 年の世界保健総会で「保健人材の世界的リクルートに関する WHO の倫理綱領」を提出し，その結果，①加盟国は採用についての法的規範を作成する，②保健人材不足の激しい途上国の保健医療システムに与える影響に配慮する，③キャリア開発を含めた専門職としての教育の機会を提供する，などを考慮して採用するようになった（WHO 2010）。

2）日本で就労する外国人看護師

　国際的な看護師の移動が進むなか，日本でも経済連携協定（Economic Partnership Agreement：EPA）[注8] により，2008 年にインドネシア人看護師・介

注8）2つ以上の国（または地域）の間で，自由貿易協定の要素（物品およびサービス貿易の自由化）に加え，貿易以外の分野（人の移動や投資，政府調達，二国間協力など）を含めて締結される包括的な協定。原則として外国人の就労が認められていない分野においては公的な枠組みで特例的に行われており，保健医療福祉では，看護師と介護福祉士の分野である（厚生労働省医政局看護課 2011）。

護福祉士候補者が来日したのを契機に，外国人看護師が注目されるようになった。しかし，外国人看護師はそれ以前から個別に来日し，厚生労働省の保健師助産師看護師国家試験受験資格認定を経て国家試験を受験・合格し，看護師として就労している。これらの外国人看護師の現状を概説する。

(a)経済連携協定による外国人看護師

日本は 2008 年より，経済連携協定に基づき外国人看護師を「看護師候補者」として受け入れている。その受け入れは，「日本の看護・介護分野の労働力不足への対応ではなく，二国間の経済活動の連携の強化の観点から，公的な枠組で特例的に行うもの」とされている（厚生労働省 2007）。現在は東南アジアの 3 か国と経済連携協定を締結し，2008 年インドネシア，2009 年フィリピン，2014 年にベトナムから受け入れが開始されている。彼ら/彼女らは自国の看護師免許をもち，最低 2〜3 年の看護師経験をもつ看護師である。全国の医療施設で日本の看護師候補者として就労研修しながら，3 年間の滞在期間内に看護師国家試験を受験する。国家試験に合格すれば日本の看護師国家資格を取得できる。

制度開始後 11 年間で受け入れた看護師候補者は累計で 1,300 人であるが，日本語能力の問題などから合格率が低迷したため，試験時間の延長や漢字にふりがなを振るなどの改善策がとられ，徐々に合格率は上昇傾向にある。しかし，滞在期間内に合格できない場合は帰国せざるを得ないことや，来日時に，看護師が看護師候補者ではなく，介護福祉士候補者に申請をすることに対し，送り出し国からは「看護師は看護師として採用すべきである」という批判を受けるなど，課題は多い。

(b)経済連携協定の制度外で来日した外国人看護師

経済連携協定に基づく受け入れ以外でアジアや欧米から来日し，日本の看護師国家資格をもって国内で就労している外国人看護師は，年々増加傾向にあると推測される。2015 年から 5 年間に，看護師国家試験受験資格認定を経て国家試験を受験する人数は年ごとに増加しており，2019 年の第 108 回看護師国家試験の受験者数は 730 人であった（**表Ⅳ-6**）。このなかには，海外の看護師養成施設を卒業した日本国籍保有者も含まれるため外国人の実数は不明であるが，合計で 316 人が合格している（医学書院 2019）。日本では，看護師国家資格を取得後は，国籍別就労者数などの調査は行わないため，国外から就労のために来日した外国人看護師数を把握することは難しいが，その実数は年々増加していることが推測される。

このように日本で就労する外国人看護師は年ごとに増加しており，文化的背景の異なる同僚と，互いを理解し合いながら働く機会がすぐそこまできている。

表Ⅳ-6　外国人看護師の国家試験合格状況の年次推移（2015〜2019）

		2015年 (104回)	2016年 (105回)	2017年 (106回)	2018年 (107回)	2019年 (108回)
EPA[1]	受験数	357	429	447	441	423
	合格数	26	47	65	78	69
	合格率 (%)	7.3	11.0	14.5	17.7	16.3
受験資格 認定[2]	受験数	351	424	502	567	730
	合格数	272	250	303	344	316
	合格率 (%)	77.5	59.0	60.4	60.7	43.3

＊2015，2016年は受験資格認定以外を含む
〔1〕厚生労働省（2019）．経済連携協定（EPA）に基づく外国人看護師候補者の看護師国家試験の結果（過去11年間）より〕
https://www.mhlw.go.jp/content/10805000/000496521.pdf
〔2〕医学書院．週間医学界新聞3123号，3172号，3221号，3270号，3319号より編集して作成〕

b. 外国人看護師との協働のための配慮と調整

　日本と異なる看護基礎教育課程を修了し，異なる文化的背景をもつ看護師とともに働くには，「日本のやり方，考え方」に固執するのではなく，互いの違いを理解することが大切である。WHOは看護基礎教育の世界基準（WHO 2009）を作成し，世界的な看護の質の向上をはかっている。したがって，どの国で看護基礎教育を受けても3年課程修了程度の看護師の基礎能力は担保されているといえる。しかし，国により看護の概念，看護師の責任や役割，職務規定，働き方，就労施設の設備・資源など，さまざまな相違がある。こうしたことから外国人看護師は，自国では経験のない看護ケアや看護技術，医療処置，あるいは文化・習慣の違いなどに戸惑う。どのような点に困難を生じるのかを理解しておくことは，相手の言動を理解し支援するのに役立つ。

1）外国人看護師の業務上の困難と必要な支援

　2012年に厚生労働省の経済連携協定に基づく受け入れで来日し，その後，日本の看護師資格を得て就労している看護師とその指導者を対象に，抱える困難と課題について現状把握を目的に行った調査（国際厚生事業団2013）がある。そこで明らかになった困難や必要な支援には，「日本語」「看護・医療」「文化・習慣」が鍵となっていた。

（a）日本語

　業務のなかで看護師は，患者・家族への説明，業務中の報告・連絡・説明，早口や方言，電話に出ることなど，日本語でのコミュニケーションに困難を感じ，「聞く」「読む」「話す」「書く」の日本語能力全般に何らかの課題を抱え，支援を求めていた。

　「聞く」場面では，保健医療従事者間の報告や連絡，患者・家族とのコミュニケーションに困難を感じていた。その原因として，医療現場で使用される略語や，国家試験と現場で使用する言葉が異なること，話し言葉と書き言葉が異なることがあげられ，患者・家族とは方言や早口が壁となっていた。そのため，指導者側もゆっくり説明しなくてはならないことを課題としていた。一方「話す」場面では，正しい文法や日本語表現，患者・家族への説明，患者の急変や診察の依頼を医師に電話で伝えることに最も困難を感じており，総じて「考えをまとめて話す，説明する」ことに困難を感じていた。「読む」場面では，手書きの処方箋や指示書，筆談による患者の訴えや要望など，「手書き文字の解読」に最も困難を抱えていた。また記録に略語や略字が多いことも困難感を助長していた。そして「書く」場面では，やはり漢字に対する壁が大きく，看護サマリーや患者および家族への看護計画同意書の作成などに困難を感じていた。

　看護師たちは，特に「話す」「書く」ことにおいてより困難を感じていたが，「現場で使われる会話，敬語などの勉強」「看護記録のつけ方の勉強」の支援が求められており，就労後も現場に合った継続的な日本語の学習支援が必要である。

(b)看護・医療

　看護師が感じていた看護・医療に関する困難とは，日本と自国の「看護師の業務範囲の違い」であった。「療養上の世話」に重点を置く日本の看護師の役割は母国と異なるものであり，経済連携協定で来日した看護師の母国では「療養上の世話」は看護師業務ではなく患者・家族が行う。看護師は簡単な縫合や薬の処方を医師の指示なく行うことができ，業務範囲は治療により変わるものとなっている。そのため，看護師は医療処置に携われない，入職時の研修で新卒と同様に扱われる，配属部署決定に自国での経験や年数が考慮されないなど，看護師としての自尊心を傷つけられることに不満を感じていた。日本語能力の問題で自分のやりたい仕事をさせてもらえない場合，意欲の減退や帰国願望につながる可能性があり，配属先決定については本人と相談して納得してもらうことが大切である。

　受け入れ側としては日本語での仕事に徐々に慣れることを念頭に，コミュニケーションに関する仕事の割合が低いといわれる慢性期患者の病棟や老人病棟などに，経験や年数を考慮に入れずに最初に配置することが考えられる(石原2012)。しかし，面接や研修などで目標と本人の現在地の確認をしたり，申し送りができるようになったら希望部署に配属などの，具体的目標を設定したりすることでモチベーションを維持するなどの工夫が求められる。

(c)文化・習慣

　文化・習慣に関しては，「コミュニケーションスタイル」「風習・宗教関連」「仕事への姿勢」「問題解決への取り組み」に違いがみられた。

　「コミュニケーションスタイル」では，外国人看護師は「日本で育っていないので文化がよくわからない」「質問のタイミングが難しい」といった悩みを抱え

ていたが，指導者側は「わかります，大丈夫，というが本当はわかっていない」という外国人看護師の応答や「患者とプライベートで近づきすぎる」といった，コミュニケーションのとり方の相違に悩んでいた。日本人は明確な表現は避けて文脈から互いに相手の意図を読み取る文化におり（佐野1995），外国人には意図はわかりづらい。互いの言動の背景にある考えや哲学を理解するために，日本の文化への丁寧な説明や指導が必要である。

「風習・宗教関連」に関しては，指導者側の困難として，「看護記録を休憩室で書く」「仕事上の最終責任は自分にあるという仕事への姿勢」のほか，「断食への対応が業務に支障をきたす」というイスラム教の信仰行為への対処などもあがった。また，病室では声をかけてからカーテンを開けるなどのマナーや，個人情報の管理に対する意識の違いなども指導者は困難と感じていた。

表Ⅳ-7は，これまで述べた外国人看護師の仕事上の特徴や困難を日本人看護師と対比させたものである。日本の看護師が「当たり前」と思っていることの多くが，外国人看護師にとって「当たり前でない」「理解できない」ことである。そして逆の立場で考えれば日本人看護師にとっても同じことがいえる。お互いに何が違い，何が同じかを確かめ合いながら理解し合い協働していくことが重要である。

2）（外国人看護師と）協働するために必要なこと

外国人看護師が日本の医療現場でその能力を最大限に発揮し，国や地域の違いや文化・言葉の壁を越えて，よい看護を安全と安心をもって提供できるだけでなく，異なる文化圏との今後の人事交流を見すえ，日本の看護師や指導者には意識の変容や努力が求められる。前述の調査結果を踏まえ，経済連携協定看護師の指

表Ⅳ-7　日本人看護師と比較した外国人看護師の業務上みられる特徴

項目	外国人看護師	日本人看護師
日本語能力：聞く，話す	医療従事者間の口頭での報告・連絡・説明，電話に出る，患者・家族と話す，方言や早口，正しい文法，日本語の発音，が苦手	略語や早口が多い 国家試験で使う言葉と看護現場で使う言葉が異なる 話し言葉と書き言葉が異なる
日本語能力：読む，書く	手書きの文字の読解，漢字が苦手，看護サマリーや看護計画同意書などの長文作成が困難	記録に略語や略字が多い
看護師の役割	「療養上の世話」は看護業務ではない（自国では家族が行う） 傷の縫合や薬の処方は医師の指示なくできる	「療養上の世話」は看護業務に含まれる 「診療の補助業務」に縫合や処方は含まれない
看護師の特徴	どんな患者にも寄り添う気持ちをもっている	業務に追われ個別ケアに時間がとれないことが多い
文化・習慣	患者と距離のとり方が近い 看護記録を休憩室で書く 予告なしに病室のドアやベッドカーテンを開ける 勤務時間中に宗教儀礼を行う わからなくても「わかった」と言う	患者とは公私を区別する 勤務と休憩の時間・空間を区別する 患者の空間は確保し，プライバシーを尊重する 宗教上の儀礼は私的なものと考える

〔国際厚生事業団（2013）．EPA看護師に関する調査事業報告書．平成24年度厚生労働省看護職員確保対策特別事業より抜粋・編集して作成〕

導にさまざまな困難を感じる日本人看護師のために，厚生労働省は 2014 年に『指導者ガイドブック』を作成した（国際厚生事業団 2014a）。

　ガイドブックは，指導者に求められる姿勢と，教育・研修にあたっての配慮・姿勢（看護業務，日本語・コミュニケーション，文化・習慣に関する理解，看護管理・勤務形態）で構成され，外国人看護師や日本人指導者が困難を感じる点についての具体例とそれへの支援の参考事例，および現場で使用できる振り返りノートやステップアップシート，経済連携協定看護師の臨床経験の把握のためのチェック表などの参考資料がつけられている。指導者に求められる姿勢では，「看護チーム，医療チームの一員となる看護師の文化的背景も含めて "知る" ことから始めることが重要である」とし，指導に際し，病院全体で迎える気持ちや職業的社会化の過程（看護職としての能力や看護の考え方）を知ること，組織社会化への過程（職場への適応）を支援すること，さらに，文化の違いを認識するとともに異文化の適応過程を知ることが必要とされている。誰も（外国人看護師も日本人看護師も）が適応過程を踏むということを知ったうえで，互いに理解し合う努力が重要である。

　このガイドブックは，作成目的や対象（指導者）にこだわらず，広く外国人看護師と協働していくためのガイドブックとして活用し得る内容であると考えられるため，参考にされたい（国際厚生事業団 2014b）。

6 調査・研究・評価

　国際看護における研究方法や評価方法は，基本的には日本における一般的な研究方法や公衆衛生あるいは臨床的な活動や事業の評価方法と同じである。しかし，相手の文化や社会規範などに留意しながら研究や評価の方法を選ぶ必要がある。ここでは看護介入研究，特に途上国を対象とした技術協力の場で利用できる調査・研究方法のなかから，アクションリサーチ，プロジェクト・サイクル・マネジメント，ロジックモデルを紹介する。

a. 参加型アクションリサーチ―住民とともに変化をもたらすための調査・研究

1）参加型アクションリサーチとは

　アクションリサーチは，1940 年代に米国の社会心理学者クルト・レヴィン（Lewin K 1946）によって最初に提唱された方法で，地域開発，教育学，心理学などさまざまな領域で応用され，それぞれに少しずつ異なった使われ方をしている。レヴィンは，アクションリサーチを 4 つに分類した。すなわち，①研究者が中心となり科学的な介入効果を明らかにする「実験的」，②継続的に研究を行い，蓄積した研究結果を研究者と地域住民で解釈することで一般的な原則を見出す

「経験主義的」，③問題を分析し，主として研究者が解決方法を提案する「診断的」，④地域住民自身が介入の計画と実践に参加し，問題を解決し組織や社会を変えることを目指す「参加型」である（野口2004）。国際協力活動においてよく使われるのは，参加型アクションリサーチである。

　参加型アクションリサーチがほかの研究方法と大きく異なるのは，実際にアクション（行動）を起こすことを目的にしており，研究対象である人々（地域住民，病棟看護師など）が研究過程に参加するという点である。研究者が理論と研究手法という専門技術をもつ外部者であるのに対して，地域住民や病棟看護師は「当該地域や病棟に関する深い知識」という専門性をもっていると考え，両者が協力して，問題の定義，調査方法の選択，データの分析，研究結果の利用を行う。参加型アクションリサーチの目的は，新しい知見を得ることだけでなく，行動を起こすことで人々の意識を向上させエンパワメントを支援することである。特に社会的弱者や抑圧された人々を対象としたアクションリサーチは，エンパワメント・アクションリサーチとも呼ばれる（草柳2018）。

　アクションリサーチのプロセスは，計画，実践（行動），観察，考察（評価），修正（再計画）というらせん状の構造である（**図Ⅳ-5**）（筒井2018）。国際協力においては，次のようなステップで進行する。

①フィールド（地域や病棟など）を知る（実際に出向いて何が起こっているのか観察する，人々と知り合う）。

②大まかな研究計画案を作成し，フィールドの責任者に説明し研究実施許可を得る。

③研究参加者を募り，研究参加者とともにアクションリサーチで取り組む問題と目標（何をどのように変えたいか）を合意する。

④問題の現状を話し合い，その情報をもとに研究計画を修正する。

⑤研究倫理審査を受ける。原則として，日本の所属機関と研究対象国の両方で倫理審査を受けることが望ましい。

⑥研究を実施し（アクションを起こし），結果を研究参加者と共有，分析し，次のアクションを計画する。このらせん状のステップを，目的を達成するまで繰り返す。

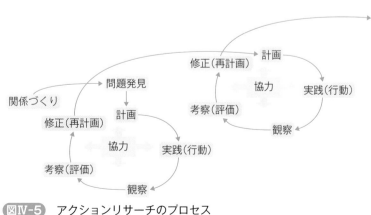

図Ⅳ-5　アクションリサーチのプロセス

　アクションリサーチにおける問題発見方法や情報収集方法には特定の形式はなく，複数の方法（量的・質的データの両者を含む）が同時に用いられる。観察，質問紙調査，フィールドノート，インタビュー，介入実験などがよく用いられる方法である（Holter IM, et al 1993）。

2）参加型アクションリサーチの実際

　タイの地域病院において，参加型アクションリサーチの手法を用いて，糖尿病患者のケアモデルを作成した例（Chaowalaksakun P 2016）を紹介しよう。このアクションリサーチには，研究者のほかに，120床の郡レベルの地域病院とその郡下にある15の健康増進拠点病院から医師，看護師，薬剤師，理学療法士，栄養士，臨床検査技師など15人の保健医療従事者が参加した。また地域病院に通院している糖尿病患者19人が参加した。

　第1段階は計画の段階であり，フォーカス・グループ・ディスカッションやインタビューを用いて，糖尿病ケアの問題点を検討した。結果を受けて，研究者と保健医療従事者たちは会議やワークショップを開き，問題解決に向けての計画を検討した。また，患者からも糖尿病ケアの改善に向けた意見を求め，両者を統合してアクションプランを作成した。

　第2段階は，実行と実施状況の観察である。計画したアクションプランに沿って，20週にわたって糖尿病患者にケアを提供した。この間，研究参加者たちは計画の実施状況を観察し，会議やワークショップを開いて情報を共有した。

　第3段階はリフレクションと計画修正である。研究者と研究参加者は会議を開催し，アクションプランの実施プロセスや成果について検討し，課題に対する解決案を討議した。

　第4段階は，糖尿病ケアモデルの作成である。これまでのアクションリサーチの過程を通して収集したデータや実施結果をもとに研究者がモデルを作成し，研究参加者に提示，彼らの意見を取り入れながら最終モデルを作成した。作成された「地域病院における糖尿病ケアモデル」は，個別性の高い教育プログラムやソーシャル・サポートなどを利用した「糖尿病自己管理支援」，患者をグループ化し，また糖尿病ケアチームメンバーの役割を明確化し，根拠に基づいたケアを提供するなどの「糖尿病ケア提供システム」，組織上の問題点を検討したり，看護職の雇用や配置，看護職の教育などの「管理職による支援」などの要素によって構成された。それらを実施することで，血糖値や心疾患リスク，入院率や医療費などの改善を目指すことを視覚的にわかりやすく提示するものとなった。

b．プロジェクト・サイクル・マネジメント—プロジェクトの計画・評価

　プロジェクト・サイクル・マネジメント（Project Cycle Management：PCM）とは，プロジェクトの計画・実施・評価の一連の過程を，ロジカル・フレーム

ワーク(ログフレーム)という1枚のプロジェクト概要表を使って運営管理する方法である。各国のODA(政府開発援助)など開発援助分野で使用されており，日本のJICAもこれを応用している。JICAでは，ログフレームにあたる概要表をプロジェクト・デザイン・マトリックス(Project Design Matrix：PDM)と呼んでいる。

　ログフレームは，もともと米国の軍事計画用に開発された。これを1970年代にアメリカ国際開発庁(USAID)が国際開発に応用したのが始まりである。その後，カナダ，ドイツなどが修正しながら採用し，やがて国連機関もこの計画手法を用いるようになった。日本では，1990年代に国際開発高等教育機構(FASID)が諸外国のログフレームを参考に独自のプロジェクト・サイクル・マネジメント手法を開発し，これをJICAが採用して広く用いられている(Fushimi K 2018)。

　プロジェクト・サイクル・マネジメントはプロジェクト立案時に用いられる参加型計画手法(PCM-PP)と，実施・評価時に用いられるモニタリング・評価手法(PCM-M&E)に分類される。参加型計画手法はさらに分析段階(関係者分析，問題分析，目的分析，プロジェクト選択)と立案段階(プロジェクト・デザイン・マトリックスの作成，活動計画書の作成)に分けられる(**表IV-8**)。

　プロジェクト・サイクル・マネジメントによるプロジェクト計画は，日本と相手国の代表者がワークショップを開いて話し合いながら進められる。

　関係者分析では，援助の対象となる地域に住む人々，グループ，組織などを分析し，それぞれの状態や特徴を検討し，プロジェクトのターゲット・グループを決定する。

　問題分析では対象地域・分野に現存する問題(原因-結果)関係を問題系図(problem tree)(**図IV-6**)に表す。

　目的分析では，問題解決の手段とその効果を示す目的系図(objective tree)(**図IV-7**)を作成し，問題が解決されたときの「望ましい状態」を検討する。目的系図は問題系図を裏返すことで作成される。

　プロジェクト選択は目的系図の「望ましい状態」を実現するためのアプローチを複数確認し，実施可能性を考えながら決定する。

　このように，プロジェクト・サイクル・マネジメント手法には，プロジェクト全体がプロジェクト・デザイン・マトリックス(**表IV-9**)によって運営管理され

表IV-8　プロジェクト・サイクル・マネジメントの参加型計画手法の流れ

	段階	主な目的
1. 分析段階	①関係者分析	関係者を分析することにより，その社会を知る
	②問題分析	現存する問題を把握・整理する
	③目的分析	問題解決のための方向性を整理する
	④プロジェクト選択	プロジェクト・アプローチの選択
2. 立案段階	⑤プロジェクト・デザイン・マトリックス作成	プロジェクトの概要を一目でわかるように整理
	⑥活動計画書の作成	活動の詳細計画を整理する

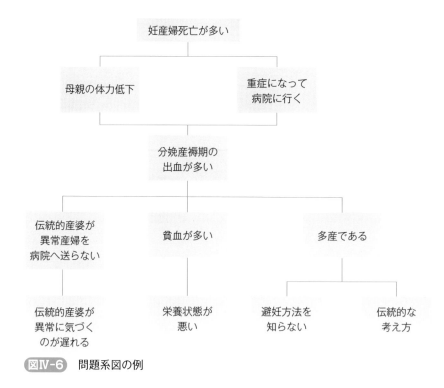

図Ⅳ-6 問題系図の例

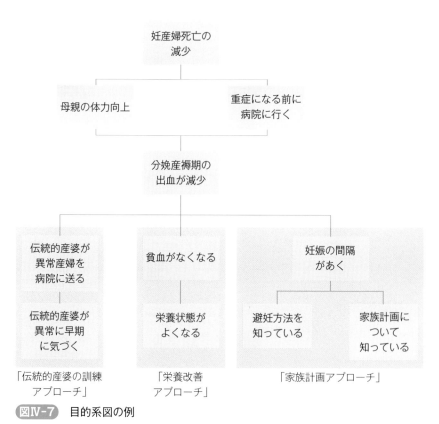

図Ⅳ-7 目的系図の例

表Ⅳ-9　プロジェクト・デザイン・マトリックスの例

プロジェクトの要約	指標	指標データ入手方法	外部条件
上位目標 妊産婦死亡の減少	Ｘ年までに妊産婦死亡率が50%減少する	病院と村のヘルススタッフからの統計	統計が正確である
プロジェクト目標 分娩産褥期の出血の減少	Ｘ年までに分娩産褥期の出血死が50%減少する	病院と村のヘルススタッフからの統計	統計が正確である
成果 1.　母親が家族計画の知識を身につける 2.　母親の栄養状態が改善する 3.　伝統的産婆が異常妊娠・分娩を早期に病院に移送できる	1.　病院外来で避妊薬の注射を受ける人が30%増加する 2.　妊婦の貧血率がＸ年までに30%減少する 3.　伝統的産婆の紹介による受診妊産婦がＸ年までに50%増加する	1.　病院の外来データ 2.　ヘルススタッフによる統計 3.　病院の外来データ	避妊薬，鉄剤などの薬剤をホスト国政府で負担できる 伝統的産婆と病院が協力関係になれる
活動 1-1　家族計画の知識を普及する 1-2　適した避妊方法を実施する 2-1　妊婦健診で鉄剤の投与をする 2-2　栄養についての健康教育を行う 3　　伝統的産婆トレーニングを実施する	**投入** （ドナー国） プロジェクトマネージャー　　60人月 専門家　　　　　　　　　　180人月 薬剤　　　　　　　　　　　ｘｘｘ千円 医療器具　　　　　　　　　ｙｙｙ千円 （ホスト国） カウンターパート　　　　　180人月 研修施設 人件費 運営経費		家族計画の話に抵抗を示さない **前提条件** 地域がプロジェクトに協力的である

ることによる一貫性，因果関係が明確になる論理性，ワークショップを利用した参加型という特徴があり，これによって協力対象国に対しても，また日本の支援者に対しても，説明責任と透明性を保つことができる（PCM Tokyo グループ 2005）。

c. ロジックモデル

　プログラム評価の分野で，近年，広がり始めている評価理論にロジックモデルがある。ロジックモデルとは，事業がその目標を達成するまでの因果関係を図式化した論理モデルで，投入される資源（インプット），実施される活動（アクティビティ），その成果（アウトカム）の関係を示すものである。つまり，プロジェクト・サイクル・マネジメントと同様，目標管理型の評価モデルといえよう。

　ロジックモデルは，前述のログフレームやベネットの「プログラム有効性の階層」（Bennett C 1975）などにその起源があるといわれている（大西，ほか 2016）。ロッシらは，ベネットのプログラムの有効性の階層をもとに，**図Ⅳ-8** のようなプログラム評価の階層を示した（ロッシ PH，ほか 2005）。つまり，事業の全体をまとめて評価するのではなく，ニーズは何か，実施している事業のデザイン（計画）や因果のセオリー（理論）はどうか，活動のプロセスや内容はどうか，アウトカム（中間的な結果）とインパクト（長期的な結果）はどうか，投入している費用に

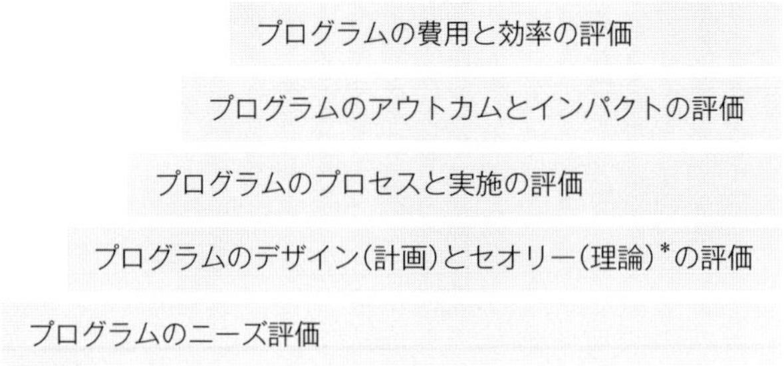

プログラムの費用と効率の評価

プログラムのアウトカムとインパクトの評価

プログラムのプロセスと実施の評価

プログラムのデザイン(計画)とセオリー(理論)*の評価

プログラムのニーズ評価

図IV-8　プログラム評価の階層

＊セオリー：インプット → アウトプット → アウトカムに至る論理/仮説
〔ロッシ PH，ほか著/大島巌，ほか監訳(2005)．プログラム評価の理論と方法—システマティックな対人サービス・政策評価の実践ガイド．日本評論社，77 より一部改変〕

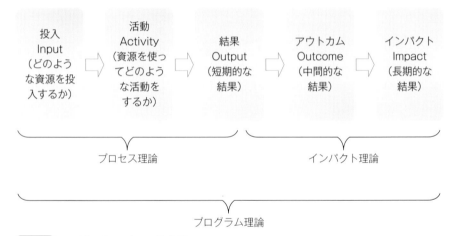

図IV-9　ロジックモデルの基本形

見合う効果は出ているか，など階層的に評価していくものである。

　このセオリーはプログラム理論とも呼ばれ，ロジックモデルの基盤となっている。プログラム理論とは，インパクト理論(どんな中間成果や最終成果を期待するか)とプロセス理論(それらの成果を達成するには何を投入しどんな活動をしたらよいのか)から構成される。ここでいう理論とは，普遍的なモデルではなく，個別のプログラム/事業について，関係者が検討した結果，きっとこうであろうという因果の論理/仮説のことである。このプログラム理論を図に示したものが，ロジックモデルである(**図IV-9**)。このようなモデルを考えることで，どのような活動を行えばどのような成果が期待できるか，どのような指標で評価したらよいかが明確になる。

　ロジックモデルは，プロジェクト・サイクル・マネジメントのように計画立案段階でも使え，すでに実施されているプログラムが論理にかなったものであるかどうか検討するためにも使うことができる。JICA のプロジェクトや WHO をは

じめとする国連機関でも利用されている（WHO 2014, WHO 2016）。

引用・参考文献

Ⅳ-1-a　地域
・Roemer MI(1993). National health systems of the world, Vol. 1：The countries. Oxford university press.
・Werner D, Thuman C, Maxwell J, et al(1993). Where there is no doctor: a village health care handbook for Africa. Macmillan.

Ⅳ-1-b　病院
・田中博子(1997). 体験から考える日本と他国の看護の違い. 看護教育, 38：1019-1022.
・戸塚規子(1997). 開発途上国で保健医療協力に携わる看護職の活動上の問題─青年海外協力隊員の求める技術支援の分析から. 開発途上国から医療協力のために求められてきた看護職に関する研究(第19回国際協力学術奨励研究報告書).
・森淑江, 戸塚規子, 柳澤理子, ほか(1997). 開発途上国から医療協力のために求められてきた看護職に関する研究─青年海外協力隊派遣要請の分析から(第19回国際協力学術奨励研究報告書).

Ⅳ-1-c　看護教育
・The International Nursing Foundation of Japan(2008). Nursing in the world ─ The facts, needs and prospects ─ 5th Ed.
・WHO(2018). Global conference on primary health care ─ Declaration of Astana.
https://www.who.int/docs/default-source/primary-health/declaration/gcphc-declaration.pdf (2019年8月5日閲覧)
・伊能忠敏(1989). 国際技術協力の道. 日本放送出版協会, 215.
・外務省(2005). 政府開発援助(ODA)白書2005年版─ジェンダーと開発イニシアティブ.
https://www.mofa.go.jp/mofaj/gaiko/oda/shiryo/hyouka/kunibetu/gai/gender/pdfs/jk12_05_01.pdf(2019年8月5日閲覧)
・高澤佐紀子(1995). WID配慮マトリックスによる事後評価. アーユス「NGOプロジェクト評価法研究会」編(1995). 小規模社会開発プロジェクト評価─人々の暮らしは良くなったか. 国際開発ジャーナル, 100-113.
・辻村弘美, 森淑江, 宮越幸代, ほか(2014). 途上国における看護職者養成支援のための遠隔教育─スリランカにおけるSkypeを用いた体位変換技術の評価─. The Kitakanto Medical Journal, 64：57-66.
・日本看護協会国際部(2008). 諸外国の看護基礎教育と規制について.
https://www.nurse.or.jp/nursing/international/working/pdf/kyoikukisei.pdf(2019年8月5日閲覧)
・日本看護協会国際部(2010). 看護教育・規制の各国動向.
https://www.nurse.or.jp/nursing/international/working/pdf/doko.pdf(2019年8月5日閲覧)
・広野良吉, 北谷勝秀, 佐藤秀雄監修(1996). UNDP人間開発報告書〈1995〉ジェンダーと人間開発. 国際協力出版会, 61-63.
・森淑江(1994). 総合報告書. JICA.
・森淑江(1998). 臨床実習指導の評価に関する1つの体験. Quality Nursing, 4：222.
・森淑江(2012). 暮らすことの苦労, 働くことの苦労.
http://jnapcdc.com/archives/4107(2019年8月15日閲覧)

Ⅳ-1-d　政策
・国際協力機構(2014). ホンジュラス共和国「国家保健モデル」に基づくプライマリーヘルスケア体制強化プロジェクト詳細計画策定調査報告書. 8.
・国際協力機構(2018a). JICA海外協力隊募集要項(2019).
https://www.jica.go.jp/volunteer(2020年5月1日閲覧)
・国際協力機構(2018b). 国際協力機構トピックス「ラオスにすべての人が安心できる保健システムを」.

　　https://www.jica.go.jp/topics/2018(2020 年 5 月 1 日閲覧)
・国際協力機構(2019)．プロジェクト技術協力，保健医療．
　　https://www.jica.go.jp/project/honduras/002/index.html(2020 年 5 月 1 日閲覧)

Ⅳ-2-a　災害支援
・JICA(2017)．ネパール地震でフィールドホスピタルを初展開．
　　https://www.jica.go.jp/topics/2017/20171004_02.html(2019 年 12 月 4 日閲覧)
・矢嶋和江(1999)．Ⅲ 方法論(応用編)2. 緊急援助. 国際看護研究会編(1999)．国際看護学入門，
　　医学書院，166-176．

Ⅳ-2-b　難民支援
・UNHCR 日本．難民キャンプでの生活．
　　https://www.unhcr.org/jp/camp(2019 年 5 月 10 日閲覧)

Ⅳ-3-a　在日外国人と訪日外国人
・観光局 JNTO(2019)．年別訪日外客数，出国日本人数の推移．
　　http://www.jnto.go.jp/jpn/statistics/marketingdata_outbound.pdf(2019 年 8 月 26 日閲覧)
・厚生労働省(2019)．平成 30 年人口動態統計．
・法務省(2018)．在留外国人統計，用語の解説．
　　http://www.moj.go.jp/content/001300578.pdf(2019 年 8 月 26 日閲覧)
・法務省(2019)．在留外国人統計(旧登録外国人統計)統計表 2018 年 12 月．
・法務省出入国在留管理庁(2019)．平成 30 年末現在における在留外国人数について
　　http://www.moj.go.jp/nyukokukanri/kouhou/nyukokukanri/04_00081.html(2019 年 8 月 26
　　日閲覧)
・法務省出入国在留管理庁(2020)．在留資格一覧表(令和元年 11 月現在)．
　　http://www.immi-moj.go.jp/tetuduki/kanri/qaq5.html(2020 年 5 月 1 日閲覧)

Ⅳ-3-b　在日外国人の健康問題
・阿部研二(2019)．安全衛生の視点から捉えた外国人材の受け入れの課題. 保健の科学，61：
　　220-225．
・阿部裕(1999)．外国人精神障害の最近の動向. 臨床精神医学，28：483-490．
・一戸真子(2016)．国際看護―言葉・文化を超えた看護の本質を体現する. 学研メディカル秀
　　潤社．
・歌川孝子(2012)．在日フィリピン母の子育てにおける異文化適応過程に関する研究. 母性衛
　　生，53：234-241．
・川崎千恵(2012)．在日外国人女性の異文化における育児体験―困難と対処のプロセス―. 日
　　本看護科学雑誌，32：52-62．
・国井修，野見山一生(1993)．外国人の医療に関する研究(1)―栃木県下医療機関の実態調査.
　　日本衛生学雑誌，48：677-684．
・畔柳良江，水口雅子，芝崎亜希子，ほか(2008)．長野県における外国人健診受診者の健康状
　　態と今後の健診のあり方― NGO 主催による外国人健診の結果分析より―. 長野県看護大学
　　紀要，10：101-112．
・厚生労働省(2018)．平成 29 年結核登録者情報調査年報集計結果．
　　https://www.mhlw.go.jp/stf/seisakunitsuite/bunya/0000175095_00001.html(2019 年 8 月 26
　　日)
・沢田貴志(2019)．在留外国人の健康支援がなぜ必要か. 保健師ジャーナル，75：13-18．
・島正之，安藤道子，山内常男(1999)．千葉市の医療機関における外国人の受診状況に関する
　　実態調査. 日本公衆衛生雑誌，46：122-129．
・須崎真，宮内雅人，小原俊彦(2019)．ER における外国人医療の現状と課題. 日本病院総合
　　診療医学会雑誌，15：38-42．
・高階謙一郎，的場裕恵，竹上徹郎(2017)．当院における訪日外国人の受診状況と課題. 京都
　　医学会雑誌，64：73-78．
・高畑直彦，三田俊夫編(1998)．多文化間精神医学　臨床精神医学講座 23 ―多様化する多文化
　　間ストレス，中山書店，19-31．
・鶴岡章子(2008)．在日外国人母の妊娠，出産および育児に伴うジレンマの特徴. 千葉看護学

会会誌，14：115-123.

- 冨田茂，遠藤源樹(2019)．在日外国人労働者の労働衛生．保健の科学，61：231-236.
- 中村安秀(2018)．在住外国人と離乳食．小児内科，50：144-148.
- 橋本秀実(2011)．在日外国人女性の日本での妊娠・出産・育児の困難とそれを乗り越える方略．国際保健医療，26：281-293.
- 早川千津子(2019)．外国人労働衛生と労働法．保健の科学，61：226-230.
- 深谷裕(2002)．在留外国人の文化変容に伴うストレスと抑うつ―新来外国人を中心に―．日本社会精神医学雑誌，11：11-19.
- 南谷かおり(2014)．外国人母子の医療ニーズ―国際診療の現場から―．保健の科学，56：229-232.
- 李節子(1999)．在日外国人の保健医療福祉．国際看護研究会編(1999)．国際看護学入門．医学書院，181-183.
- 李節子(2004)．在日外国人の保健医療．国際保健医療，18：7-11.

Ⅳ-3-c　在日外国人と災害
- 国土庁編(1991)．防災白書(平成3年版)．大蔵省印刷局，123.
- 災害対策基本法(最終改正：平成二五年六月二一日法律第五四号)第一章総則第八条第2項第十五号.
- 都市防災研究所国際防災の10年国民会議事務局(1995)．阪神・淡路大地震における在日外国人被災状況調査，平成6年度国際防災の10年国民会議調査・研究活動：在日外国人に対する防災マニュアルの作成.
- 内閣府(2006)．阪神・淡路大震災教訓情報資料集．6.

Ⅳ-3-d　外国人への具体的対応
- 厚生労働省．厚生労働行政推進調査事業補助金(地域医療基盤開発推進研究事業)分担研究報告書，日本の医療通訳の実務調査.
  http://kokusairinshouigaku.jp/publicity/files/201620052A0007.pdf(2019年4月20日閲覧)
- 日本医療教育財団(2019)．外国人患者受け入れ医療機関認証制度(JMIP).
  http://jmip.jme.or.jp/navi1.php(2019年8月26日閲覧)
- 水野真木子(2008)．コミュニティー通訳入門―多言語社会を迎えて言葉の壁にどう向き合うか…暮らしの中の通訳．大阪教育図書.
- 李節子編(2015)．医療通訳と保健医療福祉―すべての人への安全と安心のために―．杏林書院.

Ⅳ-4　在外日本人の医療と看護
- 外務省(2018a)．海外在留邦人数調査統計(平成30年要約版).
  https://www.mofa.go.jp/mofaj/files/000368753.pdf(2020年5月1日閲覧)
- 外務省(2018b)．2017年(平成29年)海外邦人援護統計.
  https://www.anzen.mofa.go.jp/anzen_info/pdf/2017.pdf(2020年5月1日閲覧)
- 近利雄，三島伸介編(2017)．トラベル&グローバルメディスン―帰国前から帰国後・インバウンドまで．南山堂.
- 横川裕美子，森淑江，戸塚規子，ほか(2002)．看護職による国際協力活動の還元に関する研究―国際看護協力の異文化適応の視点からの考察．The Kitakanto Medical Journal, 52：361-368.
- 依田健志，神田かなえ，横山勝教，ほか(2017)．海外勤務者のメンタルヘルス―雇用形態による差について．日本渡航医学会誌，11：1-5.

Ⅳ-5　外国人看護師との協働
- Bach S(2006). International Mobility of Health Professionals：Brain Drain or Brain Exchange? United Nations University — World Institute for Development Economics Research, Research Paper No. 2006/82.
- International Council of Nurses(2007). Ethical Nurse Recruitment：ICN position, (Position Statement).
- International Council of Nurses(2019). ICN International Workforce Forum calls for urgent action from governments to address global nursing shortage.

https://www.icn.ch/news/icn-international-workforce-forum-calls-urgent-action-governments-address-global-nursing.(2020 年 5 月 1 日閲覧)

・Kingma M(2006). Nurses on the Move：Migration and the Global Health Care Economy. Cornell University Press.

・WHO(2009). Global standards for the initial education of professional nurses and midwives (WHO/HRH/HPN/08.6).

・WHO(2010). The WHO global code of practice on the international recruitment of health personnel, Sixty- third World Health Assembly - WHA63.16.

・医学書院 (2019)．2018 年度保助看国家試験合格発表，週間医学界新聞第 3319 号．

・石原美知子(2012)．日本の医療現場における中国人看護師とコミュニケーション．コミュニケーション科学．36：76.

・厚生労働省(2007)．インドネシア，フィリピン及びベトナムからの外国人看護師・介護福祉士候補者の受入れについて．
https://www.mhlw.go.jp/stf/seisakunitsuite/bunya/koyou_roudou/koyou/gaikokujin/other22/index.html(2019 年 4 月 30 閲覧)

・厚生労働省医政局看護課(2011)．経済連携協定に基づく外国人看護師候補生の受入れと看護師国家試験の概要に関する参考資料．1-3.

・国際厚生事業団(2013)．EPA 看護師に関する調査事業報告書．平成 24 年度厚生労働省看護職員確保対策特別事業．

・国際厚生事業団(2014a)．経済連携協定(EPA)に基づく看護師の指導者ガイドブック．平成 26 年度厚生労働省看護職員確保対策特別事業，58.

・国際厚生事業団(2014b)．経済連携協定(EPA)に基づく看護師の指導者ガイドブック．平成 26 年度厚生労働省看護職員確保対策特別事業，7-8, 11-35.

・佐野正之，水落一朗，鈴木龍一(1995)．異文化理解のストラテジー—50 の文化的トピックを視点にして．大修館書店，86.

・日本看護協会(2015)．看護師の国家間移動と各国の受入れ状況．
https://www.nurse.or.jp/nursing/international/working/pdf/ukeire-2015.pdf(2019 年 6 月 10 日閲覧)

Ⅳ-6　調査・研究・評価

・Bennett C(1975). Up the hierarchy. J Extension, 13：7-12.
https://www.joe.org/joe/1975march/1975-2-a1.pdf(2020 年 5 月 1 日閲覧)

・Chaowalaksakun P, Nantachaipan P, Kunawiktikul W, et al (2016). Action Research：Development of a Diabetes Care Model in a Community Hospital. Pac Rim Int J Nurs Res Thail, 20：119-131.

・Fushimi K(2018). Literature review. The Puzzle of the Universal Utilization of the Logical Framework Approach：An Explanation using the Sociological New Institutional Perspective. JICA Research Institute.
https://www.jica.go.jp/jica-ri/ja/publication/litreview/l75nbg000011813w-att/JICA-RI_Literature_Review_No.14. pdf(2020 年 5 月 1 日閲覧)

・Holter IM, Schwartz-Barcott D(1993). Action research：what is it? How has it been used and how can it be used in nursing? J Adv Nurs, 18：298-304.

・Lewin K(1946). Action research and minority problems. J Social Issues, 2：34-46.

・PCM Tokyo グループ(2020)．プロジェクト実施工程のマネジメントのために—PCM-I ガイドブック．
http://www.pcmtokyo.org/modules/tinyd2/content/lib/PCM-I%20%28PP+I%29%2020050306.pdf(2020 年 5 月 1 日閲覧)

・Ward J, Bailey D(2013). A participatory action research methodology in the management of self-harm in prison. J Ment Health, 22：306-316.

・WHO(2014). Towards Universal Health Coverage：A global toolkit for evaluating health workforce education. Report of the 2nd Meeting 21-22 May 2014.

・WHO(2016). WHO/CDC logic model for micronutrient interventions in public health.
https://www.who.int/vmnis/toolkit/logic_model/en/(2020 年 5 月 1 日閲覧)

・World Business Associates Co., Ltd.(2013). Analysis of the Outcome Generating Process of 5S-KAIZEN-TQM Approach in Hospitals. In JICA Annual Evaluation Report 2013. JICA,

　42-43.
・大西淳也，日置瞬(2016)．ロジックモデルについての論点の整理，PRI Discussion Paper
　Series（No.16A-08），財務省財務総合政策研究所総務研究部．
　https://www.mof.go.jp/pri/research/discussion_paper/ron280.pdf(2020 年 5 月 1 日閲覧)
・草柳浩子(2018)．アクションリサーチの方法．看護研究，52：302-315.
・筒井真優美(2018)．アクションリサーチの意義と魅力―人々とともに，人々のためにある研
　究方法．看護研究，51：288-300.
・野口眞弓(2004)．実践知を活かすアクションリサーチ．日本赤十字看護学会誌，4：53-58.
・ロッシ PH，リプセイ MW，フリーマン HE 著/大島巌，平岡公一，森俊夫，ほか監訳(2005)．
　プログラム評価の理論と方法―システマティックな対人サービス・政策評価の実践ガイド．
　日本評論社．

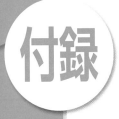

付録 国際協力には どのような道があるか

　国際協力に携わるには，大きく分けて政府ベースによる政府系機関(Governmental Organization：GO)と民間ベースによる非政府機関(Non-Governmental Organization：NGO)，国際機関の3つがある。政府系機関としては，JICAから専門家，ジュニア専門員，海外協力隊などが派遣されている。国連機関の活動形態には，専門家，ジュニア・プロフェッショナル・オフィサー(Junior Professional Officer：JPO)またはアソシエート・エキスパート(Associate Expert：AE)，国連ボランティア(United Nations Volunteers：UNV)がある。専門家になるためには，専門分野の相当の見識と実務経験が求められる。ジュニア・プロフェッショナル・オフィサー(JPO)またはアソシエート・エキスパート(AE)は，専門知識と国際的経験を積むためのプログラムで，政府から派遣される。看護職として国際協力への参加には，日本の病院組織による現地への派遣もある。

　以下に，保健医療活動で海外へ派遣している主な組織をリストアップした。詳細は，各組織のWebサイトなどで情報収集できる。

a. 政府系機関

1)国際活動経験を積む

国際協力機構(JICA)

　　海外協力隊　https://www.jica.go.jp/volunteer/

　　ジュニア専門員　https://www.jica.go.jp/recruit/jrsenmonin/index.html

国連ボランティア　https://www.unv.org

国立国際医療研究センター　https://www.ucgm.go.jp/

2)国際機関を目指す

外務省国際機関人事センター　https://www.mofa-irc.go.jp/shikaku/junbi.html

b. 非政府系機関(国際保健協力を行う市民組織)

特定非営利活動法人 AMDA 社会開発機構(AMDA-MINDS)

　　https://www.amda-minds.org/

公益財団法人 ジョイセフ(Japanese Organization for International

Cooperation in Family Planning：JOICEF)

https://www.joicfp.or.jp/jpn/

特定非営利活動法人 難民を助ける会(AAR Japan)

https://www.aarjapan.gr.jp/

認定 NPO 法人 シェア＝国際保健協力市民の会　https://share.or.jp/index.html

特定非営利活動法人 HANDS(ハンズ)　http://www.hands.or.jp/

公益社団法人 日本キリスト教海外医療協力会(JOCS)　https://www.jocs.or.jp/

公益社団法人 セーブ・ザ・チルドレン・ジャパン

http://www.savechildren.or.jp/

特定非営利活動法人 日本国際ボランティアセンター(JVC)

https://www.ngo-jvc.net/

国境なき医師団日本　https://www.msf.or.jp/

特定非営利活動法人 世界の医療団　https://www.mdm.or.jp/

特定非営利活動法人 ジャパンハート　https://www.japanheart.org/

認定 NPO 法人 ピープルズ・ホープ・ジャパン　https://www.ph-japan.org/

NPO 法人じゃっど　http://www.jaddo.or.jp/

国際 NGO ペシャワール会　http://www.peshawar-pms.com/

アジア保健研究所　http://ahi-japan.jp/

国際 NGO ADRA Japan　http://www.adrajpn.org/

特定非営利活動法人 NGO アフリカ友の会　http://africa93.sakura.ne.jp/

国際 NGO ピースウィンズ・ジャパン　https://peace-winds.org/

認定特定非営利活動法人 災害人道医療支援会 HuMA　http://www.huma.or.jp/

NPO 法人メータオ・クリニック支援の会　http://japanmaetao.org/

c．病院組織からの派遣

徳洲会病院 NPO 法人　TMAT(Tokushukai Medical Assistance Team)

https://www.tokushukai.or.jp/introduction/outline.php

日本赤十字社　http://www.jrc.or.jp/activity/international/join/haken/

国立研究開発法人国立国際医療研究センター　国際医療協力局

http://www.hosp.ncgm.go.jp/phar/050/international.html

聖マリア病院　http://www.st-mary-med.or.jp/shinryo_ka/nurse/

ISAPH　http://www.isaph.jp/

佐久総合病院　http://www.sakuhp.or.jp/ja/globalhealth/001829.html

総合大雄会病院

https://www.daiyukai.or.jp/corporation/social-communication/international/

＊ 国際協力 NGO センター（JANIC）は，Web 上で，350 以上の団体を検索できる NGO ダイレクトリー
を提供している(https://www.janic.org/)。

索 引